广东省名中医

黄宏兴

骨伤临证学术精要

主审　黄宏兴
主编　万　雷　张志海

南方传媒
广东科技出版社｜全国优秀出版社
·广州·

图书在版编目（CIP）数据

广东省名中医黄宏兴骨伤临证学术精要／万雷，张志海主编. —广州：广东科技出版社，2022.4
ISBN 978-7-5359-7829-5

Ⅰ. ①广… Ⅱ. ①万… ②张… Ⅲ. ①中医伤科学—临床医学—经验—中国—现代 Ⅳ. ①R274

中国版本图书馆CIP数据核字（2022）第043507号

广东省名中医黄宏兴骨伤临证学术精要

Guangdongsheng Mingzhongyi Huanghongxing Gushang Linzheng Xueshu Jingyao

---

出 版 人：严奉强
责任编辑：黎青青 潘羽生
装帧设计：友间文化
责任校对：陈 静 曾乐慧
责任印制：彭海波
出版发行：广东科技出版社
（广州市环市东路水荫路11号 邮政编码：510075）
销售热线：020-37607413
http：//www.gdstp.com.cn
E-mail：gdkjbw@nfcb.com.cn
经 销：广东新华发行集团股份有限公司
印 刷：广州市东盛彩印有限公司
（广州市增城区新塘镇太平洋工业区十路2号 邮政编码：510700）
规 格：787mm×1 092mm 1/16 印张19.5 字数400千
版 次：2022年4月第1版
2022年4月第1次印刷
定 价：128.00元

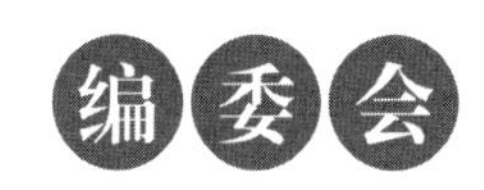
编委会

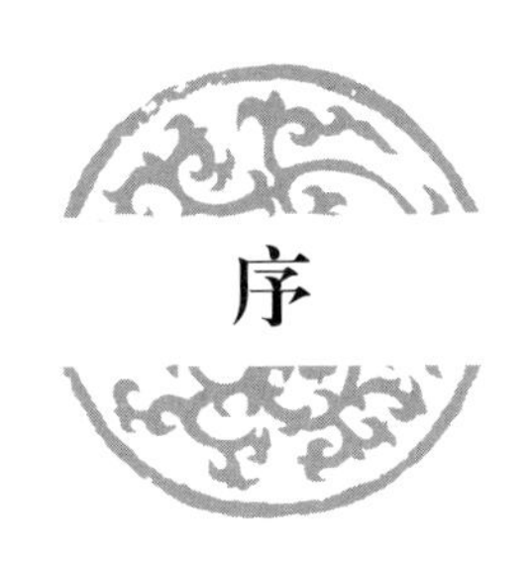

序

中医是中国五千年传统文化的瑰宝和精髓，历史悠久，源远流长。近年来，国家大力发展中医，以习近平同志为核心的党中央把中医药工作摆在更加突出的位置，中医药的创新传承工作取得显著成绩。

中医药学自古以来重视经验总结，通过对名老中医独到的学术思想和临床经验进行总结、提炼，使得中医学在不断的传承与创新中得到进步与发展。因此，对名老中医专家的学术思想、临证验案进行总结，是一项有意义的工作。

黄宏兴教授从事中医骨伤科临床教研工作30余年，擅长运用中医及中西医结合诊治骨质疏松症、痛风性关节炎、骨关节病等各种骨伤科疾病，更致力于中医药防治骨伤科疾病和骨质疏松症的研究，在该领域具有丰富的临床工作经验和较高的学术造诣，他善于在临床和教研中总结经验，探讨规律，然一直未对其进行系统整理。

工作室传承人将其学术思想和临证经验予以整理，并成书出版。《广东省名中医黄宏兴骨伤临证学术精要》该书分为诊疗特色、学术思想研究、临床研究、基础研究和人才培养五部分，内容贵在真实可靠，可师可法，望有助于广大骨伤工作者参考借鉴。

是为序。

全国名中医

中国中医科学院首席研究员

第一批国家级非物质文化遗产“中医正骨”传承人

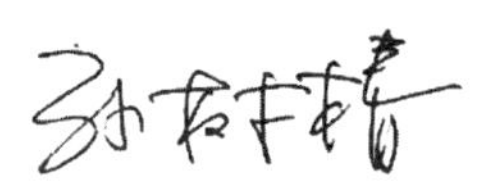

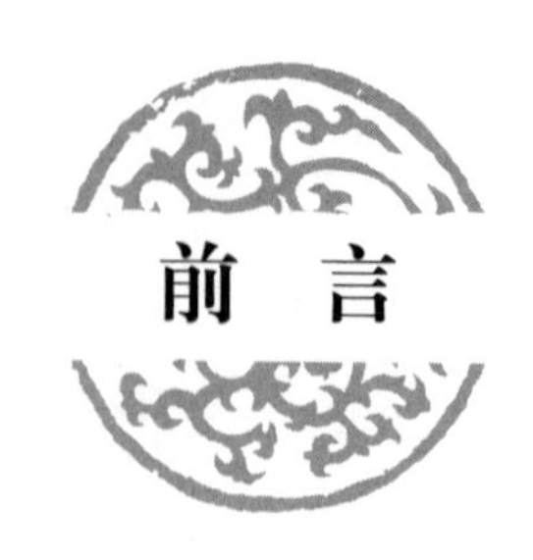

前　言

黄宏兴教授为广东省名中医，现任广州中医药大学第三附属医院科教科科长、国家药物临床试验机构主任、骨质疏松研究所所长，广东省中医骨质疏松病专病医疗中心主任，是广州中医药大学国家级和省级重点学科骨伤科学骨质疏松方向和广东省首批中医名科“骨质疏松病”学术带头人，广东省名中医师承项目指导老师，中国人民政治协商会议广州市荔湾区委员会委员。

黄宏兴教授从医30余年，工作兢兢业业，一丝不苟。他博览群书，坚持“中西结合，融西贯中”，主张融会贯通，师古而不泥古，勇于创新。

我等有幸成为黄宏兴教授的学生，聆听他的教诲，伺诊于他左右，经过多年的学习，我们对导师的学术思想、治学方法等有了更深的了解，因此编辑整撰了《广东省名中医黄宏兴骨伤临证学术精要》一书。

本书分为诊疗特色、学术思想研究、临床研究、基础研究和人才培养五部分。诊疗特色、学术思想研究为黄宏兴教授从多年临床思考、研究、总结中提出，临床研究为弟子抄方跟师记载的验案及分析，基础研究则选取黄宏兴教授及弟子阐述学术观点的著作。本书力求展示黄宏兴教授的学术精华和临床精要，供同行交流学习，显名家经验之一隅。

由于水平所限，书中不足和错漏之处在所难免，欢迎广大读者提出宝贵意见。

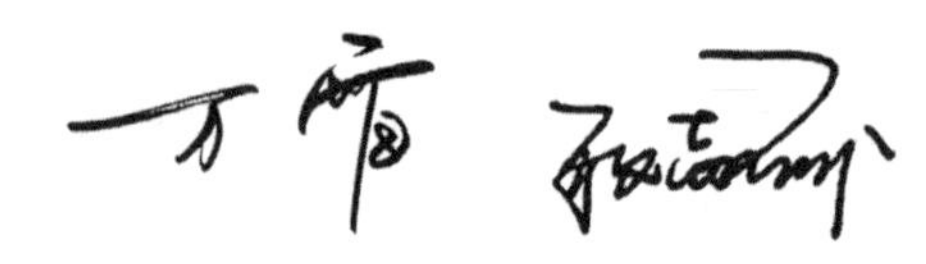

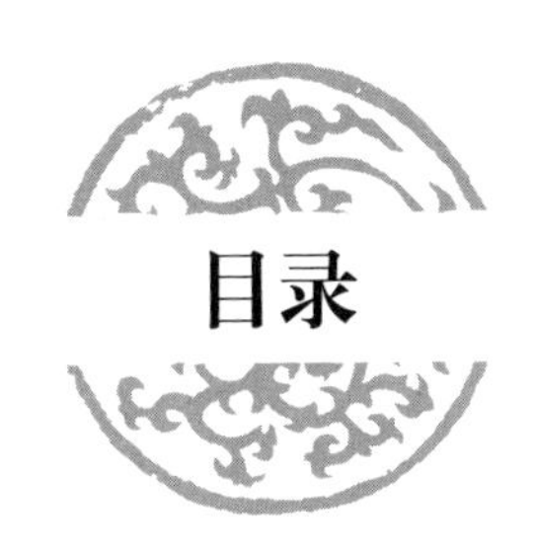

目录

第一章 医家简介和诊疗特色

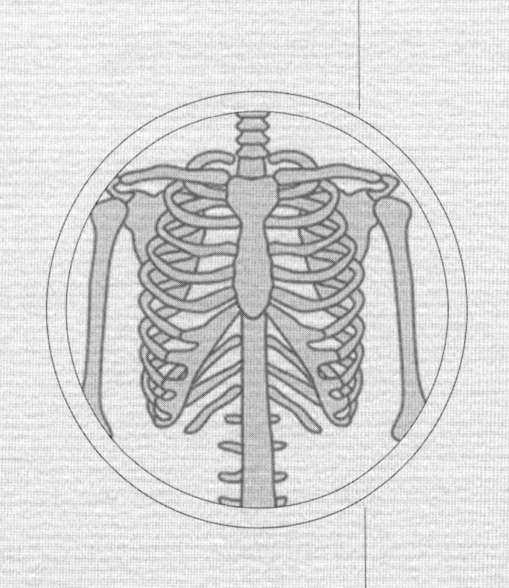

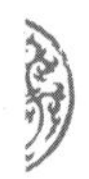

第一节 医家简介

黄宏兴，男，1962年出生，广东河源人，医学博士，教授，主任中医师，博士研究生导师，博士后合作教授，广东省名中医。现任广州中医药大学第三附属医院科教科科长、国家药物临床试验机构主任、骨质疏松研究所所长，广东省中医骨质疏松病专病医疗中心主任，是广州中医药大学国家级和省级重点学科骨伤科学骨质疏松方向和广东省首批中医名科“骨质疏松病”学术带头人，广东省名中医师承项目指导老师，中国人民政治协商会议广州市荔湾区委员会委员。

主要学术兼职：广东省中医药学会骨质疏松专业委员会主任委员，中国老年学学会骨质疏松委员会肌肉、骨骼与骨质疏松学科组组长，世界中医药联合会骨质疏松专业委员会副会长，世界中医药联合会老年肌肉与骨骼疾病专家委员会副主任委员，中国老年学和老年医学学会骨质疏松分会基础医学专家委员会副主任委员，广东省医学会骨质疏松分会副主任委员，广东省医学会骨质疏松分会中医学组组长，广东省中西医结合学会骨科特色疗法专业委员会副主任委员，广东省中医药学会理事，广东省中医药学会亚健康专业委员会常务委员，广东省中医药学会脊柱病专业委员会常务委员，广东省中西医结合学会关节病专业委员会常务委员，国家自然科学基金同行评审专家，国家科学技术奖励评审专家，广东省保健协会首席保健专家，广东省综合评标专家库专家，广东省高级专业技术资格评审专家，广东省科技评审专家，广东省药品注册评审专家，广东省药物临床试验机构资格认定专家，广东省医学会医疗事故技术鉴定专家库成员，《中国骨质疏松杂志》副主编，《广州中医药大学学报》编委等。

主要研究方向：中医药防治骨伤科疾病和骨质疏松症的研究，擅长运用中医及中西医结合诊治骨质疏松症、痛风性关节炎、骨关节病等各种骨伤科疾病，特别是在中医药防治骨质疏松症方面取得了显著成绩，在该领域具有较丰富的临床工作经验和较高的学术造诣，其相关研究成果经鉴定达到国内同类研究领先水平，并被《科学中国人》特邀报道相关学术成果。主持或参与国家级和省部级课题52项（其中主持国家自然科学基金3项），发表论文120余篇，出版专著10余部。获广东省科技进步奖二等奖2项，中华中医药学会科学技术奖二等奖、三等奖各1项，广州中医药大学科学技术奖一等奖、二等奖各1项，获国内发明专利3项，实用新型专利4项。曾获首届中华中医药学会"科技之星"、中国药学发展奖骨质疏松医药研究奖第三届"杰出青年学者奖"和第六届"学科成就奖"、中国老年学学会骨质疏松"杰出贡献奖"、广东省"南粤优秀教师奖"、第二届"羊城好医生"称号、广东省医学会"先进个人"及广东省中医药学会"先进会员"荣誉称号。多次被评为广州中医药大学"优秀科技工作者""'211工程'重点学科建设先进个人""优秀研究生指导教师"等。培养博士后、博士研究生、硕士研究生30名。

第二节　诊疗特色

一、中西结合，筋骨并重

中医药在骨伤科疾病中的防治发挥着不可替代的作用。黄宏兴教授在临证时重视辨明筋伤与骨病两者生理与病理的联系，基于"肝主筋、肾主骨""肝肾同源"理论，在诊断、治疗及康复各个阶段都强调"筋骨并重"，既重视治疗外在筋骨疼痛，又注重"肝肾同调"，临床多使用性味归经入肝、肾经的药物。还将"筋骨并重"理念融会贯通到现代骨科技术中，更好地发挥中西医结合治疗优势。以桡骨远端骨折为例，骨折复位前强调评估伤情，不能眼中只见骨折，不见筋伤；骨折复位过程中强调骨折功能复位，动作准确轻柔，避免加重局部筋伤；骨折复位后应特别注意夹板固定松紧适度，在指导患者维持夹板固定下尽早开展功能锻炼；临床用药强调三期辨证，但也不排斥现代医药技术的使用，对于骨折发生再次移位或骨折粉碎严重涉及关节面的患者也会推荐其考虑手术治疗。

黄宏兴教授认为，肾精-骨髓-骨作为一个大系统在骨伤科疾病的防治中有着重要地位，为Ⅰ链系统；脾-肌肉-能量系统称Ⅱ链系统；肝-筋脉-血液循环系统称Ⅲ链系统；肌肉-经筋-骨骼脉称Ⅳ链系统。Ⅰ链为内因素，其余称外因素。第Ⅰ链（肾精-骨髓-骨）系统肾中所藏有形者为精，无形者为气。肾中精气涵盖了西医学中内分泌调节、免疫调节、神经体液调节等功能，尤其以细胞因子，细胞活素调节骨量及骨结构中起着重要作用。

二、补肾健脾，活血调肝

黄宏兴教授重视肾、脾、肝三脏的调理，且贯穿于整个骨病的诊治过程，根据不同侧重点或加强补肾，或着重健脾，或偏向活血，或注重调肝，但总的治疗原则离不开补肾健脾、活血调肝。

以骨质疏松症为例，其病因以肾虚为主，肝脾虚又多兼夹于肾虚之中，多由虚致瘀。黄宏兴教授认为治疗骨质疏松症要针对病因病机，其总的治疗原则是补肾、健脾、活血。拟用代表方为补肾健脾活血方。该方中的补骨脂强肾壮骨，是为君药；辅以淫羊藿、菟丝子补肾益精，熟地黄、女贞子补肝滋阴，同为臣药；配黄芪补中益气，丹参、当归活血通络，共为佐药，再以大枣调中和胃，为使药。本方既养先天肾气以壮骨，又补后天生化之源以充精血，具有补中寓通、通而不泻、补而不滞的效果。此外，方中黄芪、当归合用，补气生血，可助菟丝子、熟地黄、女贞子补精血之力，大枣可助黄芪健脾益气之功。

临证时以本方为基础，随证加减。脾肾阳虚型，若偏肾阳虚者，加狗脊、杜仲、续断以壮阳强骨；若偏脾虚者，去熟地黄、女贞子、当归、丹参，加茯苓、桂枝、白术、山药、救必应以增强补脾益气、健胃强肌的作用。肝肾阴虚者，去淫羊藿、肉苁蓉，加白芍、牡丹皮、生地黄、川楝子、合欢皮以补肝滋阴、疏肝理气。气滞血瘀者，适当加三七、蜈蚣、延胡索以活血行气止痛。另外，诸如便秘者加火麻仁配肉苁蓉润肠通便，乏力者加牛大力、虎杖强筋壮骨，失眠者加远志、酸枣仁以益智安神，心悸者加炙甘草、桂枝以益气复脉，腹胀纳差者加陈皮、法夏、枳实行气畅中，肢体困重者加土茯苓、茵陈、瞿麦除湿通经。

三、化裁经方，传承精华

辨析核心病机，研制核心处方，既诚于传承精华又善于守正创新。如医治骨折等创伤时在桃红四物汤中加瓜蒌皮、制枳实宽胸理气，加两面针、郁金止痛化瘀；在独活寄生汤中加千斤拔、五加皮、制川乌加强祛风除湿、舒筋活络、止痛的功效。

以急性痛风性关节炎为例，黄宏兴教授认为，急性痛风性关节炎主要的病机是湿浊内蕴、血热血瘀，治宜清热利湿、凉血活血。基本处方为土茯苓、薏苡仁、黄柏、苍术、茵陈、牛膝、生地黄、地榆、益母草、丹参。其以四妙丸为底方，方中土茯苓味甘淡、性平，可解毒除湿，通利关节。薏苡仁味甘淡、性凉，有清热健脾、利水渗湿之效。方中重用土茯苓和薏苡仁，二者相伍，合成清热利湿、通利关节之效，共为君药。黄柏味苦、性寒，清热燥湿，苍术味辛苦、性温，健脾燥湿，二药配合，加强君药清热祛湿之功。茵陈清利湿热，牛膝利水通淋，二药合用，共引湿邪从小便而出。上四味药共为臣药，加强君药清热利湿之功。此外，薏苡仁、苍术、牛膝合用，有健脾补肾的功效。生地黄味甘苦、性寒，清热凉血；地榆、丹参、益母草苦寒，凉血活血解毒。以上四味药共为佐药，共收凉血活血之功。

四、组方灵活，喜用药对

黄宏兴教授在治疗骨伤科疾病时，组方用药灵活，如治疗原发性骨质疏松症时依据“肾主骨理论”“脾肾相关论”“肝肾同源论与血瘀论”，以补肾、健脾、活血为治则组方选药，所用药物多达数十味，高频用药为甘草、半枫荷、黄芪、救必应、丹参、续断、杜仲、淫羊藿、白术、茯苓、桂枝、远志、威灵仙、延胡索、茵陈、鸡血藤，常用药物组合达20余组。其处方巧妙、结构严谨，且因时、因地、因人制宜。常根据岭南地域和岭南人体质多湿热的特点，多使用特色药材如半枫荷、救必应祛风湿、舒筋活血。另加威灵仙、茵陈增强利湿热，通经止痛之功。

此外，黄宏兴教授在临床组方时还喜用药对，对其体会颇深，应用娴熟，疗效显著，常用药对如下。

（1）心火亢盛证，症见舌尖红，苔黄腻，脉滑数，加远志10g、合欢皮15g，二者均有活血、安神功效，共同发挥清泻心火、宁心安神作用。

（2）阳明腑实证，症见大便不通，加虎杖15g、大黄5g，起泻热、利湿、通便作用。

（3）阳明热盛证，症见口渴，多汗，舌红，苔黄，脉洪大，加知母10g、玄参15g，二药相伍可清热凉血、滋阴润燥，还可防止苦寒伤阴。

（4）关节疼痛明显的患者，加延胡索15g、两面针15g，共行活血行气止痛之效。

（5）气阴两虚证，症见咽干气短，加黄芪、生地黄以补气养阴。

（6）血分实热证，症见目赤胁痛、跌扑损伤，加用赤芍、牡丹皮以清热凉血、散瘀止痛。

（7）若患者在疾病发展过程中出现头晕目眩、乏力、口干舌燥、失眠等血瘀、肝肾阴虚、虚火内生的症状时，加用牛膝、丹参以补益肝肾、活血凉血。

（8）风寒湿邪侵袭所致的肢节疼痛、肩背酸痛时，加羌活、白芷，以解表散寒、祛风除湿。

（9）肝肾亏虚证，症见腰腿痛、腰膝酸软、怕冷、乏力，予巴戟天、杜仲共用，以补益肝肾、强筋壮骨。

第二章

学术思想和理论探讨

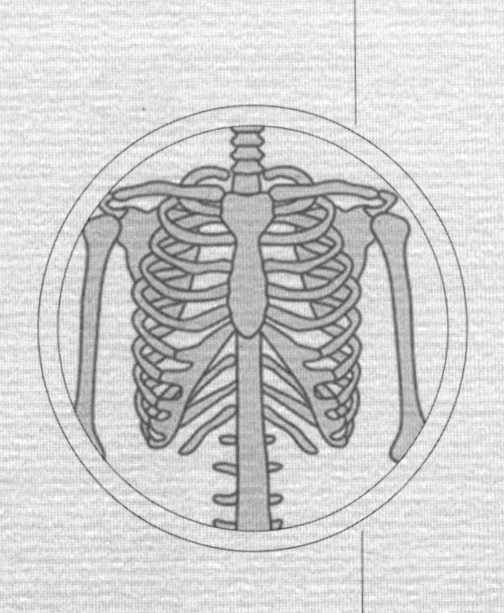

第一节　脾肾-肌骨-线粒体学说及其临床应用

骨质疏松症（osteoporosis，OP）属中医“骨痿”范畴，其发病与脾肾关系密切[1-2]，其核心包括骨骼、肌肉功能衰退和数量减少。肾为先天之本，主骨，脾为后天之本，主肌，脾“合荣气，荣养骨髓，实肌肉”，肌肉收缩刺激骨骼生长，肾精不足则肌不附骨；脾肾与肌骨相辅相成，关系密切，这是脾肾-肌骨-线粒体理论的基础。根据中医藏象实质细胞生物学假说[3-4]，线粒体被称为“三磷酸腺苷（adenosine triphosphate，ATP）的生产基地”“细胞的动力站”，有中医理论中的“气血生化之源”——脾的功能；脱氧核糖核酸（deoxyribonucleic acid，DNA）贮存的遗传信息即藏于肾中的“先天之精”，老年人及退行性疾病患者中线粒体功能的异常与线粒体DNA突变有关。本课题组多年研究发现OP的发生与脾肾、肌骨系统和线粒体的关系密切，总结出了脾肾-肌骨-线粒体学说，且课题主持人黄宏兴教授防治骨质疏松的经验方——补肾健脾活血方（亦称骨康），经实践证明有防治骨质疏松症的作用，基于此，本节从宏观和微观角度展开论述OP的发病机制和补肾健脾活血方的干预作用研究，现从以下各方面阐述相关研究。

一、脾肾-肌骨-线粒体学说形成过程

（一）骨质疏松与脾肾相关

骨质疏松症是一种以骨量低下、骨微结构破坏、导致骨脆性增加、易发生骨折为特征的全身性骨病[2]。中医虽没有骨质疏松病名，但传统医学对骨质疏松的相关症状及病因病机已有相当精辟的论述，并有骨痿、骨痹、痹症、痿证等名称，其中“骨痿”一词最符合骨质疏松症的内涵。《素问·痿论》云：“肾气热，则腰脊不举，骨枯而髓减，发为骨痿。”又云：“肾者水脏也，今水不胜火，则骨枯而髓虚，故足不任

身，发为骨痿。”骨痿的基本病机为“骨枯而髓减”，“骨枯”相当于现代医学认为的骨微细结构破坏，脆性增加；“髓减”相当于骨髓基质等活性物质减少，造成骨生成和代谢障碍，骨矿盐丢失，骨密度（bone mineral density，BMD）降低。肾精不足，不能濡养骨髓，故出现“腰脊不举、足不任身”的“骨痿”之症，这与现代医学的骨质疏松症患者多有腰背疼痛、腰膝酸软无力等症状高度一致。

黄宏兴教授认为，肾主骨，为先天之本，脾主肌肉，为后天之本，两者同为人体运动系统的支柱，故其必定存在非常密切的相关性。肾藏精，主骨生髓，骨髓生长发育、强劲衰弱与肾精盛衰密切相关。脾胃为气血生化之源，水谷精微经脾胃化生气血，充养骨骼，脾胃功能强盛，则气血充足，肌强力盛，肉丰骨坚。《金匮要略·中风历节病脉证并治》中指出：“味酸则伤筋，筋伤则缓，名曰泄；咸则伤骨，骨伤则痿。”说明饮食不节，损伤脾胃，后天之精无以充养，则骨髓空虚，发为骨痿。黄宏兴教授带领的科研团队在实验中观察到，骨骼肌线粒体通透转换孔活性在骨质疏松组要高于非骨质疏松组，初步证实了骨骼肌系统的退行性改变与骨量减少有相关性[5-7]。在另一个相关研究中也观察到腰部背伸肌力与腰椎平均骨密度值呈正相关[8]。

（二）骨质疏松与线粒体关系密切

线粒体是细胞生命活动的控制中心，它不仅是呼吸链和氧化磷酸化的中心，而且是细胞凋亡的控制中心，在人的衰老、癌症的细胞凋亡、信号转导过程中起着非常重要的作用[9-10]。线粒体被称为“ATP的生产基地”“细胞的动力站”，有中医理论中的“气血生化之源”——脾的功能；DNA贮存的遗传信息即藏于肾中的“先天之精”，老年人及退行性疾病患者中线粒体功能的异常与线粒体DNA突变有关[3]。自由基可对生物膜系统产生攻击，在线粒体膜上主要表现为线粒体受损（形态结构破坏、线粒体DNA突变、ATP合成受限、钙稳态失衡、氧化应激产物积聚及代谢功能障碍），而线粒体呼吸链的损伤会导致钙离子内流和氧自由基产生，加剧氧化应激的发生。基于此，本课题组就氧化损伤和线粒体损伤两个方面开始进行骨质疏松症的相关研究。补肾健脾活血方（骨康方）为我院治疗骨质疏松症的经验用方，主要成分为淫羊藿、黄芪、白芍、当归、补骨脂、熟地黄、丹参等，具有补肾壮骨、益气健脾、养血活血化瘀等功效。临床试验表明，该方对提高骨矿含量及骨密度具有明显作用，同时证明了以补肾健脾活血为治则组方治疗绝经后骨质疏松症具有临床应用价值[11-14]。

本课题组在研究初始时通过临床观察和动物实验发现，骨质疏松症发生时机体存在氧化损伤。通过对绝经后OP患者的研究发现，骨质疏松症发生时存在氧化损伤，血清中的丙二醛（malondialdehyde，MDA）和超氧化物歧化酶（superoxide dismutase，SOD）、总抗氧化能力（total antioxidant capacity，TAOC）与病情关系密切且互相影响[5-6, 15]。骨康方具有抗氧化损伤作用，能显著提高去势大鼠肾组织SOD的含量，轻度提高TAOC和降低MDA的含量，且具有提高大鼠骨密度的作用，能够提高血清中SOD的含量，减低MDA的含量，能在一定程度上清理自由基[5, 16]。

在OP的发生发展中，骨骼肌细胞的凋亡与线粒体通透性转换孔（mitochondrial permeability transition pore，MPTP）及细胞色素C（cytochrome C，CYT-C）有关。通过对临床腰椎手术提取的肌肉标本研究发现，OP患者的骨骼肌MPTP的通透性高于非OP患者，而细胞色素C氧化酶（COX）的活性对MPTP的通透性有重要影响；自骨量减少开始，线粒体的氧化损伤明显加重，OP发生时存在骨骼肌线粒体氧化损伤，MPTP及细胞色素C与线粒体损伤有关[5, 17]。而且，线粒体DNA拷贝数与骨密度呈正相关，8-羟化脱氧鸟苷（8-OHdG）与骨密度呈负相关；线粒体DNA拷贝数和8-OHdG的含量与OP中医证型存在相关关系，其中脾肾阳虚型与8-OHdG，肝肾阴虚型与线粒体DNA拷贝数关系最为密切[18]。在动物实验中发现，补肾健脾活血方能提高去势大鼠的骨密度，能有效调控骨骼肌和成骨细胞MPTP的开放，提高线粒体琥珀酸脱氢酶（succinate dehydrogenase，SDH）的活力，起到预防线粒体损伤的作用[19]。

（三）骨质疏松与肌骨关系的认识

本课题组在前期骨质疏松系列研究基础上开展了后续研究。前期研究认为骨质疏松症的病因病机主要在于肾虚、脾虚和血瘀，并紧扣该病机组成了能有效治疗骨质疏松症的具有补肾壮骨、健脾益气、活血化瘀作用的复方中药补肾健脾活血方（骨康方）。后通过动物实验完成骨质疏松动物的造模，观察到肌肉骨骼“质”“量”的变化规律。完成离体肌肉骨骼细胞的培养，构建出细胞三维图像，同时测量出线粒体的活性。从分子生物学角度揭示骨质疏松模型肌肉骨骼细胞线粒体活性和通透孔的变化规律。通过对绝经后骨质疏松症患者的临床研究证实补肾健脾活血方治疗绝经后骨质疏松症的临床疗效确切，且无明显毒副作用。研究还指出腰部背伸肌力的变化与骨密度呈正相关关系[20]。

为此，中国老年学学会骨质疏松委员会成立了肌肉、骨骼与骨质疏松学科组，黄宏兴教授带领组织各位专家编写《肌肉、骨骼与骨质疏松专家共识》，为骨质疏松症的临床诊疗和科学研究提供参考。共识认为：骨质疏松与肌肉、骨骼密切相关。骨质疏松症和肌少症存在着很多共同的风险因素。肌骨代谢生化指标可反映肌骨代谢状态，对代谢性肌肉骨骼疾病的诊断和疗效评价有指导作用。推荐使用双能X线吸收测定法（dual energy X-ray absorptiometry，DXA）测量肌肉质量和骨密度。肌力和平衡能力评定有助于判断跌倒风险。肌肉、骨骼存在潜在的药物作用共同靶点。肌肉骨骼运动可以增加峰值骨量，调节骨代谢信号通路，促进骨形成。骨质疏松人群应注重个体化运动锻炼。中医学认为肌肉、骨骼与脾、肝、肾三脏关系密切，骨质疏松症的病位主要在肾、脾、经络，主要与肾虚、脾虚和血瘀有关，强调骨筋肉并重，动静结合，治疗原则宜补肾、健脾、活血。

二、脾肾-肌骨-线粒体学说基本内容

（一）脾肾共司肌骨

本课题组已对肌肉骨骼组织变化和骨质疏松互相影响的机理进行了深入探讨，为中医药从“肾主骨，脾主肌”角度防治骨质疏松症提供了可靠的科学依据。

肾为先天之本，主骨，生髓；脾为后天之本，气血生化之源，主肌肉。脾、肾两脏在生理病理上具有相互依存、相互滋养的内在关系。脾

胃运化水谷、水液时需借助肾中阳气的蒸腾推动作用，而肾中精气是人生长发育、繁衍生息的本源，也需由脾土运化的水谷精微之气不断化充才能保证人体各项生命活动的正常运作。骨骼与肌肉的相互作用即是脾肾关系的具体体现，骨质疏松的发生，正是由于肌骨关系失调所致。

“骨肉不相亲”理论很好地解释了脾肾与肌骨的关系。《难经·二十四难》云：“……故骨髓不温，即肉不着骨，骨肉不相亲，即肉濡而却，肉濡而却，故齿长而枯，发无润泽；无润泽者，骨先死。”肾中精气充盈，骨髓得以滋养，则骨骼有力，活动自如，动摇则谷气得消，助脾运化，脾气健运，则气血生化有源，肌肉四肢得以充养，肌肉充沛，充盈的气血又能反过来充养肾气。骨骼与肌肉作为人体运动的基础，脾肾共司肌骨，是肌肉骨骼功能正常运作的核心保障。

（二）线粒体功能与脾肾相通

经课题组一系列的研究表明，脾肾二脏、肌肉骨骼、线粒体间相互联系，存在网络关系。

线粒体是细胞的“动力工厂”，它提供机体所有生命活动和生化反应不可或缺的能量。线粒体通过氧化磷酸化产生的ATP，为机体的各项生命运动提供了能量支持，是细胞乃至生命体进行各项生命功能活动的枢纽和核心，也是细胞凋亡的重要环节。线粒体功能的正常与否，直接决定了细胞所在的器官、系统直至个体的生理功能强弱。中医藏象实质细胞生物学假说认为，线粒体与中医“脾”是相一致的。现代研究表明，电镜下的骨骼肌中线粒体的数目众多，沿肌纤维整齐排列，这些线粒体所提供的能量是保证肌肉正常收缩的基础，脾虚动物模型骨骼肌线粒体超微结构有不同程度损伤，骨骼肌线粒体能量代谢障碍存在多方面的影响变化，这与“脾主肌肉”也是相通的[4-5]。

染色体中DNA贮存的遗传信息，即是藏于肾中的“先天之精”，染色体DNA的复制和转录，即是中医之“肾”调控机体的生长、发育和生殖的微观实质。中医认为，衰老是因为脾肾两虚，主要是肾虚。随着年龄的增长，线粒体DNA（MtDNA）突变的不断累积将导致细胞内越来越多的线粒体功能异常和线粒体呼吸链效率的降低，导致细胞内氧自由基的堆积，衰老与染色体端粒的缩短以及MtDNA突变的不断累积密切相关[3]。可以说，机体内MtDNA的突变对应的是脾肾两虚，突变所带来的影响即脾肾两虚的症状。

脾肾主肌骨，肌肉骨骼是脾肾的外在表现，而线粒体实际上是脾肾的具体形象，线粒体功能的正常运作是脾肾功能正常行使的体现，这就是脾肾-肌骨-线粒体学说的基本含义。若脾脏出现病变，运化升清失常，肌肉四肢失其濡养，易出现肉痿；脾久病累及肾脏，肾精受损则易生骨病，发为骨痿。脾肾二脏无论哪一脏先出现病变都容易累及他脏。线粒体衰老是脾肾功能减退的表现，机体的衰老伴随着线粒体功能的下降，而自由基损伤和mtDNA突变是衰老的重要原因，中医亦认为，机体的衰老主要与脾肾功能的衰退相关，且线粒体衰老或脾肾功能减退均会引起肌肉、骨骼功能的衰退，因此脾肾二脏、肌肉骨骼、线粒体三个系统间紧密联系，对机体具有重要的影响作用。

三、小结

脾肾、肌骨和线粒体在骨质疏松症发生发展中扮演着重要角色，相互间存在着密切联系。中医治疗骨痿历史悠久，注重治病求本，从整体观念出发，注重肌肉与骨骼的密切关系。黄宏兴教授结合传统中医与现代医学理论，提出脾肾-肌骨-线粒体学说，讨论该学说与骨质疏松症的发病机制的关系，强调骨质疏松症的治疗原则，为今后研究骨质疏松症的治疗手段及方案提供理论基础。

参考文献：

[1] 胡志俊，王世伟，刘文波，等. 骨质疏松的中医辨证分型研究[J]. 中国中医骨伤科杂志. 2012，20（01）：23-25.

[2] 夏维波，章振林，林华，等. 原发性骨质疏松症诊疗指南（2017）[J]. 中国骨质疏松杂志. 2019，25（03）：281-309.

[3] 郑敏麟，阮诗玮. 中医藏象实质细胞生物学假说之二——“肾”与染色体[J]. 中国中医基础医学杂志. 2003（11）：60-63.

［4］郑敏麟. 中医藏象实质细胞生物学假说之一——“脾”与线粒体［J］. 中国中医基础医学杂志. 2002（05）：10-12.

［5］李颖，白波，黄宏兴，等. 补肾健脾方对骨质疏松骨骼肌线粒体氧化应激的影响［J］. 中华中医药杂志. 2011，26（08）：746-749.

［6］李颖. 骨质疏松症中骨骼肌线粒体的功能变化及机制研究［D］. 广州：广州中医药大学，2009.

［7］黄明喜. 去势大鼠骨骼肌线粒体氧化损伤及中药干预的研究［D］. 广州：广州中医药大学，2009.

［8］王广伟，黄宏兴，霍力为，等. 绝经后骨质疏松症患者肌力与骨密度的相关性研究［J］. 中国骨质疏松杂志. 2015，21（10）：1155-1160.

［9］李敏，林俊. 细胞凋亡途径及其机制［J］. 国际妇产科学杂志. 2014，41（02）：103-107.

［10］赵云罡，徐建兴. 线粒体，活性氧和细胞凋亡［J］. 生物化学与生物物理进展. 2001（02）：168-171.

［11］ALEXEYEV M F. Is there more to aging than mitochondrial DNA and reactive oxygen species？［J］. FEBS J. 2009，276（20）：5768-5787.

［12］黄宏兴，王炳南，黄红，等. 骨康对绝经后骨质疏松症模型组织中微量元素的调节作用［J］. 中国临床康复. 2004（21）：4314-4317.

［13］曾国勇，万雷，王凡，等. 黄宏兴教授辨治骨质疏松症经验介绍［J］. 四川中医. 2016，34（06）：10-12.

［14］万雷，黄宏兴，刘庆思. 十味骨康口服液治疗绝经后骨质疏松症 24 例［J］. 辽宁中医杂志. 2009，36（11）：1926-1927.

［15］邵敏，黄宏兴，赵静. 中药骨康治疗绝经后骨质疏松症疗效观察［J］. 中医正骨. 2003（03）：11-12.

［16］黄宏兴，李颖，黄红，等. 补肾健脾中药方对去卵巢大鼠血清 SOD 和 MDA 的影响［J］. 中国骨质疏松杂志. 2014，20（01）：1-4.

［17］万雷，黄宏兴，柴生颋，等. 骨康方对去势大鼠肾组织 MDA、SOD、TAOC 的影响［J］. 陕西中医. 2012，33（07）：923-924.

［18］李颖，白波，吴伙燕，等. 骨骼肌线粒体通透转换孔在骨质疏松症中的变

化［J］．中华实验外科杂志．2011（07）：1071-1073.
［19］李颖，黄宏兴，吴伙燕，等．线粒体DNA相关因子与骨质疏松症中医证型的关系研究［J］．广州中医药大学学报．2015，32（04）：656-660.
［20］李颖，吴伙燕，黄宏兴，等．补肾健脾中药复方对去势大鼠骨骼肌线粒体通透转孔调控的研究［J］．中国骨质疏松杂志．2012，18（12）：1131-1134.

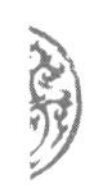

第二节 肌-骨-脂关系及其临床应用

前面说到，骨质疏松症（OP）是常见的骨骼疾病，是一种以骨量低下，骨组织微结构损坏，导致骨脆性增加，易发生骨折为特征的全身性骨病。根据最新的流行病学调查数据显示：我国40～49岁人群骨质疏松症患病率为3.2%，其中男性为2.2%，女性为4.3%，城市地区为3.5%，农村地区为3.1%。50岁以上人群骨质疏松症患病率为19.2%，其中男性为6.0%，女性为32.1%，城市地区为16.2%，农村地区为20.7%。65岁以上人群骨质疏松症患病率达到32.0%，其中男性为10.7%，女性为51.6%，城市地区为25.6%，农村地区为35.3%。此外，我国男性骨质疏松症患病率水平与各国差异不大，但女性患病率水平显著高于欧美国家，与日韩等亚洲国家相近[1]。因此，提高我国对骨质疏松症的防治任务刻不容缓。

当前诊断骨质疏松症的金标准为双能X线吸收测定法（DXA），用于测量骨密度，该技术操作方便、准确性及精确性高[2]。同时DXA法还可作为体成分测量的标准法，通过测量全身，可获得全身以及躯干、四肢等部位的肌肉、脂肪、骨矿盐含量及其比例，这为本节叙述“肌-骨-脂关系及其临床应用”提供了临床数据的支撑。

一、肌-骨-脂关系

随着机体的衰老，会引起许多生理变化，其中肌肉、骨骼和脂肪的生理变化在表型上较为明显。在人的一生中，肌肉组织在30～40岁达到顶峰，然后逐渐下降。一些人到70～80岁时可能会失去40%的肌肉及肌肉力量[3]。这种情况我们通常称为肌少症（sarcopenia）。同样，骨量在成年早期大约30岁时达到顶峰，然后随着年龄的增长缓慢下降[4]。尽管在老年期，男性和女性骨量流失的速度是相近的，但在女性中，由于绝经的影响，骨量以每年减少1%～2%的速度加速下降，导致骨质减少和/或骨质疏松的速度比男性更快，而与肌肉和骨组织的减少相反，脂肪组织的积累随着年龄的增长而增加，可能在高龄时期趋于平稳或下降[5]。另一方面，随着年龄增长，更重要的变化是脂肪重新分布到腹腔内（内脏脂肪）以及在肌肉和骨骼中浸润，所有这些都会导致整体力量和功能下降，增加跌倒和骨折的风险[3]，进一步诱发肌少-骨质疏松症。

（一）肌肉对骨代谢的影响

肌少症是一种与年龄相关的肌肉量下降和功能丧失的疾病，患者因跌倒风险的上升而增加了骨折的风险。正常体重的成年人骨骼肌约占总体重的40%，因此，在人体身上，骨骼肌是最大的器官之一[6]。不单如此，骨骼肌还被认为是一个内分泌器官，产生和释放各种因子，如成骨生长因子、白细胞介素-6（interleukin-6，IL- 6）、胰岛素样生长因子1（insulin-like growth factor 1，IGF-1）、成纤维细胞生长因子2（fibroblast growth factor，FGF-2）等，发挥旁分泌、自分泌、内分泌的影响，影响骨骼健康[7-9]。

肌肉-骨骼作为功能单位是相互作用的[10]，经研究发现，骨强度与肌肉量存在相关关系[11-12]，在健康成年人中，肌肉量或肌力与骨矿物质含量和骨强度之间存在线性关系[13-14]。伴随着年龄的增长及更年期的到来，不仅骨骼健康受到影响，同时也会导致肌力的[15-16]下降。老年人特别是骨质疏松症患者，表现为骨密度（BMD）降低的老年人易发生非创伤性的椎体骨折[17]。但是调节肌肉-骨骼生理相互作用的潜在细胞和分子机制，以及如何诱导骨形成尚不明确。

肌生成抑制蛋白（myostatin，MSTN）基因对肌肉稳态起关键作用，其变异对骨折风险和骨量丢失有影响[18]。虽然还不清楚MSTN是否对骨骼有直接作用或通过作用于肌肉促进骨形成，但在肌少症患者中，MSTN的水平增加，抑制MSTN可以增加肌肉量和骨量，还可促进软骨形成[19-20]。其他研究表明，由肌肉组织产生的骨甘蛋白聚糖（osteoglycin，OG）是一种重要的骨合成因子，将培养过OG过表达和OG抑制的成肌细胞的培养基除细胞取其上清液，用于培养MC3T3-E1细胞，可分别增强和降低其碱性磷酸酶、Ⅰ型胶原蛋白和β-catenin的水平[21]。

因此，了解这些组织在分子水平上是如何依赖或独立于机械负荷进行整合和相互交流，以及分析肌少症和骨质疏松症之间的关系是至关重要的。继续研究肌肉因子（myokines）和骨代谢，确定新的治疗方法，以防止随着年龄增长而造成的肌肉和骨骼的损失，并有效地管理骨骼和肌肉紊乱是很重要的。

（二）骨骼系统

前面提到，骨质疏松症是一种进行性的、与年龄相关的代谢性骨病，其特征是骨量普遍减少，伴随骨组织微观结构退化，导致骨密度降低，骨折风险增加[22-23]。

双能X线吸收测定法（DXA）是测量脊柱、髋部股骨颈和全髋关节以诊断骨质疏松症的首选方法，可以预测未来骨折风险、监测患者。正常骨量、骨质减少和骨质疏松症的骨密度诊断标准是基于世界卫生组织的诊断分类，这一分类适用于绝经后的妇女[24]。

骨吸收与骨形成之间的不平衡是骨质疏松的病理生理基础。目前对骨质疏松症的研究主要集中在成骨细胞和破骨细胞的分化、调节和平衡[25]。骨组织作为骨质疏松症的靶组织，可以用来揭示与骨质疏松症发展直接相关的代谢失调[26]。

影响骨重构的全身激素包括甲状旁腺激素（parathyroid hormone，PTH）、1，25-二羟维生素D、降钙素、生长激素、糖皮质激素、甲状腺激素、性腺激素和细胞因子等。随着女性绝经后血清雌二醇水平的下降，女性会经历快速的小梁骨丢失，通常在月经停止后持续5～8年。最初，有20%～30%的小梁骨和5%～10%的皮质骨丢失。绝经后8～10年，骨丢失的第二阶段成为主导，其中小梁骨和皮质骨丢失的比率相等。骨组织的丢失导致骨骼微结构恶化和骨折风险增加。在绝经后期，年龄相关的骨质流失和伴随的骨骼物质性质的变化加剧了与雌激素缺乏相关的骨质流失。在细胞水平上，破骨细胞数量和活性的增加破坏了小梁的连通性，增加了皮质孔隙度。由于成骨细胞新骨形成与骨吸收速率不同步，在加速骨重塑周期中形成的吸收坑未被完全填满。骨密度和骨质量的降低，降低了骨骼的机械承重性能，并导致骨折的易感性[27]。

（三）脂肪

肥胖常被认为是和骨质疏松症相互排斥的，就像肥胖和肌少症一样，目前脂肪组织对绝经后女性BMD和骨强度的影响也存在争议。脂肪组织作为体重的组成部分，提供机械负荷和刺激更高的骨量积累，并且脂肪量和瘦肉量的比例对骨量具有一定影响[28]。尽管肌肉提供了局部和全身的刺激，新的发现表明骨量或骨强度并不仅仅依赖于机械应变。

脂肪组织是外周芳构化雄激素产生雌激素的部位，这是绝经后妇女和老年男性雌激素主要和唯一的内源性来源[29]。雌激素对肌肉、脂肪和骨骼有积极作用，可能参与肌肉修复和再生的信号传导，临床上亦有使用雌激素替代疗法抑制骨吸收从而防止绝经后骨质疏松症[30]，并可减少脂肪组织的累积（脂肪形成）。

雌激素的缺乏可以导致女性绝经后脂肪生成的自然增加和骨骼以及某种程度上肌肉质量的加速损失。然而，更年期的体重增加可能延缓极端的骨质流失，因为额外的脂肪组织将循环中的雄激素代谢成雌激素。除此之外，还会给骨骼提供更高的机械负荷。但有数据表明，脂肪量的增加与骨量呈负相关，即使调整了机械负荷效应[31]。此外，无论有意还是无意的减肥，除了脂肪和肌肉的损失，也会导致骨质流失，这意味着能量摄入与肌肉、脂肪和骨骼代谢之间存在紧密联系。

二、肌-骨-脂关系的中医认知

前文探讨了脾肾-肌骨-线粒体的关系，认为三者在骨质疏松症发生发展中扮演着重要角色，相互间存在着密切联系。中医治疗骨质疏松症历史悠久，素来注重治病求本，从整体观念出发，注重肌肉与骨骼的密切关系，下面着重分析肌-骨-脂相互间的联系。

（一）脾肾相关与肌骨脂

脾为气血生化之源，为后天之本，《素问·五脏生成》提到“脾主运化水谷之精，以养肌肉，故主肉”，脾能消化吸收饮食中的水谷精微，并将其转输至周身，以滋养周身肌肉，保证肌肉功能的正常进行；其次，脾主升清。一方面脾能够将饮食中的水谷精微运送至头面、心肺，到达头部的精微物质可滋养头面部的肌肉；而运送至心肺的精微物质又在心肺的作用下输布至周身肌肉，濡养肌肉，保持肌肉丰满健壮[32]。另一方面脾气有升提的作用，能够对内脏起升托的作用，固护脏器的位置。肌肉维持其自身收缩性和柔韧性，发挥其保护内脏的作用，有赖于脾气升提生理作用的正常进行。再次，脾主统血。人体的脉道亦属于肌肉的一部分，脾脏功能健运，运化、升清功能正常，气血化生充足，肌肉得到足够的滋养，脉道通畅，使血液在脉道内正常运行[33]。

人体肌肉丰满、骨骼壮实与脾胃的运化、升降及对水谷精微的布散息息相关，脾胃的运化功能障碍，必然会导致肌肉消瘦、骨骼痿软无力。《辨证录·痿证门》云：“胃气一生而津液自润，自能灌注肾经，分养骨髓矣。”《脾胃论·脾胃胜衰论》指出：“脾病则下流乘肾，土克水，则骨乏无力，是为骨蚀，令人骨髓空虚，足不能履地。”因脾胃为气血生化之源，阳明经为多气多血之经，人体筋脉、肌肉、四肢、百骸皆赖五脏精气以充养、濡润，而五脏精气、血、津液皆源于脾胃，而脾胃通过传输精微物质进一步营养壮实骨骼。

《黄帝内经》将肥胖人群分为三类：“脂人”“膏人”“肉人”。其中，“肉坚，皮满者脂；肉不坚，皮缓者膏；皮肉不相离者肉。膏者多气而皮纵缓，故能纵腹垂腴；肉者身体容大；脂者其身收小。”现认为“脂人”多属于超重，还不能算得上真正的肥胖；“肉人”则属于身材高大健壮的人，亦不能算真正的肥胖，更像是肌肉含量多的人；“膏人”因为满腹脂肪，当属真正的肥胖[34]。肥胖与湿热体质密切相关，随着现代生活方式改变，以及诸内外因素影响，以致湿热熏蒸，蕴结体内。湿热内蕴，会使水谷精微运化失常，形成膏脂，堆积体内，形成肥胖。肥胖与痰湿体质也关系密切，人体脏腑功能失调，易引起气血津液运化失调，水湿停聚，聚湿成痰。痰湿内盛，阻碍脾胃运化功能，水谷精微不化，痰瘀水湿堆积体内，阻滞脉络，积于皮下，形成肥胖。症见肥胖臃肿，神疲乏力，倦怠懒言，身体困重、劳累后更明显。舌淡胖或暗，边有齿印，苔薄白或白腻，脉沉细滑。中医学认为，机体阳气不足，则温煦、推动、蒸腾与气化等作用减退。人体阳气亏虚，虚寒内生，温运无力，水谷精微代谢失常，痰瘀水湿壅滞体内，形成肥胖。症见肥胖，恶寒或喜饮温水，腰膝酸软，脐中寒，神疲乏力，倦怠懒言，身体困重，多汗，汗出身凉，大便溏，小便清长，或有下肢及眼睑水肿，舌质淡或舌胖，苔薄白，脉缓或迟[35]。

（二）肾与肌骨脂

肾藏精主骨生髓，与骨骼的生长发展关系密切，肾为先天之本，为五脏阴阳之根本。《素问·宣明五气篇》："五脏所主……肾主骨。"《素问·平人气象论篇》："肾藏骨髓之气也。"《素问·阴阳应象大论篇》："肾生骨髓……在体为骨，在藏为肾。"肾精化肾气，肾气分阴阳，肾之阴阳协调全身脏腑阴阳。《素问·痿论》言："脾主身之肌肉，肾主身之骨髓。"脾虚则肢体肌肉削弱，肾虚则骨弱。《素问·上古天真论》云："女子七岁肾气盛，齿更发长……七七任脉虚，太冲脉衰少，天癸竭，地道不通，故形坏而无子也。丈夫八岁肾气实，发长齿更……八八天癸竭，精少，肾脏衰，形体皆极，则齿发去。"我们人体的生长发育受脏腑之气的盛衰影响，随肾气的充实而生长，随肾气的不足而衰弱，同时伴随脏腑衰败，外在表现为机体全身的痿弱。

"人始生，先成精"，精者，藏于肾，先天之精与后天脾胃化生的水谷精微相互滋养，使得五脏六腑得以不竭，体现脾肾相关。另外，脂代谢紊乱与骨质疏松相关[36]，脂肪的生成大多由痰饮停滞导致。脾肾等脏腑功能紊乱，可致使水液运行障碍，痰湿内停，胞脉瘀滞，生为痰脂聚于体内，使人体重增加，脂肪增多。此外，《临证指南医案·痰饮》记载："总之痰饮之作，必由元气亏乏。及阴盛阳衰而起，以致津液凝滞，不能输布……水之清者，悉变为浊，水积阴则为饮，饮凝阳则为痰……阳盛阴虚则水气凝而为痰，阴盛阳虚则水气溢而为饮。”肾虚则元气亏损，或阴虚或阳虚，致津液输布无能，水饮内停，生为痰脂。

三、“肌骨脂”三位一体观在骨质疏松症治疗中的作用及启示

黄宏兴教授根据多年诊治骨质疏松症的经验，将其分为3个证型，分别为脾肾阳虚型、肝肾阴虚型和肾虚血瘀型。脾肾阳虚型治则为补益脾肾，强筋壮骨，方选右归饮（《景岳全书》）或补中益气汤（《脾胃论》）合金匮肾气丸（《金匮要略》）[37]，《天下致道谈》载：“凡彼治身，务在积精……虚实有常，慎用务忘，勿困勿穷、筋骨凌强”。说明肾精不足则髓不能满，髓不能满则骨病生，故治疗骨病，务在积精，而前面提到，脾肾相关，在补肾的同时佐以健脾益气，相得益彰。肝肾阴虚型治则为滋补肝肾，填精壮骨，方选左归丸（《景岳全书》）或六味地黄丸（《小儿药证真诀》），《素问·上古天真论》载：“肝气衰则筋不能动”，中医学认为，肝主疏泄，藏血而主筋，司运动。肝气失于疏泄，则血脉运行不畅，故血不养筋，以致筋脉失养。故而可知，肝肾阴虚，血不养筋，运动失常，则会导致骨质疏松症的发生，使用滋补肝肾、养阴柔肝之药在临床上治疗肝肾阴虚型骨质疏松症能取得良好效果；肾虚血瘀型治则为补肾活血、通络止痛，方选补肾活血汤（《伤科大成》），饮食失调或脾气虚弱，失于运化，气血凝滞，血脉瘀阻，肾之精髓无以化生，肢体失于濡润而痿弱失用，造成骨质疏松症的出现，通过补肾活血的方式，使气血津液都得以运行通畅，减缓疼痛症状。

四、小结

骨质疏松症作为慢性老年性疾病，其发病过程缓慢且隐秘，在学术界素有“沉默杀手”之称。“肌-骨-脂”之间的动态平衡与其发病过程密切相关。人体随着年龄的增大，肌力亦随之下降，从而影响肢体功能，最终可导致骨质疏松症的发生。可以看出，此三者之间互相联系、互相干扰，并互相影响，若三者之一出现病变，则此关系之中的平衡被打破，即可造成该病的发生。

参考文献：

[1] 中华人民共和国国家卫生健康委员会. 一图读懂：中国骨质疏松症流行病学调查结果［EB/OL］.（2018-10-20）［2021-03-01］.http://nhc.gov.cn/wjw/zcjd/2018/0/4988546cfa1040db86c1815d3dad7a2b. shtml.

[2] GUO J H，SHI H P，ZHAO Y L. Evaluation of the precision error on measurements of bonem ineral density with dual-energy X-ray absorptiometry［J］. Acta Academiae Medicine Xuzhou，2010，30（1）：40-44.

[3] CRUZ-JENTOFT A J，BAEYENS J P，BAUER J M，et al. Sarcopenia：European consensus on definition and diagnosis：Report of the European Working Group on Sarcopenia in Older People［J］. Age Ageing，2010，39（4）：412-423.

[4] MATKOVIC V，JELIC T，WARDLAW G M，et al. Timing of peak bone mass in Caucasian females and its implication for the prevention of osteoporosis. Inference from a cross-sectional model［J］. J Clin Invest，1994，93（2）：799-808.

[5] KELLY T L，WILSON K E，HEYMSFIELD S B. Dual energy X-Ray absorptiometry body composition reference values from NHANES［J］. PLoS One，2009，4（9）：e7038. Published 2009 Sep 15.

[6] PEDERSEN B K，FEBBRAIO M A. Muscles，exercise and obesity：skeletal muscle as a secretory organ［J］. Nat Rev Endocrinol，2012，8（8）：457-465. Published 2012 Apr 3.

[7] CHIEN K R，KARSENTY G. Longevity and lineages：toward the integrative biology of degenerative diseases in heart，muscle，and bone［J］. Cell，2005，120：533-544.

[8] PEDERSEN B K，FEBBRAIO M A，Muscle as an endocrine organ：focus on muscle-derived interleukin-6［J］. PHYSIOL REV，2008，88：1379-1406.

[9] PEDERSEN B K，EDWARD F，Adolph distinguished lecture：muscle as an endocrine organ：IL-6 and other myokines［J］. J APPL PHYSIOL，2009，107：1006-1014.

[10] KAJI H. Linkage between muscle and bone: common catabolic signals resulting in osteoporosis and sarcopenia [J]. Curr Opin Clin Nutr Metab Care, 2013, 16: 272–277.

[11] SCHIPILOW J D, MACDONALD H M, LIPHARDT A M, et al. Bone micro–architecture, estimated bone strength, and themuscle–bone interaction in elite athletes: an HR–pQCT study [J].Bone, 2013, 56: 281–289.

[12] BARBE M F, GALLAGHER S, MASSICOTTE V S, et al. The interaction of force and repetition on musculoskeletal and neural tissue responses and sensorimotor behavior in a rat model of work–relatedmusculoskeletal disorders [J]. BMC Musculoskelet Disord, 2013, 14: 303.

[13] RITTWEGER J, BELLER G, EHRIG J, et al. Bone–muscle strength indices for the human lower leg [J]. Bone, 2000, 27: 319–326.

[14] SCHOENAU E. From mechanostat theory to development of the "FunctionalMuscle–Bone–Unit" [J]. J Musculoskelet Neuronal Interact, 2005, 5: 232–238.

[15] CIPRIANI C, ROMAGNOLI E, CARNEVALE V, et al. Muscle strength and bone in healthy women: effect of age and gonadal status [J]. Hormones (Athens), 2012, 11: 325–332.

[16] PARK J H, PARK K H, CHO S, et al. Concomitant increase in muscle strength and bone mineral density with decreasing IL–6 levels after combination therapy with alendronate and calcitriol in postmenopausal women [J]. Menopause, 2013, 20: 747–753.

[17] MA H T, GRIFFITH J F, XU L, et al. The functional muscle–bone unit in subjects of varying BMD [J]. Osteoporos Int, 2014, 25: 999–1004.

[18] HARSLOF T, FROST M, NIELSEN T L, et al. Polymorphisms of muscle genes areassociated with bone mass and incident osteoporotic fractures in Caucasians [J]. Calcif Tissue Int, 2013, 92: 467–476.

[19] BUEHRING B, BINKLEY N. Myostatin: the holy grail for muscle, bone, and fat? [J]. Curr Osteoporos Rep, 2013, 11: 407–414.

[20] ELKASRAWY M N, HAMRICK M W. Myostatin (GDF-8) as a key factor linking muscle mass and bone structure [J]. J Musculoskelet Neuronal Interact, 2010, 10: 56-63.

[21] DATTA N S. Muscle-bone and fat-bone interactions in regulating bone mass: do PTH and PTHrP play any role? [J]. Endocrine, 2014, 47 (2): 389-400.

[22] LOCK C A, LECOUTURIER J, MASON J M, et al. Lifestyle interventions to prevent osteoporotic fractures: a systematic review [J]. Osteoporos Int, 2006, 17 (1): 20-28.

[23] QIN L, CHOY W Y, VIVIAN W Y, et al. Age-related vessel calcification at distal extremities is a risk factor of osteoporosis [J]. Journal of Orthopaedic Translation, 2014, 2 (1): 43-48.

[24] KANIS J A, MELTON L J, CHRISTIANSEN C, et al. The diagnosis of osteoporosis [J]. J Bone Miner Res, 1994, 9 (8): 1137-1141.

[25] SIMS S M, PANUPINTHU N, LAPIERRE D M, et al. Lysophosphatidic acid: a potential mediator of osteoblast-osteoclast signaling in bone [J]. Biochim Biophys Acta, 2013, 1831 (1): 109-116.

[26] ZHAO H, LI X, ZHANG D, et al. Integrative Bone Metabolomics-Lipidomics Strategy for Pathological Mechanism of Postmenopausal Osteoporosis Mouse Model [J]. Sci Rep, 2018, 8 (1): 16456.

[27] LUPSA B C, INSOGNA K. Bone Health and Osteoporosis [J]. Endocrinol Metab Clin North Am, 2015, 44 (3): 517-530.

[28] ILICH-ERNST J, BROWNBILL R A, LUDEMANN M A, et al. Critical factors for bone health in women across the age span: how important is muscle mass? [J]. Medscape Womens Health, 2012, 7 (3): 2.

[29] BÉLANGER C, LUU-THE V, DUPONT P, et al. Adipose tissue intracrinology: potential importance of local androgen/estrogen metabolism in the regulation of adiposity [J]. Horm Metab Res, 2002, 34 (11-12): 737-745.

[30] Anon. Management of osteoporosis in postmenopausal women：2010 position statement of The North American Menopause Society [J]. Menopause, 2010, 17 (1)：25-54.

[31] ZHAO L J, JIANG H, PAPASIAN C J, et al.Correlation of obesity and osteoporosis：effect of fat mass on the determination of osteoporosis [J]. Bone Miner Res, 2008, 23：17 - 29.

[32] 蔡华珠，刘启鸿，纪立金. "居中央，灌四旁"之刍议 [J]. 陕西中医药大学学报，2017，40 (6)：7-9.

[33] 马天驰，王彩霞. "脾主统血"机理探讨 [J]. 辽宁中医药大学学报，2015，17 (10)：65-66.

[34] 邱新萍，马万千，魏青，等. 马万千肥胖亚健康状态中医体质辨识初探 [J]. 中国妇幼健康研究，2017，28 (S1)：297-298.

[35] 李卉，林莹宣，倪青，等. 单纯性肥胖中医综合诊疗思路与方法 [J]. 实用中医内科杂志，2019，33 (11)：105-108.

[36] 周亚娜，向楠. 从"痰"论治骨质疏松症 [J]. 湖北中医杂志，2013，35 (12)：36-38.

[37] 张晓刚，曹盼举，于海洋，等. 中医学"骨、筋、肌肉"三位一体观对骨质疏松症防治的启示 [J]. 中华中医药杂志，2019，34 (12)：5543-5546.

第三节　肌肉-骨骼共同靶点调治骨病

人口的迅速老龄化增加了许多老年慢性疾病的患病率，肌肉减少症和骨质疏松症在老年人群中广泛存在。肌肉减少症也称为肌少症，是指与年龄相关的全身肌量减少和/或肌强度下降或肌肉生理功能减退，导致身体活动性下降的一种退行性疾病[1]。本文将结合目前的研究现状及进展，介绍肌肉-骨骼的共同靶点调治骨病。

一、肌肉靶点及其应用

人体的肌肉量在35岁左右便会达到顶峰，随后肌纤维数量开始减少，50岁时肌纤维数量减少5%，随后每年肌肉量减少1%～2%，在80岁的时候肌肉量减少约30%，这一变化导致肌肉体积的减少和结缔组织含量的增加，其中肌肉强度和肌肉力量的下降明显大于肌肉质量的下降[2]。肌肉力量在50～60岁之间下降1.5%，此后下降3%[3]。目前对肌肉靶点与骨科疾病，特别是骨质疏松症的研究并不少见。

肌细胞增强因子2C（myocyte enhancer factor2 C，MEF-2C）是能与肌源调节蛋白（MyoD）产生相互作用的重要因子，这种相互作用共同激活了肌源性分化和肌肉特异性基因。MEF-2C属蛋白质编码基因，是MEF2家族中的转录因子。该基因位于负链5q14.3处，编码的蛋白质MEF2多肽C有DNA结合活性[4]。该蛋白质可在维持肌细胞分化状态中起作用[5]，控制心血管系统发育和肌肉生成[6]。有研究表明，缺乏MEF-2C的小鼠骨细胞中的硬骨抑素水平降低，硬骨抑素不仅是一种由骨细胞产生的体液因子，还是连接骨骼和肌肉的体液因子，是Wnt信号通路的抑制因子，并参与了骨形成。MEF-2C-sclerostin信号可能通过抑制Wnt信号来负调控骨量，可见MEF-2C不但作用于MyoD进而对肌源性分化和肌肉特异性基因起激活的重要作用，而且通过影响硬骨抑素在机体内的水平，进而对肌肉-骨骼系统起调节的作用。

尽管目前未见相关文献报道骨质疏松患者体内MEF-2C因子水平变化，但有研究发现在骨质疏松症患者中，微小RNA-27a（microRNA-27a，MIR-27a）的表达显著降低，该研究用双荧光素酶分析证实MEF-2C是MIR-27a的直接靶点，在骨质疏松症患者中，MIR-27a的表达与MEF-2C的表达呈负相关，沉默MIR-27a可减少骨形成，这提示MEF-2C与骨质疏松症有一定联系[7]。

我国学者通过基因多态性检测后统计分析，发现MEF-2C基因SNP位点rs1366594与总髋部骨密度存在相关性[8]，最近的一项实验[9]也确定了MEF-2C作为Wnt16信号传导的潜在参与者来参与骨代谢，为未来研究MEF-2C在骨代谢中的作用机制提供了宝贵经验。

另外，骨骼肌还可以分泌各种影响骨骼的因子，包括胰岛素样生长因子-1（insulin like growth factor-1，IGF-1）、成纤维细胞生长因子-2（fibroblast growth factor-2，FGF-2）、肌抑素、骨诱导因子（osteoglycin，OG）、序列相似家族5成员C（family with sequence similarity 5 member C，FAM5C）、白细胞介素-6（interleukin-6，IL-6）、跨膜蛋白119（transmembrane protein 119，TMEM119）和骨激活素、前列腺素E2（prostaglandin E2，PGE2）、白细胞介素-15（interleukin-15，IL-15）和Wnt3a，这些由成骨细胞和/或两种成骨细胞类型分泌的因子，会对骨骼肌细胞产生不同的效应[10]。

IGF-1和FGF-2的受体定位于肌肉和骨骼界面的骨膜上，它们在体外实验和体内实验均能刺激骨形成。IGF-1在骨骼肌皮瓣伤口渗出液中的浓度处于高水平状态，IGF-1和FGF-2也均存在于肌肉挤压液中，两者均被认为是参与了骨的合成[11]。Dallas等[12]研究发现，分化的肌管和初级肌肉会产生一种与流体流动剪应力协同作用的因素，从而使骨细胞产生更多的前列腺素，这很可能是通过协同激活Wnt/β-catenin通路来实现的。MLO-Y4细胞和原代骨细胞分泌诱导小鼠成肌细胞（C2C12）的因子，这些因子可以激活Wnt/β-catenin通路[13]。骨细胞产生的两个因子PGE2和Wnt3a均可促进肌细胞的发育。这些早期研究为肌肉和骨骼之间的串扰提供了数据和实验支持，并揭示了其他潜在的骨细胞内分泌和旁分泌强大的功能，但需要在动物体内进一步验证。Binkley等[14]通过体外细胞实验研究表明，PGE2与MLO-Y4条件培养基（conditioned medium，CM）均能诱导C2C12肌源性分化，并且引起肌管增多和变大；此外，MLO-Y4CM和PGE2也可以诱导肌钙蛋白处于高表达水平，而肌钙蛋白是机体肌肉组织收缩的主要调节蛋白，在骨骼肌舒张和收缩机制中发挥关键性作用。此外，两种最重要的转录调节因子MyoD和肌原素（myogenin）高水平的表达也充分证明了关于MLO-Y4CM和PGE2都可以促进肌源性分化的结论，由骨细胞分泌的前列腺素可能会影响或调节肌肉功能。骨骼组织内的骨细胞产生的可溶性因子以肌肉为靶点，而肌肉来源的可溶性因子以骨为靶点，从而证明两者存在着紧密联系。在相关研究中，MLO-Y4CM引起的肌源性分化作用可以被PGE2所模拟，这提示了PGE2可能是骨骼到肌肉信号传递的一种重要而具有特异性的调节因子[15-16]。这些肌肉系统的相关靶点的研究进一步阐述了肌肉-骨骼系统密切相连，为研究骨骼疾病提供了重要的实验数据。

二、骨骼靶点及其应用

人体的骨量在30岁的时候达到顶峰，随后开始逐渐缓慢地下降。在绝经后妇女中，这种减少更为严重，据估计，一名50岁的白人女性髋骨骨折的发生风险为15%～20%，女性的发病率明显比男性高，大概是男性的2倍。随着人口老龄化逐渐加剧，这种骨质疏松性骨折预计在2050年呈指数级增长。

临床上有一些生化标志物可以反映骨质疏松的情况，原发性骨质疏松症患者的血钙、血磷、尿钙、尿磷、肌酐等一般生化标志物通常无明显改变。如果改变明显，应考虑骨质疏松以外的其他代谢性骨病，如低磷骨软化症、甲状旁腺功能亢进症、高糖皮质血症、肿瘤骨转移等。骨代谢调控激素主要包括维生素D（vitamin D，VitD）及其代谢产物、甲状旁腺素（parathyroid hormone，PTH）和成纤维生长因子-23（fibroblast growth factor-23，FGF-23，又称为排磷因子和排磷素）等。临床检测25-羟维生素D_3[25（OH）D_3]水平反映个体维生素营养状态，代表维生素D水平。但户外活动少的中老年人，维生素D不足或缺乏常见，由此引发相应的生化指标改变，如血钙降低，PTH升高，程度轻，容易纠正[17]。

上面提到的维生素D，是一种脂溶性类固醇激素，早在生命进化阶段，就是高等动物维持体内钙磷正常和骨稳态所必需的物质[18]，能够促进肠道钙、磷的吸收，抑制成骨细胞凋亡，促进成骨，维持骨量和骨骼健康。

VitD的经典效应是调节钙、磷代谢，增加小肠对钙和磷酸盐的吸收，增加骨骼矿化的原料；刺激成纤维细胞生长因子-23（FGF-23）的表达；与甲状旁腺激素（PTH）协同调节远端肾小管钙重吸收和骨转换；通过反馈环调节PTH的释放。严重的VitD缺乏会导致骨矿化不良、佝偻病、骨软化和弥漫性肌肉疼痛。多项研究显示，25-羟维生素D_3水平与髋骨BMD呈正相关。VitD缺乏引起低骨密度（BMD）的原因有：①肠道吸收钙减少，血PTH水平升高，刺激破骨细胞成熟，溶骨活跃，骨量减少，BMD减低；②VitD水平下降，导致成骨细胞产生的胶原矿化缺陷，骨吸收增加，骨量丢失，也使BMD减低。但也有研究指出，只有在VitD缺乏的情况下，VitD水平才与BMD呈正相关[19]。张良明等[20]的研究发现，在VitD缺乏的骨质疏松症患者中，女性患者VitD水平与BMD呈正相关，但男性患者VitD水平与BMD的关系尚需要进一步证实。因此，性别因素在VitD水平和BMD关系中的作用，尚存在争论。但是，血清VitD水平与绝经后妇女和中老年男性人群的BMD下降明确相关[21-23]。因此，对于中老年人群，改善VitD缺乏有利于提高BMD，国内外指南也推荐补充VitD来防治骨质疏松症[24-25]。

另外在细胞生物学层面，成骨细胞介导下的新骨形成和破骨细胞介导下的骨矿物质吸收，这一动态过程我们称为骨重建，如果骨重建失衡就会成为某些骨骼疾病的关键发病原因[26-27]，而骨质疏松症的形成机制亦离不开成骨细胞和破骨细胞的此消彼长。骨转化标志物（bone turnover markers，BTMs）作为骨重建的产物，反映骨代谢的状况，临床检测无创、容易重复，因此用于骨质疏松症的鉴别诊断、病因分析、疗效及患者依从性监测，预测骨量丢失及骨折风险。BTMs分为骨形成标志物、骨吸收标志物两类。骨形成标志物有：Ⅰ型前胶原N端肽（N-terminal propeptide of type I collagen，PINP）、Ⅰ型前胶原C端肽（C-terminal propeptide of type I collagen，PICP）、Ⅰ型胶原（type Ⅰ collagen）、骨特异性碱性磷酸酶（bone specific alkaline phosphatase，b ALP）、骨钙素（osteocalcin，OC）。骨吸收标志物有：Ⅰ型胶原交联N-末端肽（type Ⅰ collagen cross-linked N-terminal peptide，NTX）、Ⅰ型胶原交联C-末端肽（type Ⅰ collagen cross-linked C-terminal peptide，CTX）、吡啶啉（pyridine，Pry）、羟脯氨酸（hydroxyproline，Hyp）、脱氧吡啶啉

（deoxypyridinoline，D-Pry）、抗酒石酸酸性磷酸酶-5b（tartrate resistant acid phosphatase-5b，TRAP-5b）。目前国际上多推荐PINP为首选骨形成标志物，β-CTX为首选骨吸收标志物[17]。

三、肌肉-骨骼共同靶点调治骨病

基于肌肉-骨骼系统的紧密联系，探讨其共同的病理生理学基础，发现二者有着共同的发病基础，临床治疗上可以针对其病因开展共同治疗骨病。

在生长发育过程中肌量与骨量密切相关，肌肉生长略快于骨骼，提示在成长期肌肉生长会促进骨量积累[28]。除了年龄以外， 还有几个其他危险因素在肌肉-骨骼系统失衡中发挥作用。①机械力学方面，骨骼和肌肉都是逐渐适应压力和机械负荷的，力学负荷的改变会影响肌肉和骨骼的质量和强度，同时二者之间又相互影响，肌肉的收缩会刺激影响骨骼的生长，也会影响骨骼的几何形状和骨密度[29]。因此，机械刺激对于肌肉骨骼组织的正常功能发挥至关重要，体力活动水平的下降可能会导致肌肉退化和骨量丢失[30]。②与部分遗传基因与骨质疏松症的发生发展有关，主要有雌激素受体（estrogen receptor，ER）α和β、白细胞介素-6（IL-6）、Ⅰ型胶原蛋白A1（COL1A1）、维生素D受体（vitamin D receptor，VDR）等。肌少症的遗传学研究主要集中在单核苷酸多态性与肌肉量、脂肪量和肌肉强度等关联研究， 涉及的基因有GDF-8、CDKN1A、MYOD1、CDK2、RB1、IGF-1、IGF-2、CNTF、ACTN3、ACE、PRDM16、METTL21C和VDR等[31-35]。全基因组关联分析（genome-wide association study，GWAS）显示myostatin、α-actinin 3、PGC-1α、MEF-2C、GLYAT和METTL21C等的编码基因同时与肌少症和骨质疏松症密切相关[36]，即可以认为这些编码基因对肌肉-骨骼系统靶点也有所关联。③与自然年龄相关的肌肉和骨骼的脂肪浸润会导致肌力下降，肌肉横截面积随之减少，增加了骨折的风险，这很可能与脂肪分泌的炎性细胞因子的影响有关，目前研究认为这是一个被称为脂质毒性的过程[29]，与前文提到的肌-骨-脂联系不谋而合。④内分泌紊乱（主要是糖尿病、甲状腺功能异常、维生素D缺乏、性激素、生长激素和胰岛素样生长因子-1），营养不良，肥胖和使用类固醇皮质激素也都与肌肉-骨骼系统有关[37]。⑤与此同时，个体运动量的减少以及神经-肌肉功能减弱也都会间接影响肌肉和骨骼的合成代谢，最终可能导致肌肉-骨骼系统的失衡，从而诱发骨病。

上述肌肉骨骼共同的风险因素并不是肌肉和骨骼同步丢失的唯一机制，基础和临床研究发现肌肉和骨骼之间存在着复杂的相互作用，二者之间除了机械和物理的相互作用之外，也通过旁分泌和内分泌交流信息，这种相互作用涉及许多可能的途径[38]。其中一种机制认为骨钙素可以刺激β细胞增殖和胰岛素分泌，并且直接作用于骨骼肌，这与肌肉强度相关[39]。另一种内在机制是骨髓间充质干细胞分泌血管内皮生长因子刺激成肌细胞增殖[40]。与此同时，肌肉还释放多种影响骨骼形成的内分泌分子，如胰岛素样生长因子-1、骨诱导因子、成纤维细胞生长因子-2、白细胞介素-6、白细胞介素-7和肌肉生长抑制素，肌肉生长抑制素是转化生长因子-β超家族的成员，主要表达于骨骼肌，通过减少成肌细胞增殖而抑制肌肉生长，并可能对骨骼产生靶向作用[41]。由此可知，肌肉与骨骼之间相互影响。

四、肌肉-骨骼单位是防治骨质疏松的有效靶点[17]

（一）肌肉-骨骼单位干预策略

骨质疏松症与肌肉、骨密度密切相关，治疗骨质疏松症及骨质疏松性骨折需要从肌肉骨骼两方面共同干预。一方面需要增加骨密度，提高骨强度，另一方面需要增加肌肉质量，提高肌肉力量。通过寻找肌肉、骨骼共有的生理和病理基础，确定共同的作用靶点，开展针对共同靶点的精准治疗。

（二）肌肉-骨骼单位药物作用的共同靶点

研究表明，雌激素受体、维生素D受体基因、线粒体系统、端粒-端粒酶系统有可能成为肌肉-骨骼单位药物作用的共同靶点。

1. 雌激素受体

肌力决定骨结构和骨量，使骨强度适应运动负荷，雌激素主要通过影响骨应变阈值来调整肌力与骨量之间的关系。雌激素补充疗法可能有保护肌力的作用，但存在争议。雌激素对控制多种组织细胞的增殖和凋亡十分关键，通过与雌激素受体结合、二聚化，激活细胞核内雌激素反应元件（ERE）发挥雌激素效应，参与多条细胞内信号通路转导。

2. 维生素D受体基因

维生素D是调节钙磷代谢和维持骨骼健康的重要激素前体，其经典作用是调节钙磷代谢和骨代谢，还可促进细胞分化、抑制细胞增殖，作用于免疫细胞，具有免疫调节作用。皮肤和肌肉也是维生素D的重要靶器官，活性维生素D会直接影响肌细胞的成熟和功能。维生素D缺乏的患者肌肉衰弱，予维生素D治疗可以增强肌力。维生素D作用于骨骼肌的机制并不十分清楚，动物和细胞实验研究发现维生素D对骨骼肌的作用可能是直接通过激活肌细胞内的维生素D受体或其他因子和间接通过调节血钙和血磷水平。

3. 线粒体系统

线粒体是细胞生命活动的控制中心，它不仅是呼吸链和氧化磷酸化的中心，而且是细胞凋亡的控制中心，在人的衰老、癌症的细胞凋亡、信号转导过程中起着非常重要的作用。目前有研究发现骨骼肌线粒体变化和骨质疏松症存在着互相影响的关系。还有研究发现细胞凋亡的调控机制是由于线粒体通透转换孔（MPTP）开放引起线粒体跨膜电位下降和细胞色素C释放。细胞色素C释放是线粒体途径细胞凋亡的标志事件。线粒体及其引起的细胞凋亡途径有可能是肌肉-骨骼药物作用的另一个共同靶点。

4. 端粒-端粒酶系统

端粒是真核生物染色体末端的DNA-蛋白质复合物，它特殊的DNA序列和结构能够保护染色体，具有防止其降解、末端融合和重组等功能。端粒酶是一种核蛋白逆转录酶，它通过在DNA的3'末端附加端粒的重复序列来保持端粒的稳定，以解决末端复制的问题。端粒酶缺乏会导致端粒末端进行性的缩短，最终引起线粒体的不稳定或衰老。端粒-端粒酶系统的稳定对维持基因组稳定性和完整性有非常重要的作用，与人类的癌症发生和衰老有密切关系。研究发现端粒酶可能在骨质疏松的发生发展中，特别在成骨细胞和破骨细胞的凋亡中起重要的作用，调节成骨细胞、破骨细胞端粒酶有可能是调控骨重建的作用靶点之一。

五、小结

综上所述，人体是一个整体，骨骼和肌肉共同组成人体的运动系统，生理上互相协助，病理上互相影响。在骨质疏松症等骨病防治方面，应当重视肌肉在其发病中的作用，从肌肉、骨骼两方面着手进行干预，注意评估患者肌力和平衡能力，使用DXA、QCT等测量肌肉质量和骨密度，采用PINP、β-CTX等肌骨代谢生化指标进行诊断和疗效判定，选取雌激素受体、维生素D受体基因、线粒体系统、端粒-端粒酶系统等肌肉骨骼可能的药物作用共同靶点进行干预，寻找兼顾肌肉骨骼的骨病治疗药物。指导患者制订适合个人体质的锻炼计划，兼顾肌肉骨骼，预防发生跌倒。中医药在骨质疏松等骨病防治方面具有一定优势，根据“肾主骨”“脾主肌肉”“脾肾相关”等理论，可依据补肾、健脾、活血的治疗原则组方用药，充分发挥中医中药的防治作用。

参考文献：

[1] FIELDING R A, VELLAS B, EVANS W J, et al. Sarcopenia: an undiagnosed condition in older adults. Current consensus definition: prevalence, etiology, and consequences. International working group on sarcopenia [J]. J Am Med Dir Assoc, 2011, 12 (4): 249-256.

[2] LAURETANI F, RUSSO C R, BANDINELLI S, et al. Age-associated changes in skeletal muscles and their effect on mobility: an operational diagnosis of sarcopenia [J]. J Appl Physiol (1985), 2003, 95 (5): 1851-1860.

[3] VON HAEHLING S, MORLEY J E, ANKER S D. From muscle wasting to sarcopenia and myopenia: update 2012 [J]. J Cachexia Sarcopenia Muscle,

2012, 3(4): 213-217.

[4] ANGELELLI C, MAGLI A, FERRARI D, et al. Differentiation-dependent lysine 4 acetylation enhances MEF2C binding to DNA in skeletal muscle cells [J]. Nucleic Acids Res, 2008, 36(3): 915-928.

[5] JIN W, LIU M, PENG J, et al. Function analysis of Mef2c promoter in muscle differentiation [J]. Biotechnol Appl Biochem, 2017, 64(5): 647-656.

[6] MATERNA S C, SINHA T, BARNES R M, et al. Cardiovascular development and survival require Mef2c function in the myocardial but not the endothelial lineage [J]. Dev Biol, 2019, 445(2): 170-177.

[7] YOU L, PAN L, CHEN L, et al. MiR-27a is Essential for the Shift from Osteogenic Differentiation to Adipogenic Differentiation of Mesenchymal Stem Cells in Postmenopausal Osteoporosis[J]. Cell Physiol Biochem, 2016, 39(1): 253-265.

[8] 孙寒晓，赵琳，张旻佳，等. 对绝经后妇女骨密度和骨质疏松性骨折的多基因交互作用研究 [J]. 中华内分泌代谢杂志，2012，28(8): 641-646.

[9] SEBASTIAN A, HUM NR, MORFIN C, et al. Global gene expression analysis identifies Mef2c as a potential player in Wnt16-mediated transcriptional regulation [J]. Gene, 2018, 675: 312-321.

[10] LIVSHITS G, GAO F, MALKIN I, et al. Contribution of Heritability and Epigenetic Factors to Skeletal Muscle Mass Variation in United Kingdom Twins[J]. J Clin Endocrinol Metab, 2016, 101(6): 2450-2459.

[11] 方幸. 运动介导肌肉因子IGF-1、FGF-2对小鼠骨的影响 [D]. 上海：华东师范大学，2018.

[12] DALLAS S L, PRIDEAUX M, BONEWALD L F. The osteocyte: an endocrine cell. and more [J]. Endocr Rev, 2013, 34(5): 658-690.

[13] MO C, ROMERO-SUAREZ S, BONEWALD L, et al. Prostaglandin E2: from clinical applications to its potential role in bone muscle crosstalk and myogenic differentiation [J]. Recent Pat Biotechnol, 2012, 6(3): 223-229.

[14] BINKLEY N, KRUEGER D, BUEHRING B. What's in a name revisited:

should osteoporosis and sarcopenia be considered components of dysmobility syndrome [J] . Osteoporos Int, 2013, 24 (12) : 2955–2959.

[15] 陈锦成，朱国涛，刘洪文，等. “肌少－骨质疏松症”的共同发病机制 [J]. 中华骨质疏松和骨矿盐疾病杂志，2020，13 (01) : 95–102.

[16] AMIN S, ACHENBACH S J, ATKINSON E J, et al. Melton LJ 3rd. Trends in fracture incidence: a population–based study over 20 years [J] . J Bone Miner Res, 2014, 29 (3) : 581–589.

[17] 黄宏兴，吴青，李跃华，等. 肌肉、骨骼与骨质疏松专家共识 [J] . 中国骨质疏松杂志，2016，22 (10) : 1221–1229，1236.

[18] HERNIGOU P, AUREGAN J C, DUBORY A. Vitamin D: part I; from plankton and calcified skeletons (500 million years ago) to rickets. [J] . Int Orthop, 2018, 42 (9) : 2273–2285.

[19] MEZQUITA–RAYA P, MUÑOZ–TORRES M, LUNA J D, et al. Relation between vitamin D insufficiency, bone density, and bone metabolism in healthy postmenopausal women [J] . J Bone Miner Res, 2001, 16 (8) : 1408–1415.

[20] 张良明，杨阳，陈振翔，等. 中国南方地区中老年患者血清维生素D水平与骨密度的相关性 [J] . 中国组织工程研究，2017，21 (28) : 4448–4453.

[21] LEE D Y, JEE J H, CHO Y Y, et al. Serum 25–hydroxyvitamin D cutoffs for functional bone measures in postmenopausal osteoporosis [J] .Osteoporos Int, 2017, 28 (4) : 1377–1384.

[22] LI C, CHEN P, DUAN X, et al. Bioavailable 25(OH)D but Not Total 25(OH)D Is an Independent Determinant for Bone Mineral Density in Chinese Postmenopausal Women [J] . EBioMedicine, 2017, 15: 184–192.

[23] WEI Q S, CHEN Z Q, TAN X, et al. Relation of age, sex and bone mineral density to serum 25–Hydroxyvitamin D levels in Chinese women and men [J] . Orthop Surg, 2015, 7 (4) : 343–349.

[24] CHEUNG E, KUNG A W, TAN K C. Outcomes of applying the NOF, NOGG and Taiwanese guidelines to a cohort of Chinese early postmenopausal

women [J] . Clin Endocrinol (Oxf) , 2014, 80 (2) : 200-207.

[25] CAMACHO P M, PETAK S M, BINKLEY N, et al. American association of clinical endocrinologists and american college of endocrinology clinical practice guidelines for the diagnosis and treatment of postmenopausal osteoporosis [J] .Endocr Pract, 2016, 22: 1-42.

[26] SHEN G, REN H, QIU T, et al. Implications of the Interaction Between miRNAs and Autophagy in Osteoporosis[J]. Calcif Tissue Int, 2016, 99(1): 1-12.

[27] MELGUIZO-RODRÍGUEZ L, MANZANO-MORENO F J, ILLESCAS-MONTES R, et al. Bone Protective Effect of Extra-Virgin Olive Oil Phenolic Compounds by Modulating Osteoblast Gene Expression [J] . Nutrients, 2019, 11 (8) : 1722.

[28] BONEWALD LF, KIEL DP, CLEMENS TL, et al. Forum on bone and skeletal muscle interactions: summary of the proceedings of an ASBMR workshop [J] . J Bone Miner Res, 2013, 28 (9) : 1857-1865.

[29] ISAACSON J, BROTTO M. Physiology of Mechanotransduction: How Do Muscle and Bone "Talk" to One Another [J] . Clin Rev Bone Miner Metab, 2014, 12 (2) : 77-85.

[30] LIVSHITS G, GAO F, MALKIN I, et al. Contribution of Heritability and Epigenetic Factors to Skeletal Muscle Mass Variation in United Kingdom Twins [J] . J Clin Endocrinol Metab, 2016, 101 (6) : 2450-2459.

[31] ZHANG Z L, HE J W, QIN Y J, et al. Association between myostatin gene polymorphisms and peak BMD variation in Chinese nuclear families [J] . Osteoporos Int, 2008, 19 (1) : 39-47.

[32] YUE H, HE J W, ZHANG H, et al. Contribution of myostatin gene polymorphisms to normal variation in lean mass, fat mass and peak BMD in Chinese male offspring [J] . Acta Pharmacol Sin, 2012, 33 (5) : 660-667.

[33] HUANG J, HSU YH, MO C, et al. METTL21C is a potential pleiotropic gene for osteoporosis and sarcopenia acting through the modulation of the NF-

κ B signaling pathway [J] . J Bone Miner Res, 2014, 29 (7) : 1531–1540.

[34] URANO T, INOUE S. Recent genetic discoveries in osteoporosis, sarcopenia and obesity [J] . Endocr J, 2015, 62 (6) : 475–484.

[35] NG A, DUQUE G. Osteoporosis as a lipotoxic disease [J] . Ibms Bonekey J, 2010, 7 (3) : 108–123.

[36] KAWAO N, KAJI H. Interactions between muscle tissues and bone metabolism [J] .J Cell Biochem, 2015, 116 (5) : 687–695.

[37] MERA P, LAUE K, FERRON M, et al. Osteocalcin Signaling in Myofibers Is Necessary and Sufficient for Optimum Adaptation to Exercise [J] . Cell Metab, 2017, 25 (1) : 218.

[38] SASSOLI C, PINI A, CHELLINI F, et al. Bone marrow mesenchymal stromal cells stimulate skeletal myoblast proliferation through the paracrine release of VEGF [J] . PLoS One, 2012, 7 (7) : 37512.

[39] TAGLIAFERRI C, WITTRANT Y, DAVICCO MJ, et al. Muscle and bone, two interconnected tissues [J] . Ageing Res Rev, 2015, 21: 55–70.

[40] KAJI H. Interaction between Muscle and Bone [J] . J Bone Metab, 2014, 66 (1) : 29–40.

[41] BROTTO M, BONEWALD L. Bone and muscle: Interactions beyond mechanical [J] . Bone, 2015, 80: 109–114.

第四节　辨证论治骨伤科疾病

一、骨伤科疾病的病因病机

黄宏兴教授认为，虽然骨质疏松症的主要病位在骨，但病本涉及肾、脾、肝等多个脏器，所以它是一个与多脏器相关的疾病。黄宏兴教授及团队在早期就开始对“肾主骨理论、脾肾相关论、血瘀论”三个理

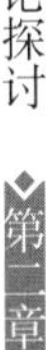

论进行研究，提出骨质疏松症的主要病因病机为肾虚、脾虚、血瘀。由于骨痿多发于中老年人，《黄帝内经》有云“女子七七，任脉虚”“男子八八，天癸绝”的生理特点，所以骨痿多见虚症，其中以脾虚、肾虚最为多见；又由于老年人机体功能衰退，体虚气弱，易受外邪侵袭，导致气机不利，气虚无力推动血行脉中，使经络不通、气血不畅，故老年人脾肾俱虚的同时，往往伴随血瘀的存在，血瘀可致气血运行障碍，营养物质不能濡养脏腑，引起脾肾俱虚而加重症状。因此，骨质疏松症的特点是脾肾两虚与血瘀同时存在。此外，“肝主筋”“肾主骨”“肝肾同源”，肾阴虚可导致肝阴虚，最终发展为肝肾阴虚，髓枯筋痿，而致骨痿。由此可见，骨质疏松症的发生，“多虚多瘀”为其病机特点。下面对骨质疏松症相关病因病机进行阐述。

（一）虚

虚，《说文解字》曰：“虚，大丘也。昆仑丘谓之昆仑虚。古者九夫为井，四井为邑，四邑为丘。丘谓之虚[1]。”虚，本义为大山丘，因之空旷，引申为“空”义。《汉字源流字典》“虚”又引申为“不足”“虚弱”等义[2]。

虚作为中医学的一种病机，是与实相比较而言的一种概念。虚，指正气不足，是以正气虚损为矛盾主要方面的一种病理变化。即机体正气虚弱，防御能力和调节能力低下，对于致病邪气的斗争无力，而邪气已退或不明显，故难以出现邪正斗争剧烈的病理反应，临床上表现一系列虚弱、衰退和不足的症候，称为虚证。在疾病的发生发展过程中，正气与邪气不是固定不变的，而是在其不断斗争的过程中，发生力量对比的消长盛衰变化，随着体内正邪的不断变化，形成了疾病的虚实病机变化[3]。

在中医诊断中，虚证则属八纲辨证范畴，是对人体正气虚弱的各种临床表现的病理概括。虚证的形成，有先天不足和后天失调的两大方面，但以后天失调为主。如饮食失调，后天之本不固；七情劳倦，内伤脏腑气血；房事过度，耗伤肾脏元真之气；或久病失治误治，损伤正气等，均可形成虚证。虚证包括阴、阳、气、血、精、津，以及脏腑各种不同的虚损[4]。

虚实之证的论述最早见于《黄帝内经》一书，“百病之生，皆有虚实”“处百病，调虚实”“虚则补之，实则泻之”“五脏不安，必审五脏之病形，以知其气之虚实，谨而调之也”等论述产生了疾病虚实补泻的理论基础。“虚实之要，九针最妙，补泻之时，以针为之，泻曰：必持内之，放而出之”，针刺穴位的补泻就是调虚实。“百病之生，皆有虚实”“处百病，调虚实”，这是几千年医疗实践总结而出的经验理论，它来自实践又能指导实践。所以有“不知年之所加，气之盛衰，虚实之所起，不可以为工矣”“为虚与实者，工勿失其法”的论述，强调虚实在诊治过程中的重要性，知气之盛衰，虚实之所起，方可为医者[5]。

随着中医理论不断地丰富和发展，其对虚证的认识也越发深刻。虚证若不及时治疗，则易进一步发展形成虚损之证。历代医家往往“虚损”并称，同时也强调“虚”与“损”二者之间的差别，如清代尤怡《金医翼》曰：“虚劳，一曰虚损。盖积劳成虚，积虚成弱，积弱成损也。虚者，空虚之谓。损者，破散之谓。虚犹可补，损则罕有复完者矣[6]。”沈金鳌《杂病源流犀烛》曰：“虚者，气血之虚。损者，脏腑之损。虚久致损，五脏皆有[7]。”虚损的概念内涵经历了一个不断丰富完善的过程，其病证思想的理论肇端于《黄帝内经》，初步形成于《难经》，汉代张仲景《金匮要略》首次将其与具体临床疾病结合起来，形成五脏虚劳病证概念。到明清时期，虚损概念和内涵得以明确界定，即虚损一方面是“阴阳、气血、荣卫、精神、骨髓、津液”等精气的不足，另一方面还体现为“外而皮、脉、肉、筋、骨，内而肺、心、脾、肝、肾”等的形质损伤[8]。即吴谦《医宗金鉴·虚劳总括》曰：“虚者，阴阳、气血、荣卫、精神、骨髓、津液不足是也。损者，外而皮、脉、肉、筋、骨，内而肺、心、脾、肝、肾消损是也[9]。”

另外，“虚”“损”“衰”作为病机相转，其意义相近又有所区别。明确“虚”“损”“衰”的本义与实质，对疾病的诊断与治疗具有重要的指导意义。“虚”为虚弱、不足之义，指正气虚弱不足的病理状态，虚证的治疗应明辨气血阴阳脏腑之所属，以补为主，久见其功。“损”为减少、损害之义，“久虚不复为之损”“积虚成损”是虚损性疾病形成渐进演变的病理过程。虚与损在程度和病位上有本质的区别，虚未必及损，损必兼虚，治疗时医家往往“虚损”并重。“损”证伴有脏腑组织的损伤，应根据具体情况以“益”“调”“缓”的方法治疗，不同于单纯的补法。“衰”为衰弱、衰老之义，老年疾病的发生往往与衰老相关，延缓衰老的治疗以补益五脏、重在补肾、化痰祛瘀为主[10]。

1. 肾主骨，肾虚则骨枯，发为骨痿

骨在祖国医学中属于奇恒之腑，包括了全身的骨骼系统。《灵枢·脉经》说：“骨为干。”说明骨的主要作用是支持人体，保护内脏。肾与骨关系最为密切，肾精充足则骨髓生化有源，骨骼得以滋养而强健有力。《素问·宣明五气》提出“肾主骨”。《中西汇通医经精义》指出：“肾藏精，精生髓，髓生骨，故骨者肾之合也。髓者，肾精所生，精足则髓足，髓在骨中，髓足则骨强。”《千金要方·骨极》云：“若肾病则骨极，牙齿苦痛，手足疼，不能久立，屈伸不利，身痹脑髓酸[11]。”

骨质疏松症（OP）是最常见的骨骼疾病，是一种以骨量低下，骨组织微结构损坏，导致骨脆性增加，易发生骨折为特征的全身性骨病[12]。黄宏兴教授[13]认为骨质疏松症的中医病因病机较为复杂，肾虚是其发生的根本原因。《素问·痿论》载有：“肾气热，则腰脊不举，骨枯而髓减，发为骨痿。”“肾者水脏也，今水不胜火，则骨枯而髓虚，故足不任身，发为骨痿。”《灵枢·经脉》载有：“足少阴气绝，则骨枯。”《扁鹊心书》载有：“骨缩病，此由肾气虚惫，肾主骨，肾水既涸则诸骨皆枯，渐至短缩。”说明肾精不足，不能濡养骨髓，可导致骨髓空虚，从而出现“腰脊不举、足不任身、坐不能起、不能久立、屈伸不利及渐至短缩”。

黄宏兴教授[14]认为骨质疏松症的基本病机为“骨枯而髓减”，“骨枯”相当于现代医学认为的骨微细结构破坏，脆性增加；“髓减”相当于骨髓基质等活性物质减少，造成骨生成和代谢障碍，骨矿盐丢失，骨密度减低，肾精不足，不能濡养骨髓，故出现“腰脊不举、足不任身”的“骨痿”之症，这与现代医学的骨质疏松症患者多有腰背疼痛、腰膝酸软无力等症状高度一致。因肾主骨生髓，肾虚则精血无以化生，精亏髓乏则骨骼脆性增加，痿弱难用，故而引发OP。肾能接受五脏六腑所传之精而藏之，充实于骨，濡养于骨，对骨的生长发育和维护骨的成分及结构正常有极重要的作用。肾虚则骨无所养，故软弱无力。《素问·痿论》云："肾气热，则腰脊不举，骨枯而髓减，发为骨痿。"又云："肾者水脏也，今水不胜火，则骨枯而髓虚，故足不任身，发为骨痿。"

黄宏兴教授[11]在长期的临床与实验研究中发现，肾的盛衰与骨矿含量密切相关。研究表明肾虚的实质乃是下丘脑-垂体-性腺轴发生了紊乱，性激素水平下降，进而可引起成骨功能下降，使单位体积内骨组织含量减少，发生骨质疏松。而某些补肾中药可抑制或纠正下丘脑-垂体-性腺轴功能减退或紊乱的发生，减缓衰老过程。

2. 脾肾相关，脾虚则后天不能滋养先天，骨髓不充

肌肉在中医中属于筋的范畴，《灵枢·经脉》载有"骨为干，……肉为墙"，"肉为墙"概括指出肌肉对筋骨内脏的护卫作用。中医认为脾主肌肉，《素问·六节藏象论》载有"脾者，……其充在肌"，全身的肌肉都需要脾胃所运化的水谷精微来营养，肌肉才能发达丰满，臻于健壮。《素问集注·五脏生成》说"脾主运化水谷之精，以生养肌肉，故主肉"。《四圣心源》所言："肌肉者，脾土之所生也，脾气盛则肌肉丰满而充实。"《素问·痿论》说"治痿独取阳明"。当脾脏机能失调或脾失健时，肌肉得不到正常滋养就会表现为松弛疲软、无光泽。

脾与骨骼也有一定关系。《辨证录·痿证门》云："胃气一生而津液自润，自能灌注肾经，分养骨髓矣。"《脾胃论·脾胃胜衰论》指出："大抵脾胃虚弱，阳气不能生长，是春夏之令不行，五脏之气不生。脾病则下流乘肾，土克水，则骨乏无力，是为骨蚀，令人骨髓空虚，足不能履地。"

黄宏兴教授认为[11]脾虚是骨质疏松症发生的促进因素。肾与脾胃二脏关系密切，肾为先天之本，脾为后天之本，两者同为人体运动系统的支柱，故其必定存在非常密切的相关性。肾藏精主骨生髓，骨髓生长发育、强劲衰弱与肾精盛衰密切相关，脾胃为气血生化之源，水谷精微经

脾胃化生气血，充养骨骼，脾胃功能强盛，则气血充足，肌强力盛，肉丰骨坚，且肾精依赖脾精的滋养才能源源不断得以补充。二者在生理上相互资助，在病理上常相互影响，脾虚可引起肾虚，肾虚可致脾虚。由于脾主运化，肾精依赖脾精的滋养才能得到不断的补充。脾虚则脾不健运，不能运化水谷生精归肾，精枯髓亏，影响肾精生成。脾肾俱虚，骨骼失养，则骨骼脆弱无力，终致骨质疏松症。正如朱丹溪所述："大抵脾胃虚弱，阳气不能生长……则骨乏无力，令人骨髓空虚，足不能履地。"所以治骨痿，健脾亦是关键。《金匮要略·中风历节病脉证并治》中指出："味酸则伤筋，筋伤则缓，名曰泄；咸则伤骨，骨伤则痿。"说明饮食不节，损伤脾胃，则后天之精无以充养，则骨髓空虚，发为骨痿。

（二）瘀

血瘀，是指体内有血液停滞不畅，包括积存于体内的离经之血，或血运不畅、阻滞于经脉及脏腑内之瘀血等。早在《黄帝内经》中就有类似瘀血名称记载，有"留血""恶血""血凝泣"等。汉代张仲景在《伤寒杂病论》中首先提出了"瘀血"的病名，而且在《金匮要略》中对血瘀有专门的论述。后世医家又在病因病机及其血瘀证的治疗上进行了补充和发展[11]。

血瘀证是中医学的重要理论基础之一。广义的血瘀证包括以下几个方面：离经之血，血流缓慢或血流阻滞、瘀积于脏腑经络，污秽之血和血黏度增高，等等。中医学认为"久病多瘀""百病皆瘀"。凡气虚、气滞、寒凝、热结、痰凝、湿阻等，都可导致不同程度的"血瘀"。常见成因有以下几种：寒凝致瘀，热邪致瘀，气滞血瘀，气虚血瘀，外伤血瘀，病后血瘀，郁怒伤肝致火灼脉络迫血之逆而发生瘀血，等等[15]。

瘀血致病，虽然症状错综繁多，但在血瘀证的症状体征中，舌质紫暗、少腹部抵抗压痛、皮下瘀血斑、脉涩、病理性肿块、黑便等对血瘀证的辨证贡献率最大[16]。在文献整理、病例分析及定性访谈的基础上，参考既往血瘀证诊断标准，现主要标准有舌质紫暗或有瘀斑瘀点、面部口唇齿眼周及指（趾）端青紫或暗黑、不同部位静脉曲张或毛细血管异常扩张、离经之血、间歇性跛行、腹部压痛抵抗感、闭经或月经暗黑有块、影像学显示血管闭塞或中重度狭窄（≥50%）、血栓形成梗塞或栓塞、或脏器缺血等客观证据[17]。

《素问》指出“血实宜决之”，血瘀者应当疏通经脉，故活血化瘀为血瘀证的治疗大法。常用的活血化瘀方药其作用机制可分为以下五类：①温经活血，“血气者，喜温而恶寒”，瘀血“温则消而去之”，适用于血瘀证因于寒者或兼有寒证者；②清热化瘀，因热致瘀者，热不去则瘀不消，血瘀化热者热不清，则瘀亦难除，适用于血瘀证因于热者或血瘀化热者；③行气活血，气为血帅，行气可助活血，适合于一般血瘀证或兼气郁者；④益气活血，气为血帅，气推血行，气虚则流动乏力，益气可增强血流，加强活血化瘀的作用；⑤祛痰化瘀，痰瘀常相互为患，单独治疗难获良效，两者同用则痰瘀并除[12]。陈可冀等则将常用活血化瘀中药分为和血药、活血药和破血药3类：和血类药物具有养血和血功效，包括生地黄、当归、丹参、鸡血藤等6种；活血类药物具有活血通瘀功效，包括红花、三七、牛膝等20种；破血类药物具有破血通络功效，作用峻猛，包括三棱、莪术、大黄、水蛭等11种[18]。

（三）虚与瘀的相互关系

1. 因虚致瘀

气分阴阳，是推动和调控血液运行的动力，气虚则运血无力，阳虚则脉道失于温通而滞涩，阴虚则脉道失于柔润而僵化。津血同源互化，津液亏虚，无以充血则血脉不利。因此，气与津液的亏损，能引起血液运行不畅，导致血液在体内某些部位停积而成瘀血[3]。

若以五脏而言，血液运行依赖元气推动，元气为肾精所化，肾精不足，无源化气，必致血瘀，即肾虚血必瘀；脾虚则气的生化乏源而致气虚，气虚不足以推动血行，则必成血瘀。如王清任《医林改错》指出：“元气既虚，必不能达于血管，血管无气，必停留而瘀。”肾阳、脾阳不足，不能温养血脉，常使血寒而凝；肾阴、肝阴不足，虚火炼液，可致血稠而停；脾具有统摄血液在脉中运行而不致溢出脉外的功能，若脾虚则不能统摄血液，而致血溢脉外，留于体内而成瘀血[19]。

黄宏兴教授[14]对骨质疏松症的治疗积累了丰富的临床经验，临床疗效显著。黄宏兴教授认为骨质疏松症患者肝脾肾功能失调，肾阳不足以温煦脾阳，而脾气虚弱进而影响气血之化生，生血不足而肝失疏泄，骨筋肉皆失养。

2. 因瘀致虚

瘀血乃血瘀证的病理性产物，已失去对机体的濡养滋润作用。瘀血阻滞体内，尤其是瘀血日久不散，阻滞气血运行，脏腑失于濡养，功能失常，生机受阻，势必影响新血生成。因此有“瘀血不去，新血不生”之说，《血证论》说：“盖瘀血去则新血易生，新血生则瘀血自去[3]。”

而瘀血一旦留于体内，又进一步损伤正气，影响脏腑的气化功能，结果出现脏器愈衰、瘀血愈积的恶性循环状态。正如《素问·调经论》所说：“血气不和，百病乃变化而生[19]。”瘀血乃阴血结聚而成，瘀血的形成过程本身就是一个阴血耗伤的过程，瘀血易造成络损难复，易于出血，血去则阴伤。瘀血致气机升降失常，津液不能正常输布，也易致津亏阴伤；瘀血日久化热，也会耗伤营阴。故临床上血瘀证患者可见肌肤甲错、口干等阴亏血少之证[20]。

3. 脾肾亏虚则血运不行，因而致瘀，骨髓失养

人体的气和血周流于全身，是脏腑经络包括骨骼等一切组织器官进行生理活动的物质基础。《灵枢·本脏》中描述道：“气滞不行，营运无力……筋骨失养。”气虚无力推动血行脉中，使经络不通，不通则痛，故患者脏腑俱虚的同时，往往伴随气滞血瘀的存在。《读医随笔·承制生化论》云：“气虚不足以推血，则血必有瘀。”血瘀又可致气血运行障碍，营养物质不能濡养脏腑骨骼，引起肝脾肾俱虚而症状加重。骨质疏松症病因以肾虚为主，肝脾虚又多兼夹于肾虚之中，并由虚致瘀。

二、骨质疏松症的中医辨证分型

骨质疏松症病因以肾虚为主，肝脾虚又多兼夹于肾虚之中，并由虚致瘀。黄宏兴教授根据上述理论，结合聚类分析结果[21]，将骨质疏松症

总结出肝肾阴虚证、脾肾阳虚证、肾虚血瘀证三种证型，这三种证型紧扣病机，切合临床，对骨质疏松症的诊治具有重要的指导意义。

肝肾阴虚证：肝肾亏虚，阴精不足，骨骼失养。症见：膝酸痛，膝软无力，下肢抽筋，驼背弯腰，患部痿软微热，形体消瘦，眩晕耳鸣，或五心烦热，失眠多梦，女子经少经绝，舌红少津，少苔，脉沉细数。

脾肾阳虚证：脾肾阳虚，骨失温煦。症见：腰背冷痛，酸软乏力，甚则驼背弯腰，活动受限，畏寒喜暖，遇冷加重，尤以下肢为甚，或小便不利，小便频多，或大便久泄不止，五更泄泻，或浮肿，腰以下为甚，按之凹陷不起，舌淡或胖，苔白或滑，脉沉细弱或沉弦迟。

肾虚血瘀证：肾虚血瘀，骨骼失养。症见：腰膝及周身酸软疼痛，痛有定处，活动困难，筋肉挛缩，骨折，多有外伤或久病史，舌质紫暗，有瘀点或瘀斑，苔白滑，脉涩或弦。

以上证型综合了国内诸多研究者的成果，同时结合黄宏兴教授自身的临床经验，起到化繁为简，便于临证的作用。中医讲求以人为本，实际上临证又不拘于上述证型，同时要根据不同患者不同症状予以个体化辨证治疗。骨质疏松症患者通常是老年人，多有合并其他疾病，在治疗上要以中医的整体观为指导，综合评价患者全身情况而施治。黄宏兴教授通过对广东省内各地（广州市、中山市、佛山市、惠州市、台山市等）医院1 453名骨质疏松症患者进行问卷调查，统计分析后建议气滞血瘀型的患者应接受3个月以上的治疗，而脾肾阳虚证、肝肾阴虚证的患者接受治疗的时间应为半年以上[22]。

三、补肾、健脾、活血治疗骨质疏松症

根据对骨质疏松症病因病机特点的认识，在刘庆思教授的指导下，针对骨质疏松症“肾虚、脾虚、血瘀”的病机特点，黄宏兴教授团队提出了补肾壮骨、健脾益气、活血通络的治疗原则，并根据此治疗原则，筛选中药，研究出了治疗骨质疏松症的名方——补肾健脾活血方（骨康方），主要组成为补骨脂、淫羊藿、肉苁蓉、熟地黄、白芍、黄芪、菟丝子、丹参、当归、大枣等，全方药物共奏补益脾肾、活血化瘀之功；同时黄宏兴

教授团队所在的广州中医药大学第三附属医院以该方为基础，研究出纯中药制剂——十味骨康口服液，剂型简便，效果显著。

补肾健脾活血方（骨康方）以“肾主骨”理论为指导，结合“脾肾相关论”“血瘀论”，针对骨质疏松症“多虚多瘀”的病机特点筛选补骨脂、黄芪、丹参等中药组成，具有补肾壮骨、益气健脾、活血通络之功效。方中以补骨脂补肾壮骨，为君药；辅以肉苁蓉、淫羊藿、菟丝子、熟地黄、白芍补肾滋阴益精，为臣药；配黄芪补中益气，丹参、当归活血通络，共为佐药，既培补后天生化之源以充肾精，又达到补中寓通、补而不滞的目的；再以大枣调中和胃，为使药。此外，方中黄芪、当归合用补气生血，可助菟丝子、熟地黄、白芍补精血之力，大枣可助黄芪健脾益气之功。本方对由于骨质疏松引起的腰背疼痛、肌肉酸痛有明显的疗效。

临证时，黄宏兴教授以本方为基础，随症加减。脾肾阳虚型，若偏肾阳虚者，加狗脊、杜仲、续断以壮阳强骨；若偏脾虚者，去熟地黄、女贞子、当归、丹参，加茯苓、桂枝、白术、山药、救必应以增强补脾益气、健胃强肌的作用。肝肾阴虚者，去淫羊藿、肉苁蓉，加白芍、牡丹皮、生地黄、川楝子、合欢皮以补肝滋阴、疏肝理气。气滞血瘀者，适当加三七、蜈蚣、延胡索活血行气止痛。另外，诸如便秘者加火麻仁配肉苁蓉润肠通便，乏力者加牛大力、虎杖强筋壮骨，失眠者加远志、酸枣仁以益智安神，心悸者加炙甘草、桂枝以益气复脉，腹胀纳差者加陈皮、法夏、枳实行气畅中，肢体困重者加土茯苓、茵陈、瞿麦以除湿通经。

四、小结

综上所述，黄宏兴教授[13]认为肾虚是其发生的根本原因，脾虚是其发生的促进因素，血瘀是其发生的重要病理基础。肾虚、脾虚、血瘀是骨质疏松症的内在病机，肌肉、骨骼表现出的疼痛、运动功能失调为骨质疏松症的外在表象，肾虚、脾虚、血瘀是连接肌肉、骨骼与骨质疏松的内在重要机制[11]。

因此，黄宏兴教授主张[13]骨质疏松症的治疗应以补肾、健脾及活血法为主配合相应运动，即在通过药物治疗改善临床症状的同时通过运动增强肌力，达到协同增效的目的。在分期治疗上，早期以补肾法为主配合冲击性运动；中期以健脾法为主配合抗阻运动；后期以活血法为主配合导引，以改善患者痛苦的症状。另外，需要提高患者骨密度或者减缓骨丢失进程，降低骨质疏松性骨折的发生率，最终的目的是改善患者生存质量。

参考文献：

[1] 许慎. 说文解字 [M]. 长沙：岳麓书社，2005.

[2] 谷衍奎. 汉字源流字典 [M]. 北京：华夏出版社，2003：632.

[3] 孙广仁，郑洪新. 中医基础理论 [M]. 北京：中国中医药出版社，2012，247-248，223-224.

[4] 邓铁涛. 中医诊断学 [M]. 上海：上海科学技术出版社，2013：87.

[5] 刘吉科. 虚实理论与八纲及阴阳之虚证研究的解读 [J]. 中华中医药学刊，2007（09）：1943-1945.

[6] 尤怡. 金匮翼[M]. 张印生，韩学杰，张兰芹，校注. 北京：中医古籍出版社，2003：61.

[7] 沈金鳌. 杂病源流犀烛 [M]. 北京：中国中医药出版社，1996.

[8] 谭春雨，徐列明. 虚损概念及病机证治的历史沿革[J]. 广州中医药大学学报，2013，30（05）：756-758，766.

[9] 吴谦. 医宗金鉴 [M]. 北京：人民卫生出版社，2002：1060-1062.

[10] 张敏，胡镜清. 中医学中“虚”“损”“衰”辨析 [J]. 中医杂志，2020，61（04）：289-293.

[11] 黄宏兴，吴青，李跃华，等. 肌肉、骨骼与骨质疏松专家共识 [J]. 中国骨质疏松杂志，2016，22（10）：1221-1229，1236.

[12] 夏维波，章振林，林华，等. 原发性骨质疏松症诊疗指南（2017）[J]. 中华内分泌代谢杂志，2017，33（10）：890-914.

[13] 王伟，万雷，柴爽，等. 骨质疏松症的中医病因病机和分期治疗 [J]. 中医正骨，2018，30（02）：29-30.

[14] 曾国勇，万雷，王凡，等. 黄宏兴教授辨治骨质疏松症经验介绍 [J]. 四

川中医，2016，34（06）：10-12.

[15] 李莎莎，肖雪，王跃生，等. 血瘀证与活血化瘀研究进展［J］. 河南中医学院学报，2009，24（01）：102-104.

[16] 王阶，陈可冀，翁维良，等. 血瘀证诊断标准的研究［J］. 中西医结合杂志，1988（10）：585-587，589，580.

[17] 中国中西医结合学会活血化瘀专业委员会. 实用血瘀证诊断标准［J］. 中国中西医结合杂志，2016，36（10）：1163.

[18] 陈可冀，李连达，翁维良，等. 血瘀证与活血化瘀研究［J］. 中西医结合心脑血管病杂志，2005，3（1）：1.

[19] 马中兴，高文杰，魏小堂，等. 中医学对骨质疏松症病因病机的认识［J］. 中医研究，2012，25（01）：14-16.

[20] 万海同，杨进. 论养阴是治疗血瘀证的重要法则［J］. 中医杂志，1996（01）：8-11.

[21] 黄宏兴，邓伟民，万雷，等. 原发性骨质疏松症辨证分型的聚类分析研究［J］. 世界中西医结合杂志. 2014，9（09）：959-961.

[22] 万雷，黄宏兴，邓伟民，等. 广东省中老年女性骨质疏松症患者骨密度、中医证型及其影响因素调查分析［J］. 中国骨质疏松杂志，2019，25（01）：107-112.

第五节　补肾、健脾、活血治骨病

黄宏兴教授在数十年的临床临证中，运用“补肾健脾活血”大法治疗骨质疏松症，取得了令人满意的疗效。作为全国名老中医刘庆思教授的学术继承人，黄宏兴教授不仅仅满足于临床疗效，还在广州中医药大学第三附属医院组建了骨质疏松研究所，专攻骨质疏松症的研究，取得了许多研究成果，对于骨质疏松症的临床分型和中医辨证论治前文已做详细阐述，下面总结黄宏兴教授团队在补肾健脾活血法治疗骨质疏松症的实验研究进展及其余骨病的治疗。

一、补肾健脾活血法治疗骨质疏松症的实验研究

（一）补肾、健脾、活血法治疗骨质疏松症的细胞实验研究

黄宏兴教授团队通过不断地实验研究，在细胞实验层面发现了补肾、健脾、活血法治疗骨质疏松症具有确切作用的实验证据。如通过研究发现[1]，补肾健脾活血方可能通过作用于Bcl-2促进成骨细胞成骨相关蛋白的表达，保护细胞成骨分化，防治OP的发生。同时，黄宏兴教授团队也发现补肾健脾中药复方能下调Bcl-2、Bax和Bid的表达，在一定程度上抑制成骨细胞的凋亡[2]。另外，他们也发现补肾健脾活血方含药血清可显著促进沉默DKK1、Sost干预后细胞增殖和提高ALP活性，上调沉默DKK1、Sost腺病毒转染细胞CTGF、OPG、OPN的表达[3]。同时研究也发现[4]补肾健脾活血方含药血清可以提高细胞活性，提高BMP-2的相对表达量，有利于成骨细胞的矿化，尤其在过表达DKK1干预后。此外，实验证明补肾健脾活血方含药血清可以提高过表达Sost转染成骨细胞增殖和碱性磷酸酶活性，影响低密度脂蛋白受体相关蛋白5、骨保护蛋白、骨桥蛋白和肿瘤坏死因子α蛋白的表达[5]。这些细胞实验证据从基因、蛋白的表达层面表明，补肾健脾活血法防治骨质疏松症具有确切疗效。

（二）补肾、健脾、活血法治疗骨质疏松症的动物实验研究

除了在细胞层面进行实验，黄宏兴教授团队还不断创新，在动物层面进行试验，不断探寻补肾健脾活血法治疗骨质疏松症的奥秘。研究发现[6]，中药骨康方中补肾药物能提高去势大鼠的BMC、BMD、血清E2含量，但其提高去势大鼠的BMC、BMD的效果差于骨康防治组，而活血化瘀和健脾益气组无明显提高去势大鼠的BMC、BMD的作用，但它们合用（也即骨康原方）能明显增强补肾中药的作用，说明以补肾、健脾、活血为治则组方防治骨质疏松症较之单纯补肾可能更为全面合理。同时也说明，中药复方防治骨质疏松的作用，是在多个环节发挥调节作用而达到目的的。从以上结果，还可看出中医“肾主骨”理论在防治骨质疏

松中具有指导作用，但是，单纯的补肾疗法防治骨质疏松，可能有其局限性。至于健脾及活血中药单独防治未见明显作用，但与补肾中药合用，可明显加强其作用的机理。同时，黄宏兴教授团队使用补肾健脾活血方干预去势大鼠，发现补肾健脾活血方组腰椎骨密度、最大载荷及刚度均明显增高，并能显著降低OPN mRNA表达，显著增高wnt3a、lrp5、β-catenin、Runx2、osterix mRNA表达及wnt3a、β-catenin蛋白表达，表明补肾健脾活血方对大鼠绝经后骨质疏松症有一定的防治作用，其机制可能与调控wnt/β-catenin信号通路和OPN的表达有关[7]。团队中也有研究发现补肾活血健脾方可以防止失重引起的骨密度降低和肌萎缩，为临床用于治疗失用性骨质疏松症和肌萎缩奠定了理论基础[8]。此外，黄宏兴教授团队还研究了补肾健脾活血方对去卵巢大鼠骨形态发生蛋白2（BMP-2）/Smad信号通路的影响，发现补肾健脾活血方既能通过调控BMP-2/Smad通路的信号转导，又能上调OPG的表达，达到防治绝经后骨质疏松症的目的[9]。还有研究发现去卵巢后大鼠肾组织存在氧化损伤，中药骨康具有抗氧化损伤作用，能显著提高肾组织SOD含量，轻度提高TAOC和降低MDA含量[10]。另一研究也发现[11]，补肾健脾中药骨康方具有提高去卵巢大鼠BMD的作用；能够提高血清中SOD的含量，同时减低MDA含量，在一定的程度上清理自由基，达到防治骨质疏松症的目的。动物实验是细胞实验的延伸，能够很好地验证补肾健脾活血方具有防治骨质疏松症的作用。

（三）补肾、健脾、活血法治疗骨质疏松症的临床实验研究

黄宏兴教授团队通过对44例老年女性骨质疏松症患者进行研究，发现补肾健脾活血方可明显缓解老年女性骨质疏松症患者的疼痛症状，显著降低血清β-CTX含量[12]。也有研究发现中药骨康方可以增加原发性骨质疏松患者骨密度，降低OPG和RANKL水平[13]。通过对60例老年骨质疏松症患者进行研究，发现骨康治疗后患者的骨密度增加，血清雌二醇提高，IL-6降低，尿Hop/Cr及Ca/Cr降低，这说明骨康具有降低骨吸收的功能[14]。一项纳入45例肾阳虚型绝经后骨质疏松症女性患者的研究发现，补肾中药骨康方治疗肾阳虚型绝经后骨质疏松症疗效理想，可显著改善伴随症状，其可能与改善E2、OPG及IGF-1水平有关[15]。而另一项纳入48例绝经后骨质疏松症患者的研究发现，十味骨康口服液可增加绝经后骨质疏松患者的骨密度，增加其血清雌二醇浓度，证明了十味骨康口服液治疗绝经后骨质疏松症的临床疗效确切[16]。

总的来说，骨质疏松症是老年人常见的慢性疾病，发病率高，并发症严重。黄宏兴教授及其团队一直在临床一线诊治骨质疏松症，积累了丰富的临床经验，运用“补肾健脾活血”法治疗骨质疏松症，取得满意疗效；同时黄宏兴教授也一直活跃在骨质疏松症的科研一线，取得了许多优秀的成果。未来，黄宏兴教授及其团队定会继续在骨质疏松症研究领域发力，力求取得更好的疗效和更大的研究成果，造福广大患者。

二、黄宏兴教授治疗急性痛风性关节炎

（一）病因病机

历代医家多认为痛风是由于素体正气虚弱，外感风寒湿邪，导致痰湿、瘀血阻滞经络而发病，强调外感因素是痛风发病的主要原因。“痛风”之名最早见于梁代陶弘景的《名医别录》，归属于中医“痹证”“历节”等范畴[17]。《素问》谓痹证：“风寒湿三气杂至，合而为痹。其风气胜者为行痹，寒气胜者为痛痹，湿气胜者为着痹也。”痹证所对应的疾病范围较广，包括痛风、骨性关节炎、类风湿关节炎等疾病。朱丹溪著《格致余论·痛风》中专论痛风：“彼痛风者，大率因血受热已自沸腾，其后或涉冷水，或立湿地，或扇取凉，或卧当风。寒凉外抟，热血得寒，污浊凝涩，所以作痛。夜则痛甚，行于阴也。”朱丹溪认为，在人体阴阳失调情况下外感风寒湿邪，血虚受热，痰浊内蕴，气血凝滞不通导致痛风。《证治准绳·痛风》将痛风病因归为“风湿客于肾经，血脉瘀滞所致”，认为外感风湿是痛风的发病原因。《景岳全书·脚气》谓痛风：“外是阴寒水湿，今湿邪袭人皮肉筋脉。内由平素肥甘过度，湿壅下焦。寒与湿邪相结郁而化热，停留肌肤。”认为内外因素可共同引起痛风，内生湿邪和外感寒湿郁结体内，阻滞经络而发病。

现代医家对痛风病因病机的认识多强调内伤因素的作用，其中内生湿邪是痛风发病的重要原因。朱良春[18]认为，湿浊瘀滞内阻是痛风的主要病因病机。痰湿与血相结而为浊瘀，阻滞经脉，故骨节肿痛、结节畸形，甚则溃破，渗溢脂膏，或郁闭化热，聚而成毒，损及脾肾。王俊霞[19]认为，肾虚是本病发生的始动因素。肾气亏虚，蒸腾气化失常，开合不利，水湿停留体内是痛风发病的主要病理机制。郑培林[20]认为，痛风标为痰湿毒瘀，滞留关节，本在脾肾亏虚，治疗应调补脾肾，利湿祛毒。

黄宏兴教授在总结前人经验并结合自己多年的临床实践基础上，认为痛风发病的主要原因在于内伤因素，患者素体脾肾不足，内生湿浊，加之后天饮食不节，嗜食肥甘厚腻，湿浊不化，郁久化热，与气血相搏，血热致瘀，痹阻经络，发为痛风。故急性痛风性关节炎多表现为关节红肿热痛、小便黄赤、大便干结、舌质红、苔黄、脉滑数等一派热象。对于外感因素与痛风发病的关系，黄宏兴教授认为，外感湿邪损伤脾阳，进一步损伤脾的运化功能，导致内生湿浊的程度加重。此外，外感风寒湿邪痹阻经络，加重痛风患者的疼痛症状。但是，外感风寒湿邪只是痛风的诱发因素，不是主要的发病原因。

（二）治则方药

1. 健脾清热利湿，凉血活血祛瘀

黄宏兴教授认为，急性痛风性关节炎主要的病机是湿浊内蕴、血热血瘀，治法宜健脾清热利湿、凉血活血祛瘀。基本处方：土茯苓30g，薏苡仁20g，黄柏10g，苍术10g，茵陈20g，牛膝15g，生地黄10g，地榆15g，益母草15g，丹参15g。处方中土茯苓味甘淡性平，可解毒除湿，通利关节。《本草正义》中记载：“土茯苓，利湿去（祛）热，能入络，搜剔湿热之蕴毒。”《本草纲目》描述土茯苓：“健脾胃，强筋骨，祛风湿，利关节。”现代药理研究证实，土茯苓中的黄酮类成分有明显的抗炎、镇痛作用，可以抑制黄嘌呤氧化酶活性，减少尿酸生成，用于治疗高尿酸血症和痛风[21]。薏苡仁味甘淡性凉，有清热健脾、利水渗湿之效。《神农本草经》描述薏苡仁：“主筋脉拘挛，不可屈伸，风湿痹，下气。”有研究[22]表明，薏苡仁清热利湿既可抑制尿酸生成，又可以促进尿酸排泄，起到祛邪利关节的作用。方中重用土茯苓和薏苡仁相伍，合成清热利湿、通利关节之效，共为君药。黄柏苦寒清热燥湿，苍术辛苦健脾燥湿，二药配合加强君药清热祛湿之功。茵陈清利湿热，牛膝利水通淋，二药合用共引湿邪从小便而出。以上4味药共为臣药，加强君药清热利湿之功。此外，薏苡仁、苍术、牛膝合用有健脾补肾的功效。生地黄味甘苦性寒，清热凉血；地榆、丹参、益母草苦寒，凉血活血解毒。以上4味药共为佐药，共收凉血活血之功。

2. 注重兼夹证，临证加减

黄宏兴教授在长期的临床实践中总结出不同急性痛风性关节炎患者发作时常伴有的兼夹证，给予相应的经验药对治疗。

心火亢盛证：患者诉关节夜间疼痛剧烈，难以入睡，证见舌尖红，苔黄腻，脉滑数，加远志10g，合欢皮15g，均有活血、安神功效，合用共同发挥清泻心火、宁心安神作用。

阳明腑实证：患者诉大便不通，加虎杖15g，大黄5g，起泻热、利湿、通便作用。

阳明热盛证：患者诉口渴、多汗，证见舌红、苔黄、脉洪大，加知母10g，玄参15g，二药相伍可清热凉血、滋阴润燥，还可防止苦寒伤阴。此外，对于关节疼痛明显患者，加延胡索15g，两面针15g，共行活血行气止痛之效。

综上所述，黄宏兴教授治疗急性痛风性关节炎，治则方药切合主要病机，急性痛风性关节炎主要的病机为湿浊内蕴、血热血瘀，选择药物功效以清热利湿、凉血活血为主；重视不同兼夹证的治疗，针对不同患者的兼夹证辨证论治，灵活使用经验药对；重视患者健康教育，患者长期饮食结构失衡，喜食肥甘厚味，损伤脾胃，内生湿热是急性痛风性关节炎反复发作的一个重要原因。故嘱患者用药同时调整饮食结构，多饮水，避免高嘌呤饮食，戒酒，尤其是啤酒，适当运动[23]。

急性痛风性关节炎容易反复发作，长期应用激素、非甾体抗炎药毒副作用大，多数患者不能耐受，黄宏兴教授总结出的治疗痛风性关节炎的诊治经验临床效果显著，能明显减轻患者疼痛等症状，深受患者青睐。

参考文献：

[1] 王吉利，张志海，黄宏兴，等. Bcl2 促进 UMR-106 细胞 BMP-2，OPG 表达及补肾健脾活血方对其影响[J]. 中国骨质疏松杂志，2018，24(07)：841-846，873.

[2] 李颖，黄宏兴，姜志强. 补肾健脾中药复方干预成骨细胞内细胞凋亡蛋白的机制研究[J]. 中国骨质疏松杂志，2016，22(11)：1391-1394.

[3] 万雷，黄宏兴，张志海，等. 补肾健脾活血方干预沉默 DKK1、Sost 骨细胞对细胞活性和相关蛋白的影响研究[J]. 中国骨质疏松杂志，2018，24(08)：989-993.

[4] 王凡，黄宏兴，王吉利，等. 补肾健脾活血方干预过表达 DKK1 骨细胞对细胞活性及 BMP2 的影响[J]. 中国骨质疏松杂志，2017，23(06)：711-714.

[5] 万雷，黄宏兴，黄红，等. 补肾健脾活血方含药血清提高过表达 Sost 转染成骨细胞增殖和碱性磷酸酶活性[J]. 中国组织工程研究，2018，22(16)：2461-2466.

[6] 邵敏，黄宏兴，庄洪，等. 骨康防治骨质疏松折方的初步研究[J]. 中国中医骨伤科杂志，2000(02)：9-10.

[7] 柴爽，黄佳纯，王吉利，等. 补肾健脾活血方对大鼠绝经后骨质疏松症的防治作用[J]. 中成药，2019，41(09)：2213-2216.

[8] 杨先文，杨香红，胡海，等. 补肾健脾活血方对大鼠悬尾试验性骨质疏松和肌萎缩影响的实验研究[J]. 山西中医药大学学报，2020，21(03)：178-182.

[9] 柴爽，王吉利，黄佳纯，等. 补肾健脾活血方对去卵巢大鼠 BMP2/Smad 信号通路的影响[J]. 中国实验方剂学杂志，2018，24(20)：129-133.

[10] 万雷，黄宏兴，柴生颋，等. 骨康方对去势大鼠肾组织 MDA、SOD、TAOC 的影响[J]. 陕西中医，2012，33(07)：923-924.

[11] 黄宏兴，李颖，黄红，等. 补肾健脾中药方对去卵巢大鼠血清 SOD 和 MDA

的影响［J］．中国骨质疏松杂志，2014，20（01）：1-4.
［12］万雷，黄宏兴，蔡桦，等．补肾健脾活血方对老年女性骨质疏松患者疼痛和血清 β-CTx、N-MID、T-PINP 的影响［J］．辽宁中医杂志，2015，42（09）：1690-1692.
［13］柴生颋，万雷，魏合伟，等．补肾中药对绝经后骨质疏松症患者骨密度和细胞因子 OPG 及 RANKL 影响的研究［J］．新中医，2009，41（08）：57-58.
［14］邵敏，黄宏兴，赵静．中药骨康治疗绝经后骨质疏松症疗效观察［J］．中医正骨，2003（03）：11-12.
［15］柴生颋，谢平金，方鸿星，等．补肾中药骨康方治疗肾阳虚型绝经后骨质疏松症疗效及对 E_2、OPG 及 IGF-1 影响［J］．辽宁中医药大学学报，2018，20（07）：170-173.
［16］万雷，黄宏兴，刘庆思．十味骨康口服液治疗绝经后骨质疏松症 24 例［J］．辽宁中医杂志，2009，36（11）：1926-1927.
［17］樊雅莉，唐先平．中医“痛风”源流考［J］．吉林中医药，2009，29（2）：176-177.
［18］朱婉华，顾冬梅，蒋恬，等．浊瘀痹——痛风中医病名探讨［J］．中医杂志，2011，52（17）：1521-1522.
［19］王俊霞，韩洁茹，周雪明．姜德友从肾论治痛风经验［J］．上海中医药杂志，2010，44（2）：16-17.
［20］郑培林．马中夫治疗痛风经验［J］．辽宁中医杂志，2007，34（1）：18.
［21］徐婷婷，承志凯，尹莲，等．土茯苓抑制黄嘌呤氧化酶活性的物质基础研究［J］．中药材，2012，35（4）：582-585.
［22］史进．薏苡仁汤配合关节镜治疗痛风性关节炎 24 例［J］．实用中医内科杂志，2012，26（3）：57-58.
［23］孙小钧，王春凤，马羚凤．综合调理预防痛风［J］．长春中医药大学学报，2009，25（1）：131.

第六节　重视中医辨证、体质与生存质量

一、骨质疏松症的中医辨证分型研究

前面提到，黄宏兴教授根据多年临床经验并结合团队研究成果[1-2]，建议对骨质疏松症进行以下分型。

肝肾阴虚证。肝肾亏虚，阴精不足，骨骼失养。症见：膝酸痛，膝软无力，下肢抽筋，驼背弯腰，患部痿软微热，形体消瘦，眩晕耳鸣，或五心烦热，失眠多梦，女子经少经绝，舌红少津，少苔，脉沉细数。

脾肾阳虚证。脾肾阳虚，骨失温煦。症见：腰背冷痛，酸软乏力，甚则驼背弯腰，活动受限，畏寒喜暖，遇冷加重，尤以下肢为甚，或小便不利，小便频多，或大便久泄不止，五更泄泻，或浮肿，腰以下为甚，按之凹陷不起，舌淡或胖，苔白或滑，脉沉细弱或沉弦迟。

肾虚血瘀证。肾虚血瘀，骨骼失养。症见：腰膝及周身酸软疼痛，痛有定处，活动困难，筋肉挛缩，骨折，多有外伤或久病史，舌质紫暗，有瘀点或瘀斑，苔白滑，脉涩或弦。

二、中医体质研究情况

中医体质学说是以中医理论为主导，研究各种体质类型的生理、病理特点，并以此分析疾病的反应状态、病变的性质和发展趋向，指导预防和治疗的学说。

传统中医学对体质概念的认识最早可见于《黄帝内经》，《灵枢·阴阳二十五人》是《黄帝内经》中表述体质理论的代表作品，书中曰："先立五形，金、木、水、火、土，别起五色，异其五形之人，而二十五人具矣。"《灵枢·阴阳二十五人》以五行学说为分类的主要理论依据，分为金、木、水、火、土5种基本类型，再根据不同的差异，将每一类基本型推演成5种亚型，一共分为25种体质类型[3]。东汉张仲景

《伤寒杂病论》也有体质的相关论述，为了指导用药及其剂量，将不同人分为“强人”“羸人”“阳气重”“酒客”“尊容人”等。明代张介宾《景岳全书》最早出现“体质”一词[4]。现代以来，中医体质学说不断完善发展，至2009年在王琦九分法的基础上，中华中医药学会制定了中医体质的9种体质类型标准：平和质、气虚质、阳虚质、阴虚质、痰湿质、湿热质、血瘀质、气郁质、特禀质[5]。至此，中医体质学说的分类方法有据可依。

平和质：阴阳气血调和，以体态适中、面色红润、精力充沛等为主要特征。常见表现：面色、肤色润泽，头发稠密有光泽，目光有神，鼻色明润，嗅觉通利，唇色红润，不易疲劳，精力充沛，耐受寒热，睡眠良好，胃纳佳，二便正常，舌色淡红，苔薄白，脉和缓有力。

气虚质：元气不足，以疲乏、气短、自汗等气虚表现为主要特征。常见表现：平素语音低弱，气短懒言，容易疲乏，精神不振，易出汗，舌淡红，舌边有齿痕，脉弱。

阳虚质：阳气不足，以畏寒怕冷、手足不温等虚寒表现为主要特征。常见表现：平素畏冷，手足不温，喜热饮食，精神不振，舌淡胖嫩，脉沉迟。

阴虚质：阴液亏少，以口燥咽干、手足心热等虚热表现为主要特征。常见表现：手足心热、口燥咽干，鼻微干，喜冷饮，大便干燥，舌红少津，脉细数。

痰湿质：痰湿凝聚，以形体肥胖、腹部肥满、口黏苔腻等痰湿表现为主要特征。常见表现：面部皮肤油脂较多，多汗且黏，胸闷，痰多，口黏腻或甜，喜食肥甘甜黏，苔腻，脉滑。

湿热质：湿热内蕴，以面垢油光、口苦、苔黄腻等湿热表现为主要特征。常见表现：面垢油光，易生痤疮，口苦口干，身重困倦，心烦易怒，大便黏滞不畅或燥结，小便短黄，男性易阴囊潮湿，女性易带下增多，舌质偏红，苔黄腻，脉滑数。

血瘀质：血行不畅，以肤色晦暗、舌质紫黯等血瘀表现为主要特征。常见表现：肤色晦暗，色素沉着，容易出现瘀斑，口唇黯淡，舌黯或有瘀点，舌下络脉紫黯或增粗，脉涩。

气郁质：气机郁滞，以神情抑郁、忧虑脆弱等气郁表现为主要特征。常见表现：神情抑郁，情感脆弱，烦闷不乐，舌淡红，苔薄白，脉弦。

特禀质：先天失常，以生理缺陷、过敏反应等为主要特征。常见表现：过敏体质者常见哮喘、风团、咽痒、鼻塞、喷嚏等；患遗传性疾病者有垂直遗传、先天性、家族特征；患胎传性疾病者具有母体影响胎儿个体生长发育及相关疾病特征。

研究骨质疏松症患者的体质类型，探讨体质类型与骨质疏松症发病的相关性，从中医“治未病”理念来说有利于我们对骨质疏松症的防治，对易感体质及时早期干预，从而达到未病先防的效果。陈娇龙[6]等通过对450例OP病例调查研究发现虚质、气虚质、阳虚质、血瘀质的人群，较容易患有骨质疏松症；白璧辉[7]等通过对11篇文献分析OP患者中医体质状况主要以气虚型、阳虚型及阴虚型体质为主，但各地区存在差异；黄宏兴教授提倡的骨质疏松症的中医辨证肝肾阴虚证、脾肾阳虚证、气滞血瘀证有着对应关系，中医辨证施治讲究个体化治疗，中医体质学说重视的是个体间的体质差异，在个体诊疗过程中两者相辅相成，探讨研究易感体质与骨质疏松症的关系，能够有效地提高对于骨质疏松症的诊疗效果。

三、生存质量研究情况

随着社会经济的发展，中国已经逐步进入老龄化社会，骨质疏松症的发病率逐年上升，其带来的腰背部以及四肢疼痛、脊柱畸形、胸腰椎、髋部、尺桡骨远端和肱骨近端骨折等已经严重影响老年人的生活质量，并给家庭、社会带来沉重的负担，成为我们必须重视的一个社会性问题。在老年性骨质疏松的发病过程中，肾虚是主要病机，脾虚、肝郁是重要病机，血瘀是促进因素。脾肾亏虚易致血瘀，血瘀证日久渐进，凝滞瘀结不散，便发展为瘀血，而瘀血的形成反过来加重脾肾亏虚，元气虚衰，无力鼓动血脉，血液运行迟缓，脉络瘀滞不通。同时，脉道中气血虚少，必然导致血瘀；血液瘀滞，经脉不畅，水谷精微得不到布散，不仅脏腑因濡养不足而衰弱，骨髓也因此不得充润，骨骼失养，发为骨痿。

黄宏兴教授带领科研团队[8]在国内率先开展了骨质疏松症生存质量调查研究以及骨质疏松症生存质量和中医证型的相关研究；提供了中国人群骨质疏松症患者生存质量以及生存质量和中医证型相关性研究资料。研究证实不同中医证型其生存质量不同，肾阳虚型患者生存质量较好，其次是肝肾阴虚型、脾肾阳虚型，气滞血瘀型患者生存质量最差。

影响骨质疏松症生存质量方面，黄宏兴教授先后对105名绝经后骨质疏松患者及175例老年男性骨质疏松患者病例进行调查研究发现，接受调查的病患中老年性骨质疏松患者生存质量总体评分较低，而影响患者的生存质量与患者的社交能力、健康观念、精神状态、躯体疼痛、家务劳动、日常活动和自理能力等息息相关[9-10]。由此黄宏兴教授认为鼓励患者在接受治疗期间及治疗后定期复诊，并注意营养、积极参加运动等有助于提高生存质量。

临床上如何去改善骨质疏松症患者的生存质量？黄宏兴教授认为在临证时，不仅要考虑患者的客观指标（如骨密度、骨代谢标志物）的控制，更应该关注患者的心理、精神及社会功能等方面的改变。中医证候是辨证施治的关键，对中医证候与患者生存质量间的关系进行研究，将有助于提高中医药治疗老年骨质疏松症的疗效，改善患者的生存质量。黄宏兴教授带领团队[11]研究表明补肾中药具有调节性腺轴，改善神经内分泌的功能，提高体内雌激素水平，激发成骨细胞，促进骨形成的作用，同时验证了“肾主骨”具有一定的科学依据。补肾益精中药较阿仑膦酸钠治疗妇女更年期综合征有独特优势，疗效显著，副作用小，价格低廉，可长期服用，为了改善和提高更年期妇女的生活质量，补肾中药治疗更年期妇女OP，值得推广使用。黄宏兴教授另外一个研究[12]通过对补肾壮骨冲剂与阿仑膦酸钠治疗老年男性骨质疏松症的疗效进行研究，论证了处于高骨转换状态的老年男性骨量异常者，通过补肾壮骨冲剂与阿仑膦酸钠治疗，均可以逐步降低患者高骨转换状态；得出了补肾壮骨冲剂与阿仑膦酸钠一样，通过调节骨代谢PINP、β-Crosslaps，提高骨密度，达到治疗老年男性OP效果的结论。黄宏兴教授[13]通过动物实验发现补肾健脾活血方对大鼠绝经后骨质疏松症有一定的防治作用，其机制可能与调控wnt / β -catenin 信号通路和OPN 的表达有关。所以准确的中医补肾益精中药能够改善患者的生活质量，达到预防OP的效果。

四、小结

黄宏兴教授认为治疗骨质疏松症，首要是做到辨证准确，辨对证才能论治，才能给予患者个体化治疗，从而改善患者痛苦的症状。其次提高患者骨密度或者减缓骨丢失进程，降低骨质疏松性骨折的发生率，最终的目的是改善患者生存质量。在改善患者的生存质量方面，除了运用药物治疗，要根据患者自身体质情况制订个体化的防治方案。建议摄入富含钙、低盐和适量蛋白质的均衡膳食，推荐每天的蛋白质摄入量为0.8~1.0g/kg体质量，并每天摄入300mL牛奶或相当量的奶制品。日常生活中诸如散步、慢跑、游泳等温和型非竞技性运动，可以通过对骨骼和肌肉产生负荷刺激，从而增加骨密度或缓解骨量的丢失。适当进行户外运动，接触紫外线照射，也有助于人体阳气的提升，促进气血运行。适当运动，有助于增强脾胃功能，促进营养物质的吸收。通过运动加强四肢肌肉力量，增加肌肉对骨组织的应力，改善肌肉和骨骼局部的血液微循环，使骨量增加。同时通过运动，能改善患者情绪，舒缓其心情，也使患者心理和生理得到调整，加强患者的肢体灵活性，避免跌伤，降低骨质疏松性骨折发生率，进而提高骨质疏松症患者的生存质量水平。

参考文献：

[1] 黄宏兴，邓伟民，万雷，等. 原发性骨质疏松症辨证分型的聚类分析研究[J]. 世界中西医结合杂志，2014，9（09）：959-961.

[2] 万雷，黄宏兴，邓伟民，等. 广东省中老年女性骨质疏松症患者骨密度、中医证型及其影响因素调查分析[J]. 中国骨质疏松杂志，2019，25（01）：107-112.

[3] 钱会南. 中医体质分类最早的全景式构图——解读《黄帝内经》阴阳二十五人[J]. 中华中医药杂志，2008（10）：853-855.

[4] 黄满玉，郭艳幸，高书图，等.《黄帝内经》中的体质学说及临床价值[J]. 天津中医药大学学报，2013，32（02）：72-75.

[5] 中华中医药学会. 中医体质分类与判定（ZYYXH/T157-2009）[J]. 世界中西医结合杂志，2009，4（04）：303-304.

[6] 陈娇龙，宋洁富，安奇君. 骨质疏松症与中医体质的相关性研究[J]. 山西医药杂志，2016，45（15）：1815-1816.

[7] 白璧辉，谢兴文，李鼎鹏，等. 近五年来中医体质类型与骨质疏松症相关性研究的现状[J]. 中国骨质疏松杂志，2018，24（9）：1229-1235.

[8] 黄宏兴，邵敏，万雷，等. 骨质疏松症患者生存质量和中医证型的相关研究[Z]. 2008.

[9] 黄宏兴，黄红，刘洪江，等. 老年男性骨质疏松症生存质量及其影响因素分析[J]. 新中医，2007（12）：39-41.

[10] 黄宏兴，黄红，刘洪江，等. 影响绝经后骨质疏松症生存质量因素的多元回归分析[J]. 新中医，2005，37（7）：15-16.

[11] 潘伟军，曾昭明，黄宏兴. 补肾益精法治疗更年期妇女骨质疏松的临床观察[J]. 山西中医学院学报，2006（04）：30-31.

[12] 邹立，黄宏兴，叶竹，等. 补肾壮骨冲剂与阿仑膦酸钠治疗老年男性骨质疏松症疗效比较[J]. 华南国防医学杂志，2013，27（10）：730-734.

[13] 柴爽，黄佳纯，王吉利，等. 补肾健脾活血方对大鼠绝经后骨质疏松症的防治作用[J]. 中成药，2019，41（09）：2213-2216.

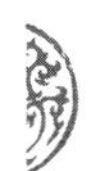

第七节 “有的放矢”治骨松

一、骨质疏松症的调查分析

根据课题组前期做的《广东省中老年女性骨质疏松症患者骨密度、中医证型及其影响因素调查分析》发现，在纳入统计分析的样本共373例中，年龄介于48～95岁，平均年龄为73.56±9.32岁，绝经年龄在44～58岁，平均绝经年龄为50.72±2.61岁，绝经年限为0～47年，平均22.84±9.81年，BMI 指数介于16.61～31.11，平均21.78±2.613，髋部骨密度在-6.30～0.63，平均-2.88±1.06，腰椎骨密度在-6.30～0，平均-3.27±1.12。中医辨证分型：脾肾阳虚证130例，占34.85%；肝肾阴虚证161例，占43.16%；气滞血瘀证75例，占20.11%；其他证型7例，占1.88%。有既往骨折病史94例，占25.20%，父母曾发生髋部骨折42例，占11.26%。接受中医治疗的有10例，占2.68%，接受西医治疗的33例，占8.85%，接受中西医结合治疗的有330例，占88.47%。截至接受问卷调查为止，治疗时间为一个月的有47例，占12.60%，三个月的有112例，占30.01%，半年的有125例，占33.51%，半年以上的有89例，占23.86%。接受钙剂治疗的有347例，占90.30%，接受维生素D_3治疗的有238例，占63.81%，接受双磷酸盐治疗的有160例，占42.90%，接受降钙素治疗的有140例，占37.53%，接受中草药治疗的有196例，占52.55%，接受中成药治疗的有275例，占73.73%。

我们通过分析病例发现，患者年龄、绝经年龄、绝经年限、既往骨折史以及父母髋部骨折史与骨密度有着密切的关系。而Franic等人[1]的研究也证明，骨密度确与年龄相关，此次调查发现研究因子与骨密度关系如下。

年龄在64岁以下患者髋部T值明显高于75岁以上患者，65～69年龄段的患者髋部T值明显高于80～84年龄段的患者；年龄在59岁以下患者腰椎T值明显高于75～84年龄段的患者，可见髋部和腰椎的骨密度的变化趋势不尽相同。马来西亚学者 Mohammadi[2]等曾做过一项调查，结果显示，马来西亚的妇女绝经年龄与骨密度的关系不密切，而在本次调查中发现，54岁之前绝经的妇女腰椎骨密度明显低于54岁以后绝经的患者，这涉及不同地区，说明地域或许也是影响骨密度的一个重要因素。

绝经年龄与髋部骨密度没有明显相关性，而绝经年龄在54岁以下的患者腰椎骨密度明显低于54岁以后绝经的患者。绝经4～6年的患者髋部骨密度高于已绝经33～39年的患者，腰椎骨密度高于绝经25～27年的患者，差异有统计学意义。绝经10～12年的患者髋部骨密度明显高于绝经22～24年和28～35年的患者。虽然目前对于绝经年限与骨密度的关系尚未有统一认识，国内学者在2011年的一项调查[3]结果显示南方绝经后老年妇女年龄、绝经年限、绝经年龄对骨密度的影响没有明显的相关性，2017年另外一项调查[4]显示甘肃省绝经后妇女的年龄、绝经年龄、绝经年限等与骨密度密切相关。而在本次调查中发现，绝经4～6年患者髋部骨密度明显高于已绝经33～39年的患者，腰椎骨密度高于绝经25～27年的患者，绝经10～12年的患者髋部骨密度明显高于绝经22～24年和28～35年的患者。结合本次调查结果，提示我们随着绝经后年龄的增长，要多关注骨骼特别是腰椎骨密度的变化，及早防治骨质疏松症。

既往骨折对于髋部和腰椎的骨密度影响有差异，既往发生过骨折的患者骨密度明显低于未发生过骨折的患者。而父母一方是否发生过髋部骨折对于髋部骨密度没有明显的影响，而父母一方发生过髋部骨折的患者腰椎骨密度明显低于未发生过的一方，差异具有统计学意义。Dhiman[5]等强调，连续的骨密度检查可引起对骨质疏松症的重视，从而降低骨折风险，有持续的骨密度测量才会发现骨质疏松症的发展趋势，故建议每跨越一个年龄段时进行骨密度检查，收集数据进行骨质疏松症相关并发症的风险评估，进而降低骨折发病率和死亡率，提高生活质量。众所周知，骨质疏松症是导致易发骨折的一个重要危险因素，在本次研究中，既往发生骨折的患者与未发生过骨折的患者之间髋部和腰椎的骨密度有着显著差异，前者骨密度明显低于后者。这与国内学者的结论基本一致，胡海澜[6]等通过对959例绝经后女性患者的不同骨关节退行性疾病和骨密度间关系进行研究分析，发现脆性骨折与骨质疏松的关系最为密切，尤以股骨颈处骨密度值降低最明显。韩国一项关于父母与子女骨密度关系的横断面研究[7]发现儿女成年早期的骨量高峰是由遗传因素所决定的，而分析显示父母一方发生过髋部骨折的患者腰椎骨密度明显低于另一方，以上表明，骨质疏松受遗传因素的影响，骨折是其中一个表现。

脾肾阳虚证的患者髋部骨密度明显高于肝肾阴虚证，其他证型的相关性并不显著。骨质疏松症中医辨证的客观指标日趋多样化[8]，表明中医辨证治疗骨质疏松症愈来愈受重视，本调查中，脾肾阳虚证和肝肾阴虚证的患者占多数，这与邓琳雯[9]、许惠娟[10]等人的研究相符。本文进一步分析了骨质疏松症各证型间骨密度的关系，发现脾肾阳虚证的患者髋部骨密度明显高于肝肾阴虚证，这或许给医者在诊疗过程中提供一个新思路。国外学者Yusuf[11]等对1 278 296名65岁绝经后妇女进行调查，发现接受骨质疏松治疗开始后的骨折发生率明显低于治疗开始前的水平，且随着时间的推移降低得越明显。目前也暂未有充分的证据证明骨质疏松症患者的骨密度与其生活质量的相关性[12]。故黄宏兴教授基于中医证型，对患者接受的治疗时间与治疗效果、活动度改善情况做多因素方差分析，探究不同中医证型的治疗时间长短与治疗效果、活动度改善情况的相关性。结果显示，接受治疗时间越长，其治疗效果越好，活动度改善情况亦如是。根据分析结果，黄宏兴教授建议气滞血瘀型的患者应接受3个月以上的治疗，而脾肾阳虚证、肝肾阴虚证的患者接受治疗的时间应为半年以上。

骨质疏松症是一种与年龄增长相关的骨骼疾病，相关调查表明在21世纪骨质疏松症已经成为世界五大疾病之一，全球骨质疏松症患者人数已超出2亿，由骨质疏松症导致骨折的患者在160万以上[13]，故骨质疏松症的早期发现和预防是降低骨折的发病率、死亡率以及控制经济成本的关键。国内学者[14]对广东深圳的围绝经期妇女进行骨量丢失情况的流行病学调查，结果显示骨量减少发生率随着增龄而增加，主要危险因素为增龄、怀孕和生产次数，饮用牛奶是可能保护性因素，提出应对围绝经期妇女和基层医务人员加强宣教，控制可能导致骨量减少的不良因素，预防和延缓绝经后骨质疏松症的发生。而调查显示，目前国人仍对其早期防治不够重视，社区中老年人对骨质疏松的认知水平普遍偏低[15]，老年骨折患者对骨质疏松症的整体认识程度不高，且对其危险因素认识不足[16]，故提高认知率和加强治疗是迫不及待的。

由于样本量不够大、地域局限等因素，本调查分析不免存在缺失，故在今后的研究中应扩大样本量，采取多中心合作与调查，尽量排除其他可控因素的干扰，更准确反映对骨质疏松症的认识、辨证分型规律及其相关危险因素的关系，以指导临床实践。

二、骨质疏松症研究思路

黄宏兴教授团队在前期研究骨质疏松症时曾提出了“系统论在骨质疏松防治中的应用思路”一说，这也是我们目前坚持的脾肾-肌骨理论的前身，在这个思路中，主要集中在四链系统的重构和组合。肾精-骨髓-骨作为一个大系统来研究，称为Ⅰ链系统；脾-肌肉-能量系统称Ⅱ链系统；肝-筋脉-血液循环系统称Ⅲ链系统；肌肉-经筋-骨骼脉称Ⅳ链系统。Ⅰ链为内因素，余称外因素。研究至少包括各个系统内部诸要素的性质和作用及相互影响，也包括系统周边组织的反馈调节作用，现对此系统做重点介绍。

（一）第Ⅰ链

Ⅰ链（肾精-骨髓-骨）系统：肾中所藏有形为精，无形为气。肾中精气涵盖了西医学中内分泌、免疫、神经体液调节等，尤其以细胞因子，细胞活素调节骨量及骨结构中起着重要作用。骨髓的现代研究很多，有学者[17]把间充质干细胞作为骨髓的细胞学物质基础，对Ⅰ链系统细胞生物学的阐述较为深刻，也表明对多种骨骼骨髓疾病都有密切的关系。

1.“肾精”与骨髓

肾主骨生髓，《素问·六节藏象论》：“肾者，主蛰，封藏之本，精之处也，其华在发，其充在骨。”《中西汇通医经精义》云：“肾藏精，精生髓，髓生骨，故骨者，肾之所合也，髓者，精之所生……髓足则骨强。”可知骨髓可由肾精所化，肾精充足，则骨髓化生有源，髓与骨相互滋养。肾主五脏之精，为生命之根，骨为藏髓之器，受髓之充，血之养，骨骼的坚固有力同样可以促进骨髓的化生。骨在不断的骨吸收和形成的过程，即骨重建。当肾精不足，则骨髓化源不足，骨骼得不到髓之充养，就会发生骨折、骨质疏松等各种病理变化。

2.“骨”与骨密度

《素问·上古天真论》述：“女子七岁，肾气盛，齿更发长……四七，筋骨坚，发长极，身体强壮……七七，任脉虚，太冲脉少，天癸竭……丈夫八岁，肾气实，齿更发长……四八，筋骨隆盛，肌肉满壮……八八天癸竭，精少，肾脏衰。”这与人体的骨矿物质含量年龄呈阶梯状，及骨密度呈正偏峰或双峰分布密切相关[18]。

3.“肾精”与雌激素

沈自尹院士首次把肾精的高级中枢定位在下丘脑[19]，从肾藏精生髓主骨探讨靶器官轴的变化，研究绝经后OP主要由于雌激素减少所致，可以导致下丘脑–垂体系统和靶腺（肾上腺/甲状腺/性腺）功能紊乱。但实际的临床中，骨密度严重下降并不一定导致髋部、脊柱、或桡骨远端的骨折，说明老年人容易摔倒的主要因素未必在于骨密度的减少，肌力与神经平衡系统的减退所起的作用似乎更大，这是我们提出Ⅱ、Ⅲ、Ⅳ系统理论的临床基础。

（二）第Ⅱ链

Ⅱ链（脾–肌肉–能量）系统：对治疗提出纲领性叙述，《素问·痿论》：“治痿独取阳明。”《灵枢·根结》：“痿疾者取之阳明。”最早阐述痿病的治则，根据部位筋、脉、肉、皮、骨的不同，兼治以所合脏腑，是治疗痿病的总纲。《素问·生气通天论》：“是故谨和五味，则骨正筋柔，气血以流，腠理以密，如是则骨气以精，谨道如法，长有天命。”提供了脾胃以气血为依托，对运动系统作用的生理学依据。《灵枢·决气》：“谷气入满，浊泽于骨，则骨属不利，色夭，……胫酸耳数鸣。”说明在病理上，脾胃失调也可作用于骨，导致了多种骨病的临床表现。具体言之，有以下两方面：①脾胃的功能促进胃肠道钙、磷、镁及微量元素的吸收，通过血液循环作用于骨，这与维生素D、维生素K及其代谢产物密切相关。虽然对维生素D的研究已经深入转录组学mRNA的水平，并且与摔倒的相关性研究也很深入，但缺乏维生素D标志物及中枢神经系统、体液调节免疫的研究。②《素问·痿论》：“肝主身之筋膜，脾主身之肌肉，肾主身之骨髓，”分别指明各自所对应的系统。在此需指出，不可一味强求解剖学的对应概念，因为科学的发展，是伴随人文文化而发展，不同的时期，可能有不同的概念。反映肌肉的指标有静脂重（free adpose mass）、体脂成分（body lipid mass）、脂肪/体重百分比等。软组织的厚度能消除相当大一部分压力，外在的保护装置能大大减少髋部、腕部骨折的可能性，即使是经常跌跤的人[19]。

（三）第Ⅲ链

Ⅲ链（肝-筋脉-血液循环）系统：肝主筋，肾主骨，筋骨都需要血脉的濡养，因此血液循环对OP的作用不容忽视。病理上有两种情况，一为有效循环血量不足，二是有效循环血运行不畅。即血虚，血瘀。我们对古代血瘀的阐述进行系统的整理，归纳为四种，①《血证论》提及“离经之血为血瘀”；②《金匮要略》曰“内结为血瘀”；③《医林改错》云“久病入络为血瘀”；④《证治准绳》道“百病由污血者多”，引发污秽之血为血瘀。血瘀证主要表现为血液流变学的异常，微循环的改变，及血液动力学的异常。临床上，血瘀证也是骨质疏松患者最常见的兼证之一。

（四）第Ⅳ链

Ⅳ链（肌肉-经筋-骨骼脉）系统。《素问》：“宗筋主束骨而利机关也。”筋脉，肌肉带动关节进行运动。全身各部位肌肉和神经的萎缩，强直、变性都会影响到骨骼，最常见的，由于神经性肌营养不良导致的继发性骨质疏松；反之，骨质疏松性骨折长期卧床导致了肌萎缩，挛缩。对神经肌肉和肌肉骨骼单位分别叙述：①神经肌肉接头的运动单位包括一个运动神经元的轴突和它支配的肌纤维[20]。首先由大脑皮质发出运动命令沿运动神经纤维到达神经末梢，通过神经肌肉接头处释放乙酰胆碱，骨骼肌的兴奋收缩耦联，带动肌肉骨骼连接的运动。邓铁涛教授运用健脾中药治疗重症肌无力为代表的神经肌肉接头疾患已经取得明显疗效。②肌肉骨骼功能单位（muscle-bone functional unit）指骨及所附着的拮抗肌群。肌肉、骨骼的连接部为肌腱、韧带，或软骨性连接。目前多研究在创伤区域，筋骨相关性的研究目前尚未启动。《素问·痿论》：“阳明者五脏六腑之海，主润宗筋，宗筋主束骨而利机关也……

宗筋之会……而阳明为之长，皆属于带脉，而络于督脉。故阳明虚，则宗筋纵，带脉不引，故足痿不用也。”韧带、肌腱多集中在创伤学的研究上，对传统骨病的重视程度不够，筋和肌肉的痿痹对骨质疏松有很大影响，然而这方面却未见报道。事物是内、外因素相互作用的结合体。四链系统之间也是相互制约，相互影响。肌肉、神经的病变，导致骨、骨髓的变化。肌肉、神经的强弱，取决于肝的功能，骨强度的大小取决于肾的功能。即Ⅳ链系统对Ⅰ、Ⅲ链系统的影响。先后天相互滋养、补充，Ⅰ、Ⅱ系统关系最为密切。阐释中医药作用的机理在于运用复杂系统论，循证方法整合多学科临床总结，上升为理性认识，提供依据，发现规律性。对于中医药现代化，具有重要意义。

三、骨质疏松症的证型和辨证论治

在刘庆思教授主编的《中西医结合诊治骨质疏松症》一书中将骨质疏松症的中医辨证分为四型，实验组通过选取自2010年10月至2011年1月在广东省不同城市筛查符合纳入标准的原发性骨质疏松症患者274例，年龄介于50～85岁，聚类分析得出了中医证型可分为肾阳虚型、肝肾阴虚型、脾肾阳虚型、气滞血瘀型[21]。

随着黄宏兴教授及其带领的研究团队对骨质疏松症的深入研究，同时加大样本量，对广东省内多个地区的原发性骨质疏松症人群进行辨证分型的聚类分析研究[22]，调查病例共1 772例，剔除不合格病例92例，有1 680例进入统计分析，根据统计处理结果分为肝肾阴虚型、脾肾阳虚型和气滞血瘀型3个证型，其中以肝肾阴虚型和脾肾阳虚型发病居多，分别占36.6%和33.2%。骨质疏松症病因以肾虚为主，肝脾虚又多兼夹于肾虚之中，并由虚致瘀。黄宏兴教授根据上述研究，总结为肝肾阴虚型、脾肾阳虚型、肾虚血瘀型3种临床证型[23]。而在往后的临床实践中，黄宏兴教授根据患者的临床表现，重新归纳为肝肾阴虚证、脾肾阳虚证、肾虚血瘀证三大证型，针对不同证型采取相应治法。

此3种证型综合了国内诸多研究者的成果，同时结合黄宏兴教授自身的临床经验，起到化繁为简、便于临症的作用。中医讲究以人为本，而实际临证时又不拘于上述证型，需要根据不同患者、不同症状予以个体化辨证治疗。骨质疏松症患者通常是老年人，多有合并其他疾病，在治疗上要以中医的整体观为指导，综合评价患者全身情况而施治。

四、骨质疏松症中医药治疗

（一）证治举要

黄宏兴教授认为针对病因病机，骨质疏松症总的治疗原则是：补肾、健脾、活血。拟用代表方为补肾健脾活血方。该方以补骨脂强肾壮骨，是为君药；辅以淫羊藿、菟丝子补肾益精，熟地黄、女贞子补肝滋阴同为臣药；配黄芪补中益气，丹参、当归活血通络，共为佐药，再以大枣调中和胃为使药。本方既养先天肾气以壮骨，又补后天生化之源以充精血，具有补中寓通，通而不泻，补而不滞的效果。此外，方中黄芪、当归合用补气生血，可助菟丝子、熟地黄、女贞子补精血之力，大枣可助黄芪健脾益气之功。

临证时以本方为基础，随症加减。脾肾阳虚型，若偏肾阳虚者，加狗脊、杜仲、续断以壮阳强骨；若偏脾虚者，去熟地黄、女贞子、当归、丹参，加茯苓、桂枝、白术、山药、救必应以增强补脾益气、健胃强肌的作用。肝肾阴虚者，去淫羊藿、肉苁蓉，加白芍、牡丹皮、生地黄、川楝子、合欢皮以补肝滋阴、疏肝理气。气滞血瘀者，适当加三七、蜈蚣、延胡索活血行气止痛。另外，便秘者加火麻仁配肉苁蓉润肠通便，乏力者加牛大力、虎杖强筋壮骨，失眠者加远志、酸枣仁以益智安神，心悸者加炙甘草、桂枝以益气复脉，腹胀纳差者加陈皮、法夏、枳实行气畅中，肢体困重者加土茯苓、茵陈、瞿麦除湿通经。

黄宏兴教授认为治疗骨质疏松症，首要任务是改善患者痛苦的症状，其次是提高患者骨密度或者减缓骨丢失进程，降低骨质疏松性骨折的发生率，最终的目的是改善患者生存质量。因此在运用药物治疗的基础上，指导患者功能锻炼是有必要的。诸如散步、慢跑、游泳等温和型非竞技性运动，可以通过对骨骼和肌肉产生负荷刺激，从而增加骨密度或缓解骨量的丢失。适当进行户外运动，接触紫外线照射，也有助于人体阳气的提升，促进气血运行。适当运动，有助于增强脾胃功能，促进营养物质的吸收。现代医学研究认为，户外活动有助于体内维生素D的合成及转化，有利于维持正常的血清钙、磷浓度[4]。通过运动加强四肢肌肉力量，增加肌肉对骨组织的应力，改善肌肉和骨骼局部的血液微循环，使骨量增加。同时通过运动，能改善患者情绪，舒缓其心情，也使患者心理、生理状况得到调整，加强患者的肢体灵活性，避免跌伤，降低了骨质疏松性骨折发生率，进而提高骨质疏松症患者的生存质量水平。

（二）病案举隅

王某，女，55岁。

主诉：腰背骨骼疼痛半年余，加重伴双手冰冷1月。

诊见：腰背肌肉紧张伴酸痛，四肢冰凉，喜温趋暖，畏风恶寒，不欲出门，小便清长，大便溏稀，舌淡暗，苔白滑腻，脉沉细。

辅助检查：行骨密度检测，腰椎T值为-2.7。

诊断：骨痿，脾肾阳虚。

治以补肾健脾，方用补肾健脾活血方加减。处方：补骨脂15g，黄芪30g，淫羊藿15g，丹参20g，杜仲15g，续断15g，茯苓20g，桂枝10g，女贞子15g。

7剂，每天1剂，水煎，分早晚次口服。并嘱放松心态，适当进行户外运动。

复诊：肢端冰凉得到明显好转，腰背酸痛明显改善，二便基本如常，并诉出门活动已无心理障碍，随症加减续服7剂而症状消除。

参考文献：

[1] FRANIC D, VERDENIK I. Risk Factors for Osteoporosis in Postmenopausal Women – from The Point of View of Primary Care Gynecologist [J]. ZDRAV VARST, 2018, 57 (1): 33-38.

[2] MOHAMMADI F, AMIRZADEH IRANAGH J, MOTALEBI S A, et al. Reproductive factors influencing bone mineral density in postmenopausal women [J]. Women Health, 2019, 59 (2): 145-154.

[3] LIU S, LI J, SHENG Z, et al. Relationship between body composition and age, menopause and its effects on bone mineral density at segmental regions in Central Southern Chinese postmenopausal elderly women with and without osteoporosis [J]. Arch Gerontol Geriatr, 2011, 53 (2): 192–197.

[4] TERZI H, TERZI R, KALE E, et al. Efeito da multiparidade sobre a densidade mineral óssea, avaliada por marcadores de remodelação óssea [Effect of multiparity on bone mineral density, evaluated with bone turnover markers] [J]. Rev Bras Reumatol, 2015, S0482–5004 (15): 108–114.

[5] DHIMAN P, ANDERSEN S, VESTERGAARD P, et al. Does bone mineral density improve the predictive accuracy of fracture risk assessment? A prospective cohort study in Northern Denmark [J]. BMJ Open, 2018, 8 (4): e018898.

[6] 胡海澜，凌龙，何敏辉，等. 绝经后不同骨关节退行性疾病与骨质疏松程度的相关性研究 [J]. 中国骨质疏松杂志，2017，23 (05): 623–626.

[7] CHOI HS, PARK JH, KIM SH, et al. Strong familial association of bone mineral density between parents and offspring: KNHANES 2008–2011 [J]. Osteoporosis Int, 2017, 28 (3): 955–964.

[8] 许惠娟，陈娟，谢丽华，等. 绝经后妇女骨质疏松症肾阳虚证的关联蛋白LTBP1的表达及其cDNA测序的研究 [J]. 中国骨质疏松杂志，2015，21 (08): 905–909.

[9] 邓琳雯，母苓，刘艺. 130例绝经后骨质疏松症中医证型分布规律 [J]. 成都中医药大学学报，2016，39 (02): 76–78.

[10] 许惠娟，李生强，陈娟，等. 绝经后骨质疏松症不同年龄段中医证型分布特点 [J]. 中国实验方剂学杂志，2017，23 (12): 157–161.

[11] YUSUF A A, CUMMINGS S R, WATTS N B, et al. Real–world effectiveness of osteoporosis therapies for fracture reduction in post–menopausal women [J]. Arch Osteoporos, 2018, 13 (1): 33.

[12] ALBAYRAK I, AYDOGMUS M, OZERBIL O M, et al. The association between bone mineral density, quality of life, quality of sleep and fatigue [J].

Acta Clin Belg，2016，71（2）：92–98.

[13] YOSHIMURA N，MURAKI S，NAKAMURA K，et al. Epidemiology of the locomotive syndrome：The research on osteoarthritis/osteoporosis against disability study 2005–2015［J］. Mod Rheumatol，2017，27（1）：1–7.

[14] 林晓生，王海燕，肖庆华，等. 717名围绝经期妇女骨量丢失情况的流行病学调查［J］. 中国骨质疏松杂志，2017，23（03）：363–367.

[15] 栾雪芳，赵新爽，崔文豪，等. 社区中老年人骨质疏松认知水平及影响因素分析［J］. 河南科技大学学报（医学版），2017，35（03）：226–229.

[16] 李军，祝勇刚，薛宝宝，等. 老年骨折患者对骨质疏松知识认知程度及健康教育需求调查分析［J］. 解放军预防医学杂志，2017，35（08）：986–988.

[17] 张进，徐志伟，陈群，等. 干细胞与中医基础理论中的先天之精学说（英文）［J］. 中国临床康复，2006（07）：189–192.

[18] 世界卫生组织编. 骨折危险性评估及其在绝经后骨质疏松筛查中的应用［M］. 北京：北京人民卫生出版社，1998：14.

[19] 沈自尹. 肾本质理论研究及临床应用［J］. 中国中西医结合杂志，2006，1：94–95.

[20] JOSEPH A，THOMAS A，SHELDON R. 骨科基础科学：骨关节肌肉系统生物学和生物力学［M］. 北京：北京人民卫生出版社，2001：595.

[21] 付丰平. 广东省女性绝经后原发性骨质疏松症调查分析［D］. 广州：广州中医药大学，2012.

[22] 黄宏兴，邓伟民，万雷，等. 原发性骨质疏松症辨证分型的聚类分析研究［J］. 世界中西医结合杂志，2014，9（09）：959–961，964.

[23] 曾国勇，万雷，王凡，等. 黄宏兴教授辨治骨质疏松症经验介绍［J］. 四川中医，2016，34（06）：10–12.

第三章 临床疾病研究

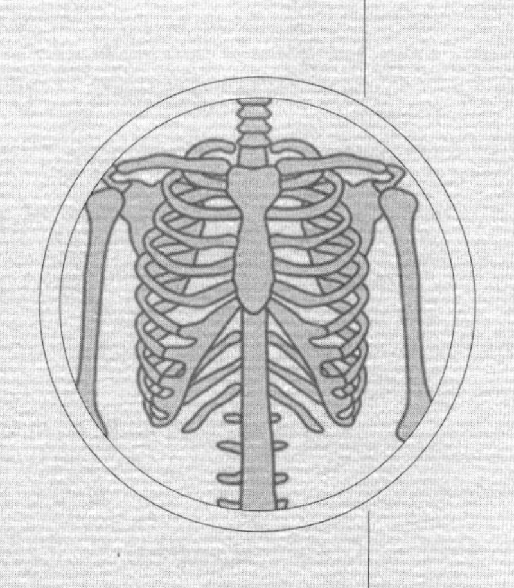

第一节　骨质疏松症

一、概述

（一）概念

骨质疏松症（OP）是最常见的骨骼疾病之一，是一种以骨量低下，骨组织微结构损坏，导致骨脆性增加，易发生骨折为特征的全身性骨病。2001年美国国立卫生研究院（National Institutes of Health，NIH）将其定义为以骨强度下降和骨折风险增加为特征的骨骼疾病，骨强度包括骨质量和骨密度。OP可发生于任何年龄，但多见于绝经后女性和老年男性，其中绝经后骨质疏松症占比最大。绝经后骨质疏松症一般发生在女性绝经后5～10年内。中医认识中并无骨质疏松症、绝经后骨质疏松症的表述记载，根据骨质疏松症的疾病特点，与中医学医籍中记载的“骨痿”最为近似，并成为现代医学研究中的共识[1-3]。

（二）骨质疏松症的分型

骨质疏松症分为原发性和继发性两大类。原发性骨质疏松症包括绝经后骨质疏松症（Ⅰ型）、老年骨质疏松症（Ⅱ型）和特发性骨质疏松症（包括青少年型）。绝经后骨质疏松症一般发生在女性绝经后5～10年内；老年骨质疏松症一般指70岁以后发生的骨质疏松；特发性骨质疏松症主要发生在青少年，病因尚未明。继发性骨质疏松症指由任何影响骨代谢的疾病和/或药物及其他明确病因导致的骨质疏松。

（三）骨质疏松症的病因病机

现代医学认为骨质疏松症是一种多系统，多脏器，多因素的衰老性疾病，其病因复杂，与增龄、激素、营养、物理因素、细胞因子、老化等关系密切。其发病与成骨细胞介导的骨形成与破骨细胞介导的骨吸收之间的失衡有关。

我国历代医家在论述“骨枯”“骨痿”等中医病症时均对骨质疏松

症的相关症状和病因病机进行了阐释。

1. 肾虚

肾藏精，精生骨髓，髓养骨。《素问·阴阳应象大论》云：“肾生骨髓……在体为骨……”进一步阐述了肾与骨、髓的关系，即肾主骨。故肾之精、气为辨证肾主骨的基本要素，肾之精气盛，骨髓得养则自强。若肾精、气虚则骨髓不生，髓减骨枯萎，必然导致骨痿的发生。正如《素问·逆调论》曰：“肾者水也，而生于骨，肾不生，则髓不能满，故寒甚至骨也。”更是明确指出了肾虚，髓不满，骨不生的病机。

2. 脾虚

脾为后天之本，先天之精气需后天之精气所养，正如《素问·灵兰秘典论》所述：“脾胃者仓廪之官，五味出焉。”对于脾脏与骨痿的关系，《素问·五脏生成论》明确指出：“肾之合骨也，其荣发也，其主脾也。”《灵枢·决气》亦载：“谷入气满，淖泽注于骨，骨属屈伸，泽补益脑髓……”故，脾气为辨证脾主骨的基本要素。如若脾气虚，运化失常，气血津液生化无源，肾精虚，则骨髓失后天之养而痿。

如前所述，肾之精、气，脾之气功能的发挥是脾肾生养骨髓的根本，中医辨证重在“谨察气血阴阳之所在而调之”，又如《素问·调经论》曰“血气不和，百病乃变化而生”，故重在调理脏腑气血。在整体观水平上辨证骨痿，对于肝、肺、心三脏，历代文献虽未见直接记载其与生养骨髓关系的论述，但是肝藏血，精血同源；肺朝肾，受血化精；心通肾，输其血气，故肝肺肾三脏均与精气血有着紧密的联系，它们可协助精气血入命门，渗灌骨髓，如若出现心肝肺三脏虚损，必然导致精气血虚，进而伤及骨髓，导致骨痿的发生。

3. 血瘀

骨质疏松其体质特点除“虚”外的另一特征为“瘀”，如“地道不通，形体衰极”，《素问·痹论》中“病久入深，营卫之行涩，经络时疏，故不通”及清代叶天士创立的“久病入络”理论等都有论述。可见，瘀也是老年人的一种特殊体质，是老年疾病的重要病理状态，故瘀也是骨痿的关键病机。

脾统血，脾阳气足，脾气摄血，血脉通畅，脾阳虚，摄血无力则致瘀；脾阳气虚，气血生化无源致气血虚，虚则气滞血瘀。心主血，输布气血，心气不足，则气滞血瘀；病久入络，气血耗伤，血虚脉道失充，不畅则瘀。

当前，医家对于本病的中医病机辨证，多从肾虚、脾虚、血瘀进行辨证。或以肾虚为主，兼顾脾虚、血瘀；或分而论治，分多种中医证型：肾阴虚、肾阳虚、肾阴阳两虚、脾阳虚、脾肾阳虚、脾胃虚弱、肝肾阴虚、血瘀气滞、肾虚血瘀等。黄宏兴教授根据骨质疏松症的病因病机和发病特点及临床所见，认为骨质疏松症的中医证型归纳为脾肾阳虚、肝肾阴虚和肾虚血瘀三型较为符合临床。

（四）诊断

骨质疏松症的诊断基于全面的病史采集、体格检查、骨密度测定、影像学检查及必要的生化测定。骨质疏松症的诊断主要基于双能X线吸收测定法（DXA）、定量计算机断层照相术（quantitative computed tomography，QCT）测量的骨密度结果判断，以及发生在脊柱或髋部的脆性骨折。

1. DXA检测骨密度

DXA测量的骨密度是目前通用的骨质疏松症诊断指标。对于绝经后女性、50岁及以上男性，建议参照WHO推荐的诊断标准，基于DXA测量结果骨密度值低于同性别、同种族健康成人的骨峰值1个标准差及以内属正常；降低1～2.5个标准差为骨量低下（或低骨量）；降低等于或超过2.5个标准差为骨质疏松；骨密度降低程度符合骨质疏松症诊断标准，同时伴有一处或多处脆性骨折为严重骨质疏松。骨密度通常用T值（T-Score）表示，T值＝（实测值－同种族同性别正常青年人峰值骨密度）÷同种族同性别正常青年人峰值骨密度的标准差。基于DXA测量的中轴骨（腰椎L1~L4、股骨颈或全髋）骨密度或桡骨远端1/3处骨密度对骨质疏松症的诊断标准是T值≤-2.5。

2. 定量QCT

QCT是采用CT技术进行骨密度测量，为体积骨密度，可以避免腰椎骨质增生等原因引起的DXA测量误差，具有一定技术优势，尤其可以和临床CT扫描同时进行骨密度测量，用于骨质疏松症的诊断、疗效评估和观察。国际临床骨密度协会、美国放射学会和中国老年学会与老年医学学会骨质疏松分会推荐的诊断标准，采用腰椎骨密度绝对值，腰椎QCT骨密度＜80 mg/cm^3为骨质疏松，80～120 mg/cm^3为低骨量，＞120 mg/cm^3为骨密度正常。

3. 基于脆性骨折的诊断

脆性骨折是指受到轻微创伤或日常活动中即发生的骨折。如髋部或椎体发生脆性骨折，不依赖于骨密度测定，临床上即可诊断骨质疏松症。而在肱骨近端、骨盆或前臂远端发生的脆性骨折，即使骨密度测定显示低骨量（-2.5＜T值＜-1.0），也可诊断骨质疏松症。

4. 其他相关检查

对已诊断和临床怀疑骨质疏松症的患者至少应做以下几项基本检查，以助诊断和鉴别诊断。

基本实验室检查：血常规，尿常规，肝、肾功能，血钙、血磷和碱性磷酸酶水平，血清蛋白电泳，尿钙、钠、肌酐和骨转换标志物等。原发性骨质疏松症患者通常血钙、血磷和碱性磷酸酶值在正常范围，当有骨折时血清碱性磷酸酶水平可有轻度升高。如以上检查发现异常，需要进一步检查，或转至相关专科做进一步鉴别诊断。

骨骼X线影像：虽可根据常规X线影像骨结构稀疏评估骨质疏松，但X线影像显示骨质疏松时其骨质已丢失达30%以上。胸腰椎侧位X线影像可作为骨质疏松椎体压缩性骨折及其程度判定的首选方法。另外，X线影像所示的骨质密度受投照条件和阅片者主观因素等影响，且不易量化评估，故X线影像不用于骨质疏松症的早期诊断。但根据临床症状和体征选择性进行相关部位的骨骼X线影像检查，可反映骨骼的病理变化，为骨质疏松症的诊断和鉴别诊断提供依据。

其他检查项目：为进一步鉴别诊断的需要，可酌情选择性进行以下检查，如血沉、C-反应蛋白、性腺激素、血清泌乳素、25-羟维生素D_3、甲状旁腺激素、甲状腺功能、尿游离皮质醇或小剂量地塞米松抑制试验、血气分析、尿本周蛋白、血尿轻链，甚至放射性核素骨扫描、骨髓穿刺或骨活检等检查。

（五）骨质疏松鉴别诊断

骨质疏松可由多种病因所致。在诊断原发性骨质疏松症之前，一定要重视和排除其他影响骨代谢的疾病，以免发生漏诊或误诊。需详细了解病史，评价可能导致骨质疏松症的各种病因、危险因素及药物，特别强调部分导致继发性骨质疏松症的疾病可能缺少特异的症状和体征，有赖于进一步辅助检查。需要鉴别的病主要包括：影响骨代谢的内分泌疾病（甲状旁腺疾病、性腺疾病、肾上腺疾病和甲状腺疾病等），类风湿关节炎等免疫性疾病，影响钙和维生素D吸收和代谢的消化系统和肾脏疾病，神经肌肉疾病，多发性骨髓瘤等恶性疾病，多种先天和获得性骨代谢异常疾病，长期服用糖皮质激素或其他影响骨代谢药物等。

二、流行病学分布特征

骨质疏松症是一种与增龄相关的骨骼疾病。目前我国60岁以上人口已超过2.1亿（约占总人口的15.5%），65岁以上人口近1.4亿（约占总人口的10.1%），是世界上老年人口绝对数最大的国家。随着人口老龄化日趋严重，骨质疏松症已成为我国面临的重要公共健康问题。调查显示，我国 40～49岁人群骨质疏松症患病率为3.2%，其中女性为4.3%，城市地区为3.5%，农村地区为3.1%。50岁以上人群骨质疏松症患病率为19.2%，其中女性为32.1%，城市地区为16.2%，农村地区为20.7%。我国第7次人口普查显示，60岁及以上人口占比18.7%，65岁及以上人口占比13.5%，可见老龄化程度明显加重。由此可以预计我国骨质疏松症患者必将快速增加，并将可能占世界骨质疏松症患者人数一半以上。

三、药物治疗

西医的防治措施主要包括基础措施、药物干预、物理治疗和康复治疗。基础措施包括调整生活方式和骨健康基本补充剂。抗骨质疏松药物按作用机制可分为骨吸收抑制剂、骨形成促进剂、其他机制类药物。

基础用药为钙剂与维生素D的补充。骨吸收抑制剂包括双膦酸盐类、降钙素类、雌激素、选择性雌激素受体调节剂等。建议双膦酸盐类药物为绝经后骨质疏松患者的首选。新发骨折伴疼痛的患者可考虑短期使用降钙素，其作用是抑制骨吸收，控制骨质疏松引起的骨痛，常用于骨痛明显的骨质疏松患者。雌激素替代治疗适用于具有明显更年期综合征症状合并骨质疏松的患者，需定期进行妇科、乳腺检查，注意有引发子宫内膜癌、乳腺癌等风险。更年期症状消失后建议停药。促进骨形成药物有甲状旁腺激素等。其他机制类药物有活性维生素D及其类似物、维生素K2类、锶盐等。

四、中医药治疗

根据中医药“肾主骨”“脾主肌肉”及“气血不通则痛”的理论，治疗骨质疏松症以补肾益精、健脾益气、活血祛瘀为基本治法，中药治疗骨质疏松症多以改善症状为主，经临床验证有效的中成药可按病情选用。配合中药外治、针灸推拿疗法等中医特色疗法亦有良好的临床疗效。

（一）辨证论治

1. 脾肾阳虚型

症见：腰髋冷痛，腰膝酸软，甚则弯腰驼背，畏寒喜暖，面色苍白，或五更泄泻，或下利清谷，或小便不利，面浮肢肿，甚则腹胀如鼓，舌淡胖，苔白滑，脉沉弱或沉迟。

治则：补益脾肾，强筋壮骨。

方药：右归饮（《景岳全书》）[由熟地黄、山茱萸、山药（炒）、杜仲（姜制）、枸杞子、甘草（炙）、肉桂、制附子组成]。水煎服，每天1剂。

或补中益气汤（《脾胃论》）合金匮肾气丸（《金匮要略》）[由黄芪、白术、陈皮、升麻、柴胡、人参、甘草、当归、熟地黄、山药、山茱萸（酒炙）、茯苓、牡丹皮、泽泻、桂枝、附子（制）、牛膝（去头）、车前子（盐炙）组成]。水煎服，每天1剂。

或补肾健脾活血方（我院经验方）右归饮（《景岳全书》）合苁蓉汤（《圣济总录》）加减（由补骨脂、熟地黄、黄芪、淫羊藿、菟丝子、白芍、丹参、当归、大枣、甘草组成）。水煎服，每天1剂。

中成药：右归丸、仙灵骨葆胶囊等。

2. 肝肾阴虚型

症见：腰膝酸痛，膝软无力，下肢抽筋，驼背弯腰，患部痿软微热，形体消瘦，眩晕耳鸣，或五心烦热，失眠多梦，男子遗精，女子经少经绝，舌红少津，少苔，脉沉细数。

治则：滋补肝肾，填精壮骨。

方药：左归丸（《景岳全书》）（由熟地黄、山药、枸杞子、山茱萸、牛膝、鹿角胶、龟板胶、菟丝子等组成）。每次9丸，每天3次，温水送服。

或六味地黄丸（《小儿药证真诀》）[由熟地黄、山茱萸（制）、牡丹皮、山药、泽泻、茯苓组成]。蜜丸1次16丸，每天2次。

中成药：左归丸、金天格胶囊等。

3. 肾虚血瘀型

症见：腰膝及周身酸软疼痛，痛有定处，活动困难，筋肉挛缩，骨折，多有外伤或久病史，舌质紫暗，有瘀点或瘀斑，苔白滑，脉涩或弦。

治则：补肾活血，通络止痛。

方药：补肾活血汤（《伤科大成》）（由熟地黄、破故纸、菟丝子、杜仲、枸杞子、归尾、山茱萸、肉苁蓉、没药、独活、红花组成）。腰部疼痛甚者，加怀牛膝、五加皮；气滞甚者，加川芎、枳实。水煎服，每天1剂。

成药：骨疏康颗粒/胶囊、壮骨止痛胶囊等。

（二）外治法

中医外治法主要针对腰背部或其他部位疼痛，采用局部透皮吸收的膏药、中药熏洗治疗等方法，能针对特定部位持续给药，将起到疏通经络、活血止痛的疗效。

外用药：腰背部或其他疼痛部位给予外敷通络止痛药膏，可选用侧柏叶、小驳骨、山栀子、木芙蓉、大黄、络石藤、徐长卿、威灵仙、补骨脂、当归、干姜、续断、独活、安息香等具有温经通络、消肿止痛的中药制成外用膏药，视疼痛部位大小及程度，每天外敷1～3贴。

中药外用熏洗：对于活动不利或酸痛不适的部位给予中药外用熏洗，可选用防风、艾叶、蒲公英、紫花地丁、伸筋草、川牛膝、虎杖、两面针、玄参等具有舒筋活络的中药水煎，外用熏洗，每天2次。

（三）针灸推拿治疗

中医针灸推拿等治疗通过刺激经络和腧穴，调节脏腑组织功能，泻其有余，补其不足，以宁心安神、健脾和胃、调和气血、平衡阴阳，临床上需辨证取穴，常用的腧穴有印堂、头维、太阳、风池、大椎、关元、足三里、三阴交、命门、肾俞、脾俞、悬钟、太溪等。取穴后进行针灸、推拿治疗，并指导患者行气功锻炼。

五、练功

练功疗法有骨的机械应力效应，加强骨的血液循环，促进骨代谢效应，促进性激素分泌效应和增强肌肉力量效应，能够提高机体各系统的器官功能，提高人体的肌力、灵敏度、协调性、平衡能力，防止跌倒，降低骨质疏松性骨折的发生率。练功疗法因人而异，需循序渐进，贵在坚持，选择合适的运动项目是达到防治绝经后骨质疏松症最佳效果的关键。推荐太极拳、五禽戏、八段锦等。

六、调护

骨质疏松症因其发病缓慢，早期症状不明显，易被忽视。若出现骨折，则严重影响健康，甚至致残、致死。因此，预防是关键所在。“治未病”理论最早在《黄帝内经》诸多篇幅中得以体现，其强调“未病先防、既病防变、瘥后防复”思想在预防绝经后骨质疏松症中充分发挥了中医学的特色和优势。

（一）未病先防

骨质疏松症“未病先防”的要点是“健康教育、早期预防、贯彻终生”。骨骼健康教育从青少年骨骼生长期开始，妊娠期、哺乳期当特别关注，广泛涉及于衣食住行诸多方面。

（二）既病防变

骨质疏松症中医“既病防变”主要为改善症状，预防跌倒，预防骨质疏松性骨折。骨质疏松症所引起的骨痛、肌肉萎缩等症状，影响日常生活质量；跌倒引发的骨折为严重并发症。对已成之病，应尽早采取措施防其演变。

（三）瘥后防复

骨质疏松症中医“瘥后防复”为恢复肢体功能，提高生活质量。患者一旦发生骨折后可采用中医骨折手法整复或其他手术治疗，恢复骨骼的连续性及完整性，改善患者肢体功能，使患者早期下地活动，恢复患者自理能力，改善患者生存质量。

七、典型病例

病例一

郑某，女，68岁，2010年4月初诊。

主诉：腰背部疼痛半年余。

现病史：腰背部疼痛，酸疼为主，腰膝酸软，形体偏瘦，手足不温，畏寒喜暖，面色皖白，胃纳欠佳，睡眠尚可，大便溏而黏，小便清长，夜尿1~2次，舌淡暗，苔白而腻，脉沉弱。患者48岁绝经，其母曾有髋部骨折病史。

辅助检查：X线片示腰椎退行性改变。DXA（腰椎）T值＝-2.6。

中医诊断：骨痿（脾肾阳虚型）。

西医诊断：骨质疏松症。

治则：补肾健脾，兼以祛湿通络止痛。

方用补肾健脾活血方加减。盐补骨脂15g、黄芪20g、丹参20g、淫羊藿15g、盐杜仲15g、续断15g、醋延胡索15g、牡丹皮15g、半枫荷15g、泽泻15g、陈皮10g、茯苓20g、半夏10g、救必应20g、甘草5g。7剂，每天1剂，水煎服，分早晚2次，饭后温服。

西医治疗：阿仑膦酸钠维D_3片、碳酸钙D_3颗粒抗骨质疏松治疗。

辅以院内制剂贴敷腰部，嘱其放松心态，适当晒太阳并进行户外活动，避免进食油腻及寒性食物。

一周后复诊，腰背部疼痛减轻，手足转温，饮食渐佳，苔转薄腻，患者自觉体力增加，门诊继续随症加减治疗2周后，症状消失。

按语：骨质疏松症是一种老年人常见的骨骼疾病，其无特异性的症状体征，临床常见以腰背部疼痛为主诉而就诊发现，其危害性在于容易出现腰椎、髋部等的脆性骨折而影响生活质量，甚则出现致残、致死。临床中以DAX骨密度检测为诊断的金标准，腰部X线为辅助及鉴别的方法，此案患者腰背部疼痛，需排除胸腰椎压缩骨折及腰源性疼痛引起，腰椎X线显示腰部退变改变，DXA（腰部）T值＜−2.5，患者体形消瘦、绝经年龄较早、家族有髋部骨折病史，均是骨质疏松症的危险因素，故诊断骨质疏松症，即中医之骨痿。

黄宏兴教授在临床实践中，结合古今医家理论，化繁为简地提出“脾肾阳虚、肝肾阴虚、肾虚血瘀”3个证型，认为肾虚是其发生的根本原因，脾虚是其发生的促进因素，血瘀是其发生的重要病理基础，并提出以“补肾、健脾、活血”为大法的治疗原则。此案患者阳虚症状明显，因其地处广东岭南湿地，加之脾虚不能运化水湿，故见苔腻、大便溏而黏，饮食胃纳欠佳，此类患者在临床十分常见，需多加注意。

方中以补骨脂补肾壮骨为君药，辅以淫羊藿、续断、杜仲补肾阳，配黄芪补中益气，丹参、牡丹皮活血通络，延胡索、半枫荷活血止痛，茯苓、半夏、陈皮为二陈汤加减，和胃燥湿，救必应健脾护胃，泽泻利水渗湿，甘草调和诸药。此外，黄宏兴教授认为，老年病患，正气已虚，即使患者舌苔厚腻，也不可轻易使用攻伐之品或大剂量使用药物，以求速效，以免伤及正气，加重病情，当缓缓图之，更为合理。在使用中药复方治疗骨质疏松时，黄教授并不排斥西药的使用，他认为临床医生应熟悉中西药物的使用要点，扬长避短，中西结合，充分发挥中西药物的协同作用。除了药物治疗，还需关注患者的日常生活方式及饮食调护，才能起到更好的治疗效果。

病例二

李某，女，54岁，2016年12月8日初诊。

主诉：腰膝酸痛5年，加重3个月。

现病史：5年前出现腰膝酸痛，其间曾在门诊诊治，病情反复，休息减轻，劳累后加重，3个月前因劳累后腰膝酸痛加重。诊见腰膝酸痛，伴四肢无力，下肢抽筋，眩晕耳鸣、手足心热，心烦不寐，失眠多梦，口干，舌红少津，少苔，脉沉细数。

既往史：无特殊。

过敏史：否认药物食物过敏史。

体格检查：生理曲度轻度后凸，腰部肌肉无明显紧张，下腰部无明显压痛点，“4”字试验（-），托马斯征（-），腰和双下肢活动基本正常，双下肢肌力正常，远端血运感觉活动正常。

辅助检查：X线片示腰椎退行性改变。

中医诊断：骨痿（肝肾阴虚型）。

西医诊断：骨质疏松症。

治则：补益肝肾，活血通络。

拟方如下：女贞子10g、熟地黄20g、白芍20g、旱莲草15g、肉苁蓉10g、山茱萸15g、牡丹皮10g、茯苓15g、泽泻10g、水蛭10g、山药20g。上方10剂，水煎服，每天1剂。

西医以碳酸钙D_3颗粒抗骨质疏松治疗。

服用后，患者症状有所减轻，肢体酸痛缓解，睡眠改善，口干、手心发热均好转，但睡眠尚差，原方加合欢皮、夜交藤再服10剂，今日再次来复诊，诉疼痛基本消失，病情好转。

按语：黄宏兴教授认为肝藏血，肾藏精，先天上肝肾共同起源于生殖之精；后天上肝肾共同受肾所藏的先后天综合之精的充养。肝肾的结构和功能虽有差异，但其起源相同，生理病理密切相关，可采用“肾肝同治”的治疗法则。本例患者证属骨痿肝肾阴虚型，故选用六味地黄丸加减补益肝肾。方中熟地黄滋肾填精，为主药；辅以山药补脾固精，山茱萸养肝涩精，称为三补。又用泽泻清泻肾火，并防熟地黄之滋腻；茯苓淡渗脾湿，以助山药之健运，牡丹皮清泻肝火，并制山茱萸之温，共为经使药，谓之三泻。加用女贞子补益肝肾且清虚热，白芍柔肝敛阴、补血养血，旱莲草补肝肾、乌须固齿，肉苁蓉补肾阳、益精血、润肠道，水蛭破血通经。诸药合用，补中有泻，寓泻于补，相辅相成，补大于泻，共奏滋补肝肾、活血通络之效。用药简明，配伍合理，药中病所。加用西药补充钙、维生素D促进骨形成。中西药物联合使用既符合临床实际也有助于发挥各自优势，但长期使用时还需监测用药的安全性。

参考文献：

［1］中华医学会骨质疏松和骨矿盐疾病分会. 原发性骨质疏松症诊疗指南（2017）［J］. 中华骨质疏松和骨矿盐疾病杂志，2017（5）：413–444.

［2］黄宏兴，蔡桦，梁祖建，等. 骨质疏松症（骨痿）的中医临床路径研究［J］. 中国骨质疏松杂志，2019，25（01）：12–18.

［3］史晓林，吴连国，刘康. 绝经后骨质疏松症（骨痿）中医药诊疗指南（2019年版）［J］. 中医正骨，2020（2）：1–13.

第二节　骨质疏松性骨折

骨质疏松性骨折是指患有骨质疏松症的绝经后妇女或老年男性在没有明显的外力或者日常生活中发生的骨折，又叫脆性骨折，其常见的好发骨折部位是肱骨近端、桡骨远端、胸腰椎和髋部。据估计，2015年我国主要骨质疏松性骨折（肩部、腕部、椎体和髋部）次数为269万例次，2035年预计约为483万例次，到2050年预计约达599万例次。

一、肱骨近端骨折[1-3]

（一）概述

1. 肱骨近端骨折的概念

肱骨近端骨折指肱骨外科颈以远端1～2cm至肱骨头关节面之间，包括肱骨干近端、大结节、小结节、肱骨头四部分的骨折，常伴有肩袖、周围神经血管损伤。

2. 肱骨近端骨折的分型

1938年，Codman提出肱骨近端骨折碎片理论，依据4个主要骨块（肱骨干近端、肱骨头、大结节、小结节）描述12个基本骨折类型，但Codman分型未区分骨块解剖颈和外科颈骨折，也未说明骨折移位情况，临床上已较少使用。

1970年，Neer提出经典的肱骨近端骨折分型，Ⅰ型为移位的解剖颈骨折；Ⅱ型为移位的外科颈骨折；Ⅲ型为移位的大结节骨折；Ⅳ为移位的小结节骨折；Ⅴ型为骨折前脱位；Ⅵ型为骨折后脱位，其中，移位程度＞1 cm或成角畸形＞45°。

AO/OTA分型是依据骨折是否累积关节将其分为A、B、C型，其中，A型为关节外单骨折，包括肱骨结节骨折、外科颈骨折、无嵌插的干骺端移位骨折；B型为关节外双骨折，包括嵌插的干骺端骨折、两处骨折伴盂肱关节脱位；C型为关节内骨折且累积肱骨外科颈，C型患者骨折严重，出现肱骨头坏死可能性较大。

3. 肱骨近端骨折的病因病机

肱骨近端骨折多因跌倒时手掌或肘部先着地，传达暴力所引起，根据上臂处于外展位或内收位而出现外展型或内收型骨折。或受肩袖的急剧牵拉，发生撕脱骨折。直接暴力所致骨折临床少见。

4. 诊断

中医诊断标准：参照中华人民共和国中医药行业标准《中医病证诊断疗效标准（1995）》（ZY／T001.9-94）。

（1）有外伤史。

（2）好发于老年人，亦可发生于成年人及儿童。

（3）局部肿胀，上臂内侧可见瘀斑，疼痛，压痛，功能障碍，可触及骨擦音和异常活动。

（4）X线检查可确定骨折类型及移位情况。

西医诊断标准：参照《临床诊疗指南——骨科学分册》（中华医学

会编著，人民卫生出版社，2009年）。

（1）局部疼痛、肿胀，腋前皱褶处有瘀斑。

（2）需拍正侧位X线片。有时正位片显示骨折并无移位，但侧位片上却可看到有明显的成角畸形。如因疼痛而不能上举患肢者，可采用经胸投射法拍片。

（3）对于正位片出现肱骨近端“灯泡征”、骨折线行走特殊的病例，及时行肩关节的CT检查，以排除较为罕见的“肱骨头后脱位”的可能。

（二）流行病学分布特征

肱骨近端骨折在所有骨折中占4%~8%，并且伴随着人口老龄化，肱骨近端骨折的发病正呈上升趋势。其中约85%集中在50岁以上的人群中，峰值年龄段为60~90岁，女性发病风险是男性的3倍，这一分布可能与潜在的骨质改变（骨质疏松）相关。肱骨近端骨折是关节周围骨折，约51%伴有移位，77%累及肱骨外科颈。

（三）手法复位和夹板外固定

1. 手法复位

适用于有移位的肱骨外科颈骨折。

1）外展型骨折复位

三人复位法：患者坐位或卧位，一助手用布带绕过患侧腋窝向上提拉。屈肘90°，前臂中立位，另一助手握其肘部，沿肱骨纵轴方向牵引，纠正重叠移位。然后术者双手握骨折部，两拇指按于骨折近端的外侧，其余各指抱骨折远端的内侧向外捺正，助手同时在牵引下内收其上臂即可复位（图3-1）。

跨臂复位法：患者坐位，术者站立于患者后面，如为右侧骨折时，术者用左上臂从前方跨过患侧上臂而插入患侧腋窝，用右手紧握患侧肘部，将患肢用力弯向前、内并向下牵引，以矫正向内成角畸形和重叠移位，同时插入腋窝的上臂将骨折远端向外侧牵拉，使之复位。

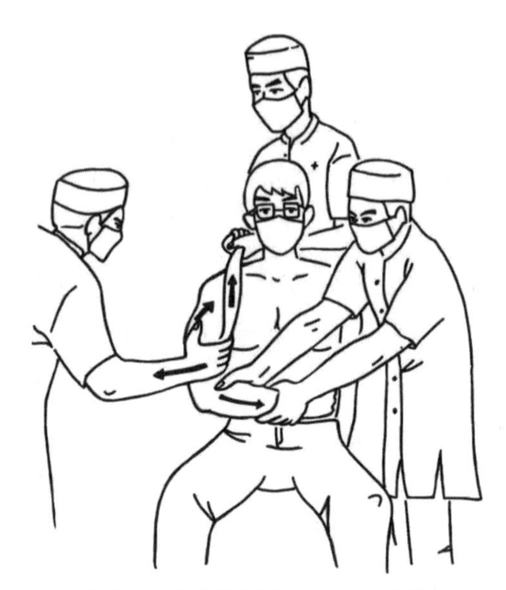

图3-1 外展型整复：三人复位法

2）内收型骨折复位

外展过顶法：患者坐位或卧位，一助手用布带绕过患侧腋窝向上提拉。屈肘90°，前臂中立位，另一助手握其肘部，沿肱骨纵轴方向牵引，纠正重叠移位。然后术者两拇指压住骨折部向内推，其余各指使骨折远端外展，助手在牵引下，将上臂外展，使之复位。如有向前成角畸形，应做进一步矫正，术者双手拇指置于骨折部的前侧向后按压，其余各指环抱与骨折远端后侧略向前移，助手在牵引下徐徐向上抬举上臂，以矫正向前成角畸形。如向前成角畸形过大，助手还可继续将上臂上举过头顶，此时术者立于患者前外侧，用两拇指压住骨折远端，其余各指由前侧按住成角突出处，如有骨擦感，断端相互抵触，则表示成角畸形矫正（图3-2）。

过度外展复位法：患者平卧，患肢外展位，术者坐于患者外上方的凳子上，双手持握患肢前臂及腕部，将患肢稍向前屈，并利用一足踩于患肩前上方作为支点，牵引外展的患肢，以矫正重叠移位。然后逐步加大外展角度，以矫正向外成角畸形及向前成角畸形，但勿操之过急，动作应轻柔有力，以免损伤腋部神经和血管。

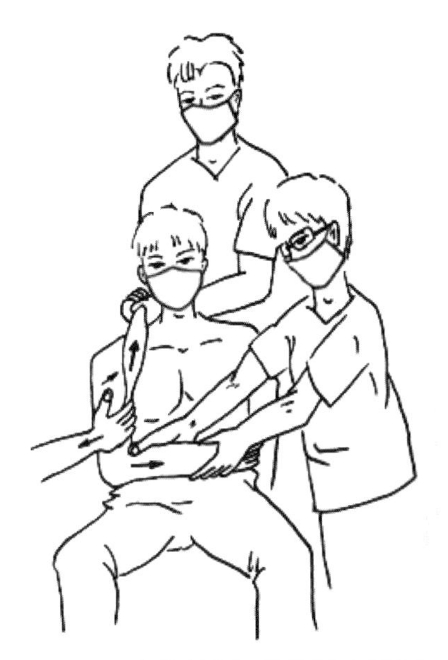

图3-2　内收型整复（外展过顶法）

3）骨折合并关节脱位的处理

一法：先整复骨折，再整复脱位。患者平卧，患肢外展位，用一宽布带绕过患侧腋窝，将布带两端系在健侧的床脚上，在两布带间用一木块支撑，助手握持患肢腕部进行顺势拔伸牵引，并根据X线正位片肱骨头旋转的程度，将患肢外展至90°~150°，拔伸牵引10~20min，以解除骨折远端对肱骨头的挤压，张开破裂的关节囊，为肱骨头进入关节盂打开通路。术者用两手拇指自腋窝将肱骨头前下缘向上、向后、向外推顶，其余各指按住近肩峰处以作支点，使肱骨头纳入肩关节盂内而复位。如骨折端仍有侧方移位或成角移位，助手用手按住固定整复好的肩关节，术者用捺正手法矫正之。

二法：先整复脱位，再整复骨折。患者平卧，患肢轻度外展位，用一宽布带绕过患侧腋窝，将布带两端系在健侧的床脚上，在两布袋间用一木块支撑，助手握持患肢腕部，不要用力拔伸，术者用两手拇指自腋窝将肱骨头向外上推顶，其余各指按住近肩峰处以作支点，使肱骨头纳入肩关节盂内，如腋下已摸不到脱位的肱骨头，则脱位已整复成功。之后，术者用双手固定整复好的肩关节，助手外展拔伸牵引，术者再按内收型骨折复位法整复骨折。

2. 外固定

（1）三角巾悬吊固定：适用于无移位骨折或不全骨折。

（2）超肩关节夹板固定：适用于复位后骨折处稳定的外展型或粉碎型骨折。

固定时用夹板4块，长夹板3块，下达肘部，上端超肩部，长夹板可在上端钻小孔系以布带结，短夹板1块，由腋窝下达肱骨内上髁以上，夹板的一端用棉花包裹，呈蘑菇头状，做成蘑菇头状大小垫夹板。固定时，在助手维持牵引下，术者捏住骨折部保持复位后位置，并将3～4个棉垫放于骨折部的周围，3块长夹板分别放在上臂前、后、外侧，短夹板放在内侧。若内收型骨折，内侧夹板大头垫应放在肱骨内上髁；若外展型骨折，大头垫应放在腋窝部；有向前成角畸形者，在前侧夹板下相当于成角突起位置处放置一平垫；内收型骨折者，则在外侧夹板下相当于成角突起位置处放置一平垫；外展型骨折者，则在外侧夹板下相当于肱骨大结节处放一平垫。肱骨外科颈骨折合并肩关节脱位者的夹板和固定垫安放位置，与内收型骨折位置相同。先用3条横带在骨折部下方将夹板捆紧，然后用长条布条穿过3块超关节夹板顶端的布带环，做环状结扎，再用长布带绕至对侧腋下，用棉垫垫好后打结，以免压迫腋下皮肤。

对移位明显的内收型骨折，除夹板固定外，尚可配合上肢皮肤悬吊牵引3周，肩关节置于外展前屈位，其角度视移位程度而定，牵引重量2～4kg，以使患侧肩部离床，亦可配合前屈位，其角度视移位程度而定，前屈约30°，3～4周后，拆除外展架。

夹板固定后，应注意观察患肢血运和手指活动情况，及时调整夹板的松紧度。睡眠时要仰卧，在肘后部垫一枕头，维持患肩外展位，外展型骨折应维持患肩内收位，以免骨折发生再移位。夹板固定时间4～5周，当骨折临床愈合后拆除。

（3）外展支架固定：适用于复位后骨折处稳定的内收型骨折。也可以先用夹板固定，然后放置于外展架上。

（四）手术治疗

1. 经皮微创内固定术

主要包括“克氏针”等固定术，具有创伤小、医疗费用低、无瘢痕等优点，但对于骨质疏松、肱骨近端二、三部分骨折患者存在损伤神经、固定失败、钢针移位等风险。

2. 切开复位钢板内固定术

钢板内固定术是手术治疗肱骨近端骨折中最常见的方式之一，既往临床上常用T形钢板、1/3管形钢板、解剖钢板、三叶草钢板等。目前使用较多的是锁定接骨板，主要用于治疗肱骨近端二、三部分骨折和部分四部分骨折。

3. 髓内钉内固定术

对于肱骨近端二部分、少数三、四部分骨折患者，髓内钉固定术是理想的治疗方案，但要求无严重骨质疏松、无明显骨缺损、结节骨折块完整。相比传统切开复位内固定术，髓内钉的优势在于入路损伤小、稳定性强、不影响骨折处血运，骨折愈合率高。

4. 外固定架固定术

高龄骨折患者常合并肝肾功能不全、心脑血管疾患等慢性全身基础疾病，外固定架可初步维持肱骨近端骨折力线和长度，但骨折稳定性受到限制。外固定架治疗对三部分、四部分移位严重的骨折固定有限，不能较好解剖复位和坚强固定，易造成骨折畸形愈合或不愈合。同时，术后对钉道护理要求高，护理不当易造成钉道感染。

5. 肩关节置换术

适用于高龄肱骨近端粉碎性骨折但难以通过钢板内固定和髓内钉固定术治疗的患者，主要包括半肩置换术和反肩置换术。

半肩置换术对于以上内固定术难以治疗的肱骨近端粉碎性骨折、肱骨头骨折、脱位等病症均具有较广泛应用，但是也可引发假体无菌性松动、脱位、感染、肩峰下撞击综合征、假体周围骨折、局部异位骨化、继发于结节骨块移位等相关并发症。

反肩置换术，适用于肩袖关节疾病、盂肱关节炎、老年肱骨近端粉碎性骨折等患者，同时对切开复位锁定钢板内固定术、半肩置换术治疗后功能较差或出现肱骨头坏死等并发症的患者也具有较好的应用效果，但也存在肩胛骨切迹、大小结节不愈合导致患者失去外旋功能、肩峰骨折、假体松动等相关并发症风险。另外，反肩置换术不适用于腋神经损伤、三角肌功能异常、开放性骨折患者。

（五）药物治疗

1. 血瘀气滞证

特点：伤后1～2周。血离经脉，瘀积不散，气血不得宣通；临床常见局部瘀肿明显，疼痛较甚。

治则：行气活血，消肿止痛。

方药：伤科1号方合剂（当归尾12g、赤芍12g、桃仁12g、红花9g、延胡索12g、续断12g、乌药10g、陈皮5g、木通12g、生地黄12g、三七5g、甘草5g、白芷10g）。1包，口服，每天2次。

中成药：七厘胶囊、伤科接骨片等。

2. 瘀血凝滞证

特点：伤后2～4周。瘀血未尽，筋骨未复。

治则：活血和营，接骨续筋。

方药：伤科2号方合剂（当归12g、白芍10g、红花6g、续断12g、枳壳10g、桂枝10g、生地黄12g、三七5g、茯苓12g、骨碎补12g、土鳖虫6g、自然铜12g）。1包，口服，每天2次。

中成药：伤科接骨片、七厘接骨片等。

3. 肝肾不足证

特点：骨折＞4周。表现为骨折愈合迟缓，骨痂较少，腰膝酸软，面色少华，舌淡胖，苔薄白，脉细。

治则：补益肝肾、强壮筋骨。

方药：伤科3号方合剂（当归12g、白芍10g、丹参15g、续断12g、枣皮12g、川牛膝10g、熟地黄12g、杜仲10g、狗脊10g、青皮5g）。1包，口服，每天2次。

中成药：左归丸、右归丸、六味地黄丸，或口服院内制剂“十味骨康口服液”以促进骨折愈合，防治骨质疏松。

（六）练功

肱骨外科颈骨折是接近肩关节的骨折，周围肌肉比较发达，肩关节的关节囊和韧带较松弛，骨折后，局部血肿易与附近软组织发生粘连，骨折移位直接影响结节间沟的平滑，易与肱二头肌长腱粘连。若长期固定则容易发生肩凝。因此，复位后立即开始功能锻炼是非常必要的。切记功能锻炼不可操之过急，尤其是对老年患者，活动量应逐渐加大，且应由护士帮助患者做被动练习开始，练功一般每天2～3次。

1. 内收型

复位后1周行握拳、屈肘、提肩活动。至2周时可做患肢的前屈、外展活动，但不能做后伸及内收活动。至3周时，不但可以做外展、前屈，也可以加做后伸活动，并逐步加大活动范围。通常至第4周即可酌情解除外固定，此时可加做内收活动，并重复前屈、后伸、外展等活动，逐步加强肩关节运动，双臂前伸后展、弯腰画圆、旋转、手指爬墙、后伸摸背等。

2. 外展型

复位后1周行握拳、屈肘、提肩活动。至2周时可做患肢的前屈，内收活动，但不能做后伸及外展活动。至3周时，在做内收前屈的基础上加做后伸活动，并逐步加大活动范围。通常至第4周即可酌情解除外固定，此时可加做外展活动，并重复前屈、后伸、内收等活动，逐步加强肩关节运动。

3. 早期肱二头肌、肱三头肌的等长收缩运动锻炼

对于老年患者因肩关节周围肌肉往往有不同程度的失用、萎缩，这很容易造成肩关节半脱位和骨折后期的肩关节活动恢复迟缓，所以在骨折的早期即开始肱二头肌、肱三头肌的等长收缩运动锻炼对于防止骨折后期肩关节僵硬很有好处。

锻炼方法（适用于复位后行胸前悬吊位固定的患者）：复位固定后第2天即可开始，①肱二头肌锻炼法。双肘屈曲90°，患肢握拳，健肢伸掌覆于患肢拳上，患肢用力做屈肘动作（拳头向上用力），健肢手掌则用力向下与之对抗，用力时间持续10s，放松5s后再重复上面动作，重

复30～60次，上下午各1次。②肱三头肌锻炼法：双肘屈曲90°，患肢握拳，健肢伸掌托于患肢拳上，患肢用力做伸肘动作（拳头向下用力），健肢手掌则用力向上与之对抗，用力时间持续10s，放松5s后再重复上面动作，重复30～60次，上下午各1次。

（七）调护

1. 体位要求

患肢应置于屈肘90°位，前臂中立位。平时以托板悬挂胸前；卧位时，宜取半卧位。为防止肩部后伸，骨折向前成角者睡眠时，应将患肢垫高，或将上臂固定在胸侧壁。外展型骨折不可做患肢外展活动；内收型骨折不可做患肢的内收活动。

2. 患肢肿胀的护理

因肩部血管丰富，骨折整复后，往往在原有损伤的程度上加重其损伤，所以血肿严重，应在医生的指导下放松外固定物，保持正确体位。患肢用中药湿敷，促进血运循环，利于消肿。如出现张力性水疱者，可行穿刺抽出液体，然后用凡士林油纱敷贴。夹板位置、扎带的松紧度要适宜。

3. 心理调护

因意外事故造成的骨折，患者会很紧张，尤其对功能锻炼会有顾虑。因此，护理人员要仔细观察患者的情志变化，耐心讲解功能锻炼的重要性、方法，并指导患者正确锻炼，以解除其顾虑，积极锻炼及配合治疗。

4. 家庭护理

（1）合理安排饮食，以富含维生素及钙质的食物为主。

（2）增加日照时间，如冬季日照不足时可适当补充维生素D或鱼肝油以促进钙质吸收。

（3）注意患肢血运情况，如发现患肢夹板压迫的部位疼痛，或暴露在远端的手指发绀或发白时应及时就医。

（4）维持功能位置，体位要求同前。

（八）典型病例

病例一

曾某，女性，68岁。

主诉：摔伤致右肩肿痛、畸形3h。

诊见：右肩明显肿胀，局部瘀青，关节局部环形压痛（+），纵轴叩击痛（+），右肩关节活动受限，远端关节血运可，感觉正常，舌暗红，苔薄白，脉弦。

X线检查提示：右肱骨近端骨折（图3-3）。

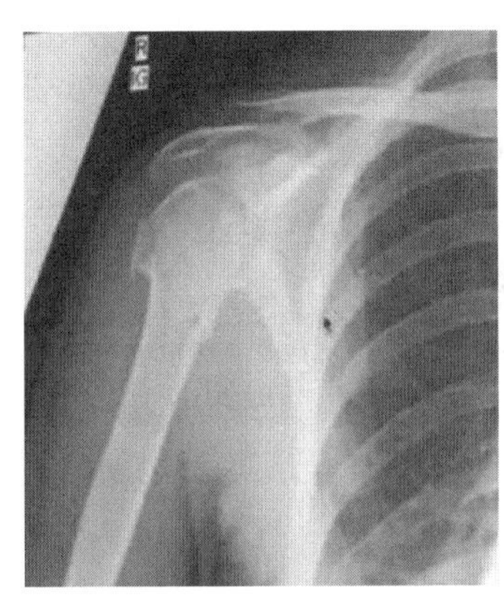
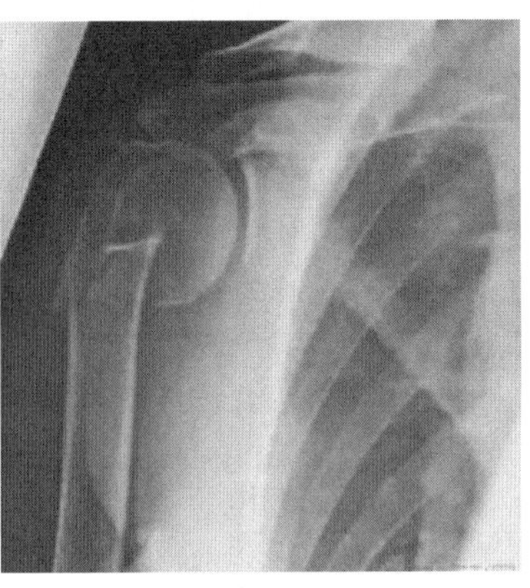

图3-3　右肱骨近端骨折

中医诊断：上肢骨折（气滞血瘀型）。

西医诊断：右肱骨近端骨折。

治疗：给予手法复位夹板外固定，选择三人复位法。患者坐位或卧位，一助手用布带绕过患侧腋窝向上提拉。屈肘90°，前臂中立位，另一助手握其肘部，沿肱骨纵轴方向牵引，纠正重叠移位。然后术者双手握骨折部，两拇指按于骨折近端的外侧，其余各指抱骨折远端的内侧向外捺正，助手同时在牵引下内收其上臂即可复位。夹板固定，肱骨近端夹板超肩固定，并使用三角巾悬吊制动。复位固定后拍片复查提示骨折对位对线满意（图3-4）。

中医治则：行气活血，消肿止痛。

方药：伤科1号方合剂（当归尾12g、赤芍12g、桃仁12g、红花9g、延胡索12g、续断12g、乌药10g、陈皮5g、木通12g、生地黄12g、三七5g、甘草5g、白芷10g）。共7剂，水煎服，每天1次。

其他：嘱患者适当摄入高钙食物，每天进行握拳锻炼，密切观察患肢感觉血运和活动情况，视夹板松紧及时返院调整夹板。

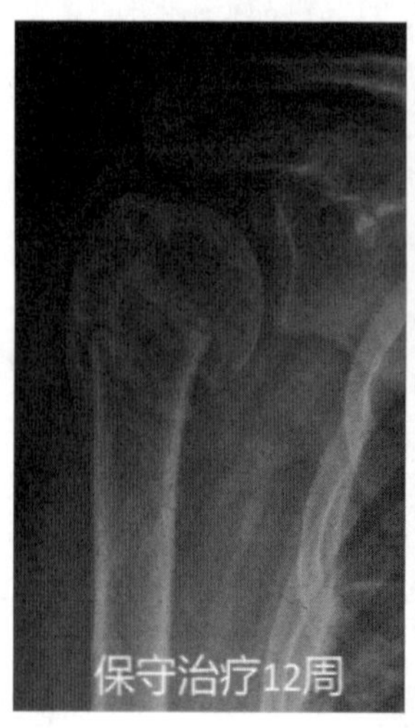

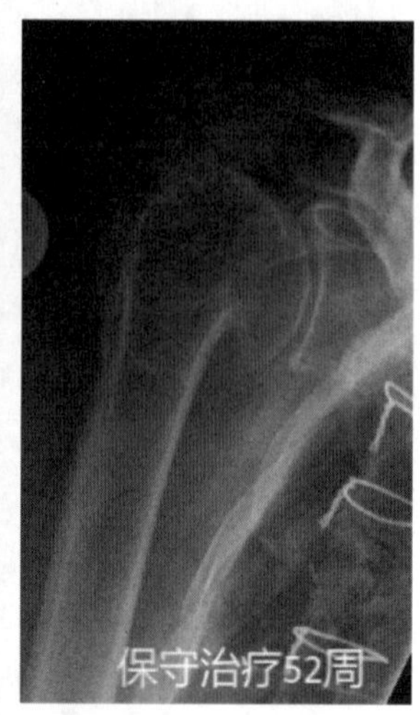

图3-4　复位固定后复查X线片

按语：黄宏兴教授认为肱骨近端骨折是老年人常见的肩部骨折，骨折后易出现成角或嵌插移位，多数肱骨近端骨折可选择保守治疗，大约有80% 的肱骨近端骨折是由低能量损伤导致的轻度移位骨折，发生继发性骨折移位、骨折不愈合、肱骨头坏死的风险非常低。结合影像学资料，该病例属于Neer Ⅱ型，可采取手法复位夹板外固定治疗。及时有效准确的骨折复位和夹板外固定可以有效恢复骨折对位对线和维持骨折的稳定。夹板固定后应注意及时观察和调整夹板，一般每周调整一次，防止因夹板松脱造成的骨折移位。一般肱骨近端骨折维持夹板外固定2～3周，骨折即可达到比较稳定的对位对线，继续维持夹板外固定至4～5周即可拆除外固定夹板。本例患者肱骨近端骨折为新鲜骨折，局部瘀肿疼痛明显，中医治则宜行气活血、消肿止痛，选用伤科1号方，该方由桃红四物汤化裁而来，内有桃仁、红花、当归、赤芍、乌药、三七之类，临床应用活血消肿效果明显。此外，对于骨折的治疗，还应注意饮食调理和功能锻炼。推荐高钙食物，如高钙牛奶等，减少富磷食物摄入，如可口可乐等饮料。功能锻炼方面，骨折早期即可开始握拳活动和肱二头肌、肱三头肌的等长收缩运动锻炼。如复位后行胸前悬吊位固定的患者在骨折复位固定后第二天开始进行如下锻炼：①肱二头肌锻炼法：双肘屈曲90°，患肢握拳，健肢伸掌覆于患肢拳上，患肢用力做屈肘动作（拳头向上用力），健肢手掌则用力向下与之对抗，用力时间持续10s，放松5s后再重复上面动作，重复30～60次，上午、下午各1次；②肱三头肌锻炼法：双肘屈曲90°，患肢握拳，健肢伸掌托于患肢拳上，患肢用力做伸肘动作（拳头向下用力），健肢手掌则用力向上与之对抗，用力时间持续10s，放松5s后再重复上面动作，重复30～60次，上午、下午各1次。

病例二

陈某，女，71岁。

主诉：外伤致右肩部疼痛、活动受限半天。

诊见：右肩部肿胀，右上臂内侧、腋部见大片瘀斑，局部环形压痛（+），右上肢纵轴叩击痛（+），右肩关节活动明显受限，远端关节血运可，末端感觉稍麻木，舌暗红，苔薄白，脉弦。

X线、CT检查提示：右肱骨近端骨折（图3-5）。

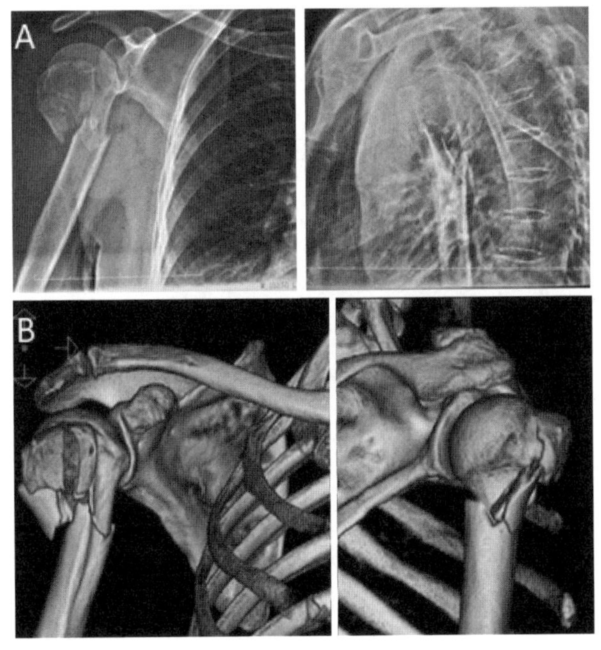

图3-5　右肱骨近端骨折（X线、CT）

治疗：该例患者骨折采用切开复位内固定术治疗。采用臂丛或全身麻醉下进行手术治疗，患者采用沙滩椅位、患肩垫高。采用标准三角肌-胸大肌间隙入路，逐层切开皮肤、皮下组织，注意保护头静脉，沿三角肌和胸大肌间隙钝性分离，显露肱骨近端骨折端，以肱二头肌长头腱及结节间沟为标志，直视下复位大结节，克氏针临时固定，撬拨肱骨头，以远端对近端原则牵引肱骨远端进行复位，通过外侧的骨折裂缝窗口行撬拨，恢复肱骨近端内侧骨皮质连续性及Gothic弓，以克氏针临时固定骨折端，术中尽可能行肱骨近端内侧骨皮质解剖或嵌插复位，骨缺损者同时用同种异体骨条植骨支撑。复位满意后，选用合适的PHILOS钢板固定，术后X线片见图3-6。

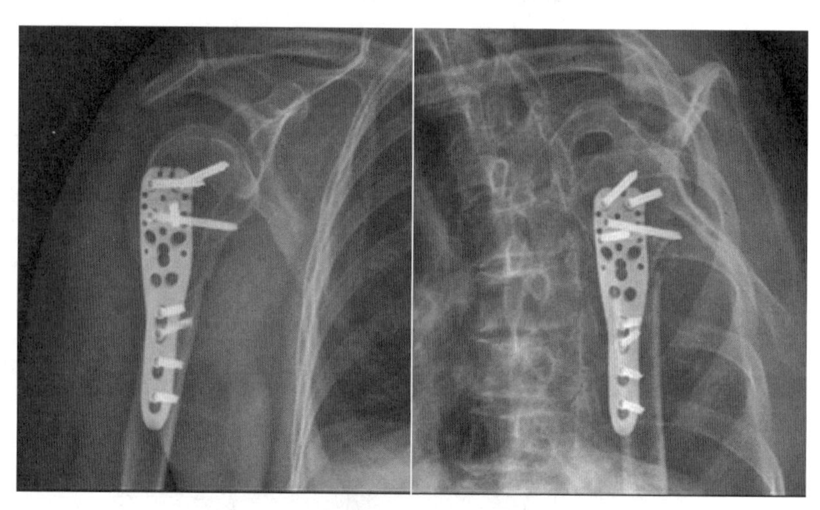

图3-6　术后X线片

中医治则：行气活血，消肿止痛。

方药：伤科1号方合剂（当归尾12g、赤芍12g、桃仁12g、红花9g、延胡索12g、续断12g、乌药10g、陈皮5g、木通12g、生地黄12g、三七5g、甘草5g、白芷10g）。共7剂，水煎服，每天1次。

其他：嘱患者适当摄入高钙食物，可配合抗骨质疏松治疗，密切观察术口恢复情况，患肢感觉血运和活动情况。

中医治疗骨折讲究筋骨并重，非常看重术后功能锻炼。术后即开始握拳锻炼，2周后开始进行轻柔的被动运动练习，继续悬吊制动。重点练习前屈、外展和轻度的内/外旋，在可以忍受的范围内进行各平面的肩胛骨主动运动练习，在可以忍受的范围内进行各平面的颈部被动运动练习，瘢痕松解练习，如有必要给予止痛。治疗6周时去除悬吊制动，进行更积极的被动运动练习。进行内/外旋被动运动练习避免关节囊僵硬，锁骨运动练习，软组织松解练习（胸肌、斜方肌、肩胛下肌），开始进行疼痛允许情况下的主动运动练习，前屈和外展下肱骨头加压练习，争取在3个月时肩关节可以达到完全的被动运动范围，对盂肱关节进行被动的向下滑动治疗，肩锁关节前/后滑动练习，肩胛胸廓运动。3~6个月时，在最大主动运动范围下逐渐进行力量练习。所有的运动练习必须保证肱骨头在肩胛盂平面抬升时始终处于主动加压状态，避免发生撞击。

按语：黄宏兴教授认为对于肱骨近端骨折，治疗方案的选择非常具有挑战性。Neer分型是肱骨近端骨折最常用的经典分型方法。Neer分型系统是基于Codman所做的早期观察，肱骨近端骨折分为4个主要骨折块：小结节、大结节、肱骨头和肱骨干。根据骨折块数量和移位程度，结合关节面骨折和脱位情况进行分型。当骨折移位大于1cm或成角超过45°时才可以被称为一部分骨折。NeerⅠ型：一处或多处骨折，无明显移位。Neer Ⅱ型：一处或多处骨折，有一处骨折有移位或旋转。Neer Ⅲ型：两处骨折有移位或旋转。Neer Ⅳ型：四个解剖结构相互关系均有明显移位。另有Neer在2002年提出外展嵌插型骨折及累计关节面的关节面压缩性骨折、肱骨头劈裂骨折、肱骨近端骨骺分离。结合影像学资料，本例患者可采用切开复位PHILOS钢板内固定，术后按阶段进行患肢功能锻炼。骨折后骨折端容易错位，筋骨脉络容易反复损伤，气血受损，加上手术创伤，血离经脉、恶血留滞、壅塞于经道、气滞血瘀、经络受阻，导致患肢肿胀疼痛，中医治则宜行气活血、消肿止痛为法，选用伤科1号方，该方由桃红四物汤化裁而来，内有桃仁、红花、当归、赤芍、乌药、三七之类，临床应用活血消肿效果明显。此外，对于骨折的治疗，还应注意饮食调理和功能锻炼。推荐高钙食物，如高钙牛奶等，减少富磷食物摄入，如可口可乐等饮料。功能锻炼应分阶段、循序渐进，2

周内维持前臂悬吊，进行轻柔的被动运动练习；6周时去除悬吊制动，进行更积极的被动运动练习；3～6个月时，在最大主动运动范围下逐渐进行力量练习。

二、桡骨远端骨折[4-5]

（一）概述

1. 桡骨远端骨折的概念

桡骨远端骨折是指距桡骨远端关节面3cm以内的骨折，是临床上最常见的骨折之一，约占急诊骨折患者的1/6。直接暴力和间接暴力均可造成桡骨远端骨折，但多为间接暴力所致。

2. 桡骨远端骨折的分型

1）西医分型

桡骨远端骨折分型的方法众多，最早以人名分型。1814年爱尔兰外科医师Colles第一个报道了桡骨远端伸直型骨折，命名为Colles骨折。1847年英格兰医师Smith报道了桡骨远端屈曲型骨折，即Smith骨折。1938年医师Barton率先报道了桡骨远端关节面骨折，同时伴有腕关节半脱位的骨折，并将此类骨折分为掌侧Barton骨折和背侧Barton骨折。

AO组织于20世纪90年代提出了新的AO分型方法，其根据骨与关节损伤的严重程度来分类，即AO/ASIF分类系统。它主要将桡骨远端骨折分为3 种类型。A型，即关节外骨折，又分为3个亚型，A1孤立的尺骨远端骨折；A2桡骨远端骨折，无粉碎、嵌插；A3桡骨远端骨折，粉碎、嵌插。B型，即简单或部分关节内骨折，又可分为三个亚型，B1桡骨远端矢状面骨折；B2桡骨远端背侧缘骨折；B3桡骨远端掌侧缘骨折。C型，即复杂关节内骨折，也可分为3个亚型，C1关节内简单骨折（2块），无干骺端粉碎；C2关节内简单骨折（2块），合并干骺端粉碎；C3粉碎性的关节内骨折。该系统是目前公认的比较全面实用的分类方法，对于选择手术入路、固定方式及预后评价有很大的指导作用。

2）中医分型

无移位型：骨折无移位，或可为轻度嵌入骨折，腕关节轻度肿胀，无明显畸形，折端有环行压痛，纵轴挤压痛，前臂旋转功能障碍。

伸直型：远端向背侧移位，前臂下端呈“餐叉样”畸形，腕背侧可扪及骨折远端骨突。

屈曲型：远折端向掌侧移位，可伴下尺桡关节脱位，腕关节掌侧可扪及骨折远端骨突，畸形与伸直型相反。

半脱位型：桡骨远端背侧或掌侧缘骨折，合并腕关节半脱位，腕关节肿胀，畸形呈半脱位，腕横径增宽。

3. 桡骨远端骨折的病因病机

桡骨远端骨折多为间接暴力引起，应力作用于桡骨远端，使之发生骨折。常见于跌倒，肘部伸展，前臂旋前，腕关节背伸，手掌部着地致伤。或肘部伸展，前臂旋前，腕关节呈掌屈，手背部着地致伤。

4. 诊断

本病证参照《中华人民共和国中医药行业标准—中医病证诊断疗效标准》进行诊断。

病史：有明确外伤史。桡骨远端骨折多为间接暴力引起，应力作用于桡骨远端，使之发生骨折。

症状和体征：①腕部剧烈疼痛，肿胀明显，常波及手背和前臂下段；②移位严重者，出现餐叉样畸形或锅铲样畸形，腕关节和前臂旋转活动障碍，手指活动因疼痛而受限；③桡骨远端压痛明显，有纵轴挤压痛，触之有骨擦音。尺骨茎突较桡骨茎突向远侧突出。

辅助检查：X线正侧位片可作出诊断，表现出骨折类型和移位情况。多有以下表现：桡骨远端骨折块向背侧桡侧移位，骨折端向掌侧成角，或远端骨折块向掌侧桡侧移位，骨折端向背侧成角，桡骨短缩，骨折背侧骨质压缩嵌插，桡骨远端骨折块旋后。

（二）流行病学分布特征

桡骨远端骨折主要发生在6～10岁和60～75岁两个年龄段。在6～10岁阶段，男女发病率没有显著性差异；在60～75岁阶段，女性患者的发病率明显比男性患者增多，且随着年龄增加，其发病率逐步上升。从发生的原因看，在6～10岁阶段，主要是高能量损伤引起，也与年轻患者的骨骼发育有相关性；而在60～75岁阶段，低能量跌伤远比高能量创伤多，其原因与高龄、骨质疏松和肝肾亏虚相关。

（三）手法复位及夹板外固定

可使用传统手法整复、夹板外固定治疗。

手法整复应根据骨折复位“欲合先离，离而复合”的道理，要先使骨折断端充分分离，充分拔伸牵引，解除短缩畸形，恢复骨端长度。再行端提按压手法整复成角或侧方移位。折顶时应根据骨折端移位和成角的大小，适度灵活运用。

小夹板局部外固定是一种能动的固定方式，以夹板为主要固定材料，加之棉花、棉垫、绷带等辅助材料组成局部外固定力学系统，通过绷带对夹板的约束力、夹板对伤肢的杠杆力、棉压垫对骨折端的效应力来维持骨折复位效果。固定体位要灵活掌握，以解剖复位、骨折端稳定、利于功能恢复为原则。稳定性骨折复位后骨折端不易再移位，应采用腕关节伸直位固定，有利于功能恢复。对于移位骨折，整复后维持牵引，用4块夹板超腕关节固定。

1. 复位与固定方法一（可塑小夹板外固定法）

采用非麻醉下或血肿内麻醉下徒手整复。

1）伸直型桡骨远端骨折

（1）整复方法（牵引、掌屈、尺偏）：患者取坐位，助手双手固定患者前臂骨折近端，患肢前伸，前臂放中立位，术者双手握住骨折远端，双手拇指压住骨折远端背侧，相互对抗牵引徐徐拔伸后，术者双手扶持骨折远端使患肢腕关节屈曲掌屈，以纠正骨折端背侧移位，再在牵引下，使患肢腕关节尺偏，以纠正骨折端桡侧移位，牵引下松开左手，徐徐使患肢旋后，进行夹板固定（图3-7至图3-10）。

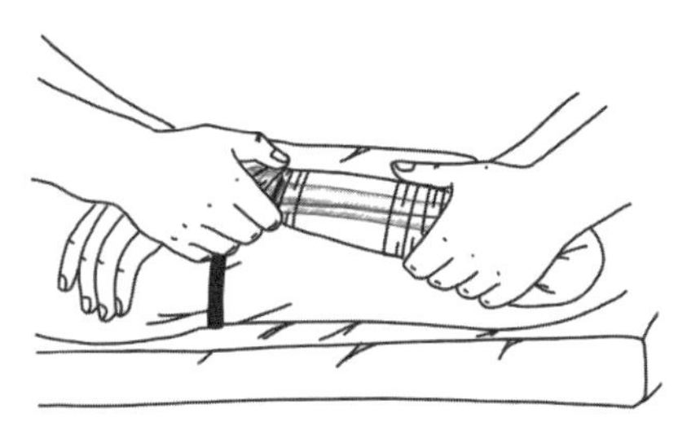

图3-7　牵引（纠正短缩移位）

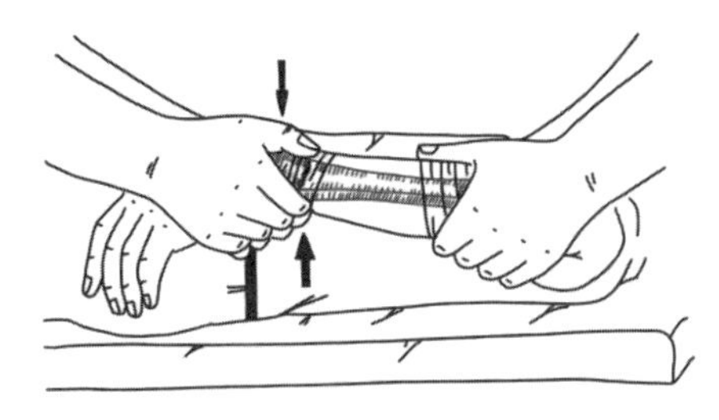

图3-8　掌屈（纠正掌倾角）

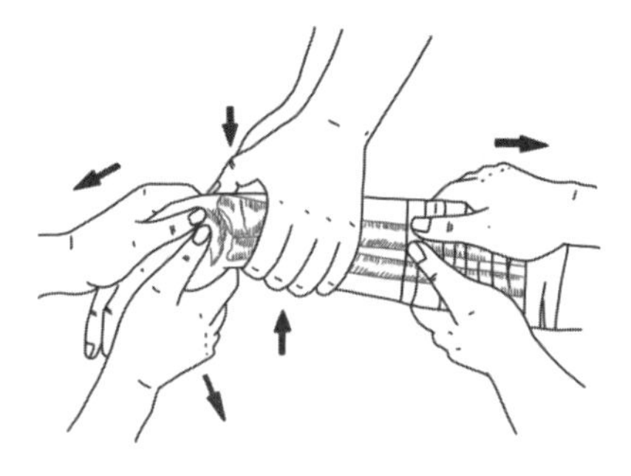

图3-9　尺偏（纠正尺偏角）

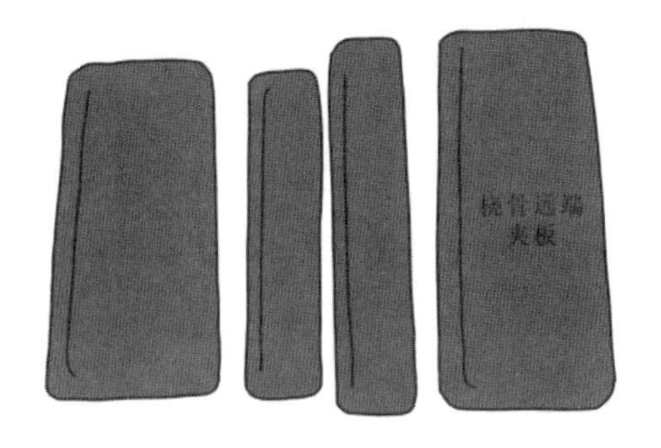

图3-10　常见桡骨远端夹板

（2）固定方法：骨折复位满意后，腕部外敷紫草油（院内制剂），前臂衬棉布，然后在患肢掌侧、背侧、尺侧、桡侧放置可塑小夹板，夹板近端达肘横纹下二指，桡侧板达第一掌指关节，尺、掌侧板平腕横纹。夹板间均留有1cm间隙，用橡皮膏胶带螺旋粘贴固定夹板，外用中号绷带包扎固定。使腕关节掌屈15°～30°，患肢屈肘90°，掌心朝上，用三角巾悬挂于胸前。3周内每周拍片、换绷带，以观察骨位，防止骨折再次移位，固定4～6周（图3-11）。

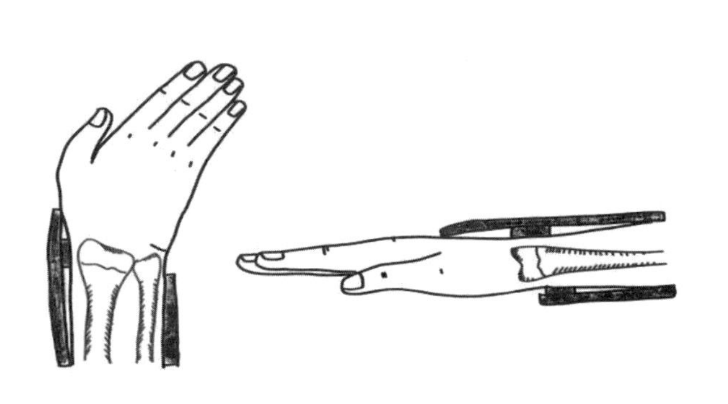

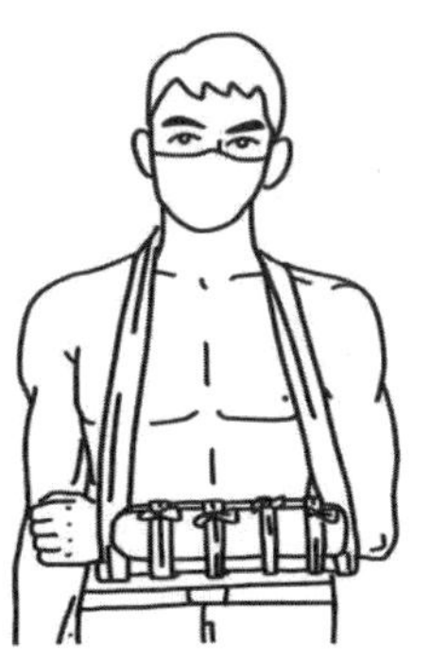

图3-11　固定方法

2）屈曲型桡骨远端骨折

（1）整复方法（以右侧为例）：患者取坐位，患肘伸直，前臂旋后，掌心向上。术者一手握住患肢的拇指，另一手握住其余四指，助手握住患者肘部，行对抗牵引。然后术者左手握住患肢前臂，右手示指顶住骨折近端，拇指将骨折远端向尺侧按压，以纠正桡侧移位。最后术者双手示指顶住骨折近端，双拇指将桡骨远端大力向背侧按压，以纠正掌侧移位，注意术者在完成这一整复的过程中，其右手始终保持着牵拉的力量。

（2）固定方法：骨折复位满意后，腕部外敷金黄散伤膏，前臂衬桃花纸，然后在患肢掌侧、背侧、尺侧、桡侧放置杉树皮夹板，夹板近端达肘横纹下二指，远端掌侧板达掌指关节，桡侧板达第一掌指关节，尺、背侧块平腕横纹，夹板间均留有1cm间隙。手掌根部及手掌中放置棉垫，用橡皮膏胶带螺旋粘贴固定夹板，外用绷带包扎固定。使腕背伸15°~30°，患肢屈肘90°，掌心朝上，用三角巾悬挂于胸前，3周内每周拍片、换绷带，以观察骨位，防止骨折再次移位，固定4~6周。

3）半脱位型桡骨远端骨折

（1）整复方法：背侧半脱位，助手握住肘部，术者握住腕部拔伸牵引后，术者一手维持牵引，一手用掌部环握患者腕部近端，用拇指将远端骨折块及脱位部向掌侧推挤复位，牵引下徐徐将腕关节掌屈，使伸肌腱紧张，防止复位的骨折片移位。掌侧半脱位，手法与背侧脱位型相反。

（2）固定方法：背侧半脱位，同伸直型桡骨远端骨折。掌侧半脱位，同屈曲型桡骨远端骨折。固定时间4~6周。

4）无移位型桡骨远端骨折

无须手法复位，只需将前臂进行杉树皮夹板固定，患肢屈肘90°前臂旋后，掌心向上位固定。夹板制作与固定同伸直型骨折，固定时间3~4周。

2. 复位与固定方法二（塑性弹力夹板外固定法）

1）伸直型桡骨远端骨折

（1）整复方法：牵抖复位法，此法适用于骨折线未进入关节，骨折端完整的青壮年患者。在局部血肿内麻醉或臂丛神经阻滞麻醉下，患者坐位或平卧位，患肢外展，肘关节屈曲90°，前臂中立位。一助手握住患肢前臂上段，术者两手紧握手掌，两拇指并列置于骨折远端背侧。两手其余手指置于腕掌侧，扣紧大、小鱼际，先顺畸形拔伸牵引2～3min，待重叠移位完全矫正后，将前臂远段旋前，在维持牵引力情况下，顺桡骨纵轴方向骤然猛抖，同时迅速尺偏掌屈，骨折即可复位。一次复位成功率高，易达到解剖复位，能满意地恢复掌倾角及尺偏角，对患者再损伤小。

（2）固定方法：待骨折复位后，塑性弹力磁性夹板固定，掌侧选用聚酯塑胶夹板一块，背侧板选用尼龙板一块，结构独特，呈联体圆弧形设计，向桡侧突出对桡骨远端进行环形包括，周围为弹力固定带，形状不规则。腕关节于背伸位，前臂旋中位。操作过程中注意以下技术要点。①塑性弹力中立位夹板的桡背侧环包板远端应放置在桡骨茎突下。②环包弹力固定带以骨折线为中心进行固定。③固定后不影响掌指关节活动。

2）屈曲型桡骨远端骨折

（1）整复方法：在局部血肿内麻醉或臂丛神经阻滞麻醉下，患者取坐位或仰卧位，术者立于伤侧，然后将患肢置于屈肘前臂旋前位，一助手紧握患肢肘臂，另一助手握持患手，对抗拔伸牵引2～3min，矫正骨折的嵌插或重叠移位。然后，术者用两手拇指由掌侧将骨折远端向背侧推挤，同时，用示指、中指、无名指三指将骨折近端由背侧向掌侧按压，与此同时，嘱牵引手部的助手缓缓将腕关节背伸尺偏，骨折即可复位。对粉碎性骨折在上述手法完成后，术者一手指同时捏住复位的断端，助手做背伸腕使粉碎的桡骨远端关节面塑形，恢复其平滑。

（2）固定方法：应在骨折远端的掌侧和近端的背侧，各放置一平垫，桡侧夹板和掌侧夹板下端应超过腕关节，限制手腕的桡偏和掌屈活动，尺侧夹板和背侧夹板不超过关节，以保持骨折对位。

3）半脱位型桡骨远端骨折

（1）整复方法：背侧缘劈裂骨折，患者取坐位，前臂中立位，助手握住前臂上段，术者两手紧握患腕，将患腕前后扣紧，与助手对抗拔伸牵引，并将腕部轻度掌屈，然后两手向中轴线相对挤压，在腕背之手用拇指推按背侧缘骨折块，使之复位。掌侧缘劈裂型骨折整复方法相反。

（2）固定方法：背侧缘劈裂骨折，在骨折远端的掌侧和背侧各放置一平垫，背侧夹板下端应超过腕关节，限制腕背伸活动，并将腕关节固定于轻度掌屈位。最后将前臂置中立位，屈肘90°，悬吊于胸前。掌侧缘劈裂骨折，固定方法则相反。

3. 复位与固定方法三（超腕关节固定）

1）伸直型桡骨远端骨折

（1）整复方法。

牵抖复位法：适用于骨折远端向背侧移位或骨折断端向掌成角，但骨折非累及关节，不是粉碎者。患者坐位或卧位，屈肘90°前臂中立位，一助手握住上臂，术者两手紧握手腕，双拇指放在骨折远端背侧，触摸准确继续牵引，待重叠基本矫正后，稍旋后猛力牵抖，同时掌屈尺偏，骨折得到复位。

提按复位法：适用于老年患者，骨折累及关节，粉碎骨折患者。患者平卧屈肘90°，前臂中立位，一助手握住拇指及其他四指，一助手握上臂对抗牵引，待嵌插骨折矫正后，术者先矫正旋转移位及侧方移位，然后双拇指挤按骨折远端背侧，其他手指置近端掌侧向上端提，骨折即可复位。

（2）固定方法：用4块夹板超腕关节固定。伸直型骨折先在骨折远端背侧和近端掌侧各放一平垫，然后用四块夹板固定，上端达前臂中、上1/3处，背侧板下达掌指关节处，宽度侧根据患肢形状塑形：在前臂处为1/3周径宽，在腕部则为自桡骨茎突至尺骨茎突，约为腕周径的1/2，在手掌背处为第一掌骨至第五掌骨，掌侧板下达远侧腕横纹，为前臂及腕部周径的1/3。

2）屈曲型桡骨远端骨折

屈曲型骨折牵引方法相似，复位方向相反。固定时则在远端掌侧和近端背侧各放一平垫，桡、掌侧夹板下端应超过腕关节，限制桡偏和掌屈。

（四）手术治疗

适应证：桡骨远端关节内骨折，关节面塌陷大于2mm，或伴有关节面压缩塌陷无法通过手法复位者；手法整复失败或复位后稳定性极差者；陈旧性骨折伴有严重畸形，影响功能者；桡骨下端开放性骨折、伴有血管、神经损伤者可考虑手术治疗。

1. 经皮克氏针固定

经皮克氏针固定治疗桡骨远端骨折是一种微创疗法，适用于不稳定的桡骨远端关节外粉碎骨折，以及一些简单的关节内骨折。最常用的是骨折间经皮撬拨技术，通过杠杆原理，撬拨塌陷的骨折块，并通过关节的磨合作用达到解剖复位的要求，C型臂透视满意后，克氏针可以维持复位。

2. 外固定支架技术

外固定支架技术主要适用于开放性关节内骨折、不稳定的关节外骨折、双侧骨折及干骺端粉碎性骨折伴有或不伴有桡尺骨不稳定等情况，尤其适用于桡骨远端骨折短缩畸形的矫正。外固定支架通过其所提供的持续牵引力维持骨折的持续复位。

3. 切开复位内固定

对于复杂的桡骨远端关节内骨折，合并下尺桡骨关节分离的关节内骨折以及陈旧性桡骨远端骨折都需要切开复位内固定治疗。手术能够在直视下复位，使骨折能够达到解剖复位，术后能够显著改善关节活动。自桡骨远端掌侧钢板问世后，越来越多的桡骨远端骨折患者选择切开复位内固定术。

4. 腕关节镜辅助下复位固定

桡骨远端骨折合并下尺桡关节损伤，导致下尺桡关节活动受限疼痛，桡骨远端骨折合并三角纤维软骨复合体（TFCC）损伤是导致下尺桡关节损伤及不稳定且影响腕关节功能的主要原因。近些年来，随着关节镜技术的不断发展，腕关节镜下手术逐渐在临床开展。在腕关节镜下辅助手术复位，可以达到解剖复位，关节面更加平整。同时可以通过腕关节镜下对腕关节韧带、软骨、TFCC 损伤进行探查、修补及清理。

5. 人工腕关节置换

人工腕关节的发展已经历了40余年，随着腕关节假体的不断更新发展，人工腕关节置换术也在不断发展。人工腕关节置换术适用于桡骨远端粉碎骨折及腕关节肿瘤的治疗。腕关节置换发展时间还较短，新材料、新假体及手术方式也不断在发展，关节置换术后假体松动失效、关节粘连、软组织不平衡等问题还需临床进一步探讨。

（五）药物治疗

1. 外治

外敷膏剂、散剂、水剂等，也可采用熏、洗、灸等方法。早期可用活血化瘀、消肿止痛制剂，如消定膏（院内制剂）等；中、晚期宜用温经通络、化瘀止痛、续筋接骨之剂，也可采用中药汤剂熏洗局部，以舒筋通络，如用川芎行气洗剂、海桐皮汤、舒筋活络洗剂、四肢损伤洗方等。有严重张力性水疱和使用伤膏后过敏者应避免使用。

2. 内服

根据骨折三期辨证施治。

（1）骨折初期：活血化瘀、消肿止痛治疗。

可选用姜枝治血汤加减：片姜黄8g、桑枝10g、桃仁10g、红花5g、当归尾10g、赤芍12g、泽兰10g、川芎8g、延胡索10g、骨碎补10g、川续断10g、土鳖虫8g。

桃红四物汤加减：桃仁10g、红花10g、当归10g、川芎10g、白芍10g、车前草20g、大黄6g（后下）、甘草 6g。

红桃消肿合剂加减：当归12g、川芎9g、生地黄12g、香附9g、牛膝9g、甘草6g、延胡索12g、桃仁9g、木瓜6g、枳壳9g、连翘9g、金银花12g、桂枝6g、乳香9g、没药9g、续断12g、红花12g。

筋骨痛宁胶囊：由大黄、土鳖虫、乳香、没药、当归、红花、川芎、连翘、栀子、冰片等组成。用于骨折前期疼痛、肿胀，每次4～6粒，每天3次口服。

（2）骨折中期：和营、活血、舒筋、续骨治疗。

可选用归芎养骨合剂加减：当归12g、川芎9g、生地黄12g、香附6g、续断12g、天花粉9g、牛膝9g、甘草5g、骨碎补5g、枳壳9g、木瓜6g、透骨草6g、桂枝6g、土鳖虫9g、地龙9g。

填髓胶囊：由骨碎补、土鳖虫、桃仁、红花、乳香、没药、丹参、

三七、血竭、地龙等十四味中药组成。每次5粒，每天3次口服。

（3）骨折后期：调气血、强壮筋骨、补益肝肾治疗。

可选用熟地壮骨合剂加减：当归12g、川芎9g、白芍9g、熟地黄12g、党参12g、白术9g、续断12g、牛膝9g、甘草5g、木瓜6g、龙骨12g、牡蛎12g、茯苓20g。

熟地强筋合剂加减：熟地黄12g、山药30g、牛膝12g、续断12g、泽泻9g、黄芪12g、甘草6g、山茱萸9g、牡丹皮9g、五加皮9g、木瓜9g、地龙9g、茯苓20g。

八珍汤、补肾壮筋汤等加减。

或口服本院内制剂"十味骨康口服液"以促进骨折愈合，防治骨质疏松。

（六）练功

1. 骨折早期治疗

方法：在复位固定后当天或手术处理后次日，患者应该开始做肱二头肌、肱三头肌等张收缩练习，防止肌腱粘连和肌萎缩。患肢未固定关节的活动，包括肩部悬挂位摆动练习和肘关节主动屈伸练习。2～3天后做手部关节主动运动，手指屈伸，并逐渐增加运动幅度及用力程度。如果没有石膏固定，可做肘关节屈伸活动，角度由小到大，加大活动范围。如合并患侧上臂、肘、手部瘀肿明显者，在不影响骨折端固定稳定的前提下行患肢"手指点穴"及上臂、肘部"中药涂擦"治疗。对于手部肿胀明显，影响手指主动屈伸锻炼的患者，可帮助患者进行手指的被动屈伸活动。

2. 骨折中期治疗

方法：①继续坚持手指抓握锻炼及手指的灵活性锻炼。②前臂旋转功能练习，内旋40°，外旋30°左右，逐渐加大，同时行肘关节伸屈活动。

3. 骨折后期治疗

以关节松动术为主，每天1～2次。

1）桡腕关节松动

（1）牵拉与挤压，患者坐位，肢体放松，屈肘前臂旋前置于桌面，术者面对患者，一手固定其前臂远端，另一手握住腕关节的近排腕骨处，做纵向牵拉，挤压桡腕关节。

（2）前后位滑动，患者前臂中立位，术者一手固定前臂远端，另一手握住近排腕骨部位，轻牵引下，分别向掌背侧滑动近排腕骨。

（3）桡尺侧方向滑动，患者前臂旋前位，术者一手固定桡骨远端，另一手握住近排腕骨处，轻牵引下，分别向桡尺侧滑动桡腕关节。

（4）旋前，旋后位滑动，术者一手固定前臂远端，另一手握近排腕骨处，分别将腕关节做旋前、旋后运动。

2）桡尺关节松动

（1）患者前臂旋后位，术者双手握住患者尺骨远端，拇指在掌侧，其余4指在背侧，术者尺侧手固定，桡侧拇指将桡骨折端向背侧推动。

（2）患者前臂旋前位，术者拇指在背侧，其余4指在掌侧，桡侧手固定，尺侧拇指将尺骨向掌侧推动。

3）腕间关节松动

前后位滑动，患者前臂中立位，一手握近端，另一手握远端，往返推动。做上述运动后，嘱患者向各方向活动腕关节，每天2次，每次30～60min。

4. 作业疗法

有目的地进行训练，目的是增强肌力、耐力、整体协调能力，比如持笔写字，计算机键盘操作，握拳运动。

桡骨远端发生骨折后，尤其是粉碎型骨折后，很可能引起日后的功能障碍，若未及时康复治疗还会有肩、肘、指和掌指关节，及前臂的活动障碍。因此要及时指导患者进行正确的功能锻炼，骨折复位固定后，即应鼓励患者积极进行指间关节、指掌关节屈伸锻炼及肩肘关节活动。当骨折基本愈合，即进入恢复期康复训练。可以开始进行腕关节屈、伸主动练习，腕关节屈曲抗阻练习。而后，每隔3～4天即增加前臂和腕关节的练习强度和难度。在关节活动范围训练中，忌用暴力强扳，以免引起新的损伤。在恢复期，患者还应增加一些手部应用性活动训练，如搭积木、编织等。

5. 其他疗法

可辅以局部红外线、中波离子导入、消瘀通络熏条及骨折治疗仪理疗，促进瘀血深部吸收，使局部肿胀早日消退，为日后关节功能恢复创造条件，并大大减少日后关节的残留隐痛。对于骨折中、后期患处疼痛甚者可用超激光疼痛治疗仪治疗。

（七）调护

1. 骨折早期护理

（1）心理护理：老年患者顾虑多，对预后缺乏信心，对治疗反应消极，护理应重点从心理上解除顾虑，与患者建立融洽友好的关系，取得患者的信任，使其积极配合治疗。

（2）生活护理：给予安静舒适的环境，保证其充足的睡眠，给予进食易消化的食物。

（3）外固定后护理：置患肢于治疗体位，保持有效的外固定。冬天应注意患肢末节的保暖，并观察患肢手指的血液循环。

（4）患肢肿胀的护理：骨折整复后，往往在原有损伤的程度上加重其损伤，所以血肿严重，应在医生的指导下放松外固定物保持正确体位，患肢用中药湿敷，促进患肢血运循环，利于消肿。如出现张力性水疱者，可抽出液体，然后用凡士林油纱布敷贴。夹板位置、扎带的松紧度要适宜。

（5）做好手术护理：采用手术者充分做好术前准备与术后护理，对老年骨折患者甚为重要，因多数老年患者并存内科疾病，主要为心血管疾病、脑神经疾病、呼吸系统疾病、内分泌疾病、泌尿系疾病、消化道疾病等。因此要详细了解病情，听其主诉时应向家属询问清楚。患者反应迟钝、对病伤不敏感，易掩盖临床症状，检查时应详细全面了解其是否存在合并症或内科疾病，针对其合并症，术前及早给予对应处理。术后注意观察切口的渗出、感染情况，渗出多时应及时更换敷料。指导患者及时恢复功能锻炼。具体锻炼方法应根据患者全身健康情况、伤情及手术内固定稳定性而区别制定。术后预防肺炎、心脑血管意外及切口感染等常见并发症，并精心护理。

2. 骨折中期护理

（1）吃饭、穿衣等活动时，务必有家人保护，注意安全，以防跌倒再次损伤。

（2）将前臂取相应治疗体位，三角巾悬挂于胸前，保持有效的外固定。夹板固定者应及时调整布带的松紧度，上下移动范围以1cm为宜。

（3）定期门诊复查，根据X线片显示骨折愈合情况，选择时机去除外固定。

（4）观察伤肢疼痛及肿胀情况，发现局部出现异常疼痛及肿胀及时来院检查。

（5）加强营养，防治内科并发症。

3. 骨折后期护理

（1）吃饭、穿衣等活动时，务必有家人保护，注意安全，以防跌倒再次损伤。

（2）坚持功能锻炼，预防肩、手并发症。

（3）观察伤肢疼痛及肿胀情况，发现局部出现异常疼痛及肿胀及时来院检查。

（4）平时注意营养，多晒太阳，逐渐自理日常生活。

（5）定期门诊复查，根据X线片显示骨折愈合情况，选择时机去除内固定。

4. 饮食疗法

1）骨折早期

由于骨折部位瘀血肿胀，经络不通，气血阻滞，此期需注意活血化瘀，行气消散。患者骨折部位疼痛，食欲及胃肠功能均有所降低，因此饮食应以清淡开胃、易消化、易吸收的食物为主，如蔬菜、蛋类、豆制品、水果、鱼汤、瘦肉等，制作以清蒸炖熬为主，避免煎炸炒烩的酸辣、燥热、油腻之食品。尤不可过早施以肥腻滋补之品，如骨头汤、肥鸡、炖水鱼等，否则瘀血积滞，难以消散，必致拖延病程，使骨痂生长迟缓，影响日后关节功能的恢复。

食疗方：三七10g，当归10g，肉鸽1只，共炖熟烂，汤肉共进，每天

1次，连续7～10天。

2）骨折中期

此时患者从生理上及精神上对骨折后的情况有所适应，骨折所引起的疼痛也已缓解，瘀血肿胀大部分消失，食欲及胃肠功能均有所恢复。饮食上应由清淡转为适当的高营养，以满足骨痂生长的需要，可在初期的食谱上加以骨头汤、三七煲鸡、鱼类、蛋类及动物肝脏之类，以补给更多的维生素A、维生素D、钙及蛋白质。适当多吃一些青椒、西红柿、苋菜、青菜、包菜、萝卜等富含维生素C的蔬菜，以促进骨痂生长和伤口愈合。

食疗方：当归10g，骨碎补15g，续断10g，新鲜猪排或牛排骨250g，炖煮1h以上，汤肉共进，连用2周。

3）骨折后期

受伤6周以后，骨折部瘀肿基本吸收，已经开始有骨痂生长，此为骨折后期。治疗宜补，通过补益肝肾、气血，以促进更牢固的骨痂生成，以及舒筋活络，使骨折部的邻近关节能自由灵活运动，恢复往日的功能。饮食上可以解除禁忌，食谱可再配以老母鸡汤、猪骨汤、羊骨汤、鹿筋汤、炖水鱼等，能饮酒者可选用杜仲骨碎补酒、鸡血藤酒、虎骨木瓜酒等。

食疗方：可用枸杞子10g，骨碎补15g，续断10g，薏苡仁50g，将骨碎补与续断先煎去渣，再入余2味煮粥进食。每天1次，7天为1疗程。每1疗程间隔3~5天，可用3~4个疗程。

（八）典型病例

患者王某，女性，55岁，于2016年7月就诊。

主诉：摔伤致左腕肿痛、畸形3h。

诊见：左腕明显肿胀，局部瘀青，关节局部环形压痛（+），纵轴叩击痛（+），左腕关节活动受限，远端关节血运可，感觉正常，舌淡暗，苔薄白，脉弦。

X线检查提示：左桡骨远端粉碎性骨折（图3-12、图3-13）。

既往史无特殊，无高血压、糖尿病等慢性疾病。52岁绝经。

中医诊断：上肢骨折，气滞血瘀证。

西医诊断：左桡骨远端骨折。

整复方法：牵抖复位法，此法适用于骨折线未进入关节，骨折端完整的青壮年患者。在局部血肿内麻醉或臂丛神经阻滞麻醉下，患者坐位或平卧位，患肢外展，肘关节屈曲90°，前臂中立位。一助手握住患肢前臂上段，术者两手紧握手掌，两拇指并列置于骨折远端背侧。两手其余手指置于腕掌侧，扣紧大鱼际和小鱼际，先顺畸形拔伸牵引2～3min，待重叠移位完全矫正后，将前臂远段旋前，在维持牵引力情况下，顺桡骨纵轴方向骤然猛抖，同时迅速尺偏掌屈，骨折即可复位。一次复位成功率高，易达到解剖复位，能满意地恢复掌倾角及尺偏角，对患者再损伤小。

中药治则：以行气活血，消肿止痛。

方用桃红四物汤加减，桃仁10g、红花10g、当归10g、川芎10g、白芍10g、车前草20g、大黄6g（后下）、甘草6g。每天1剂，连续服用1～2周。中成药用伤科接骨片续筋接骨，西药则用塞来昔布缓解疼痛。

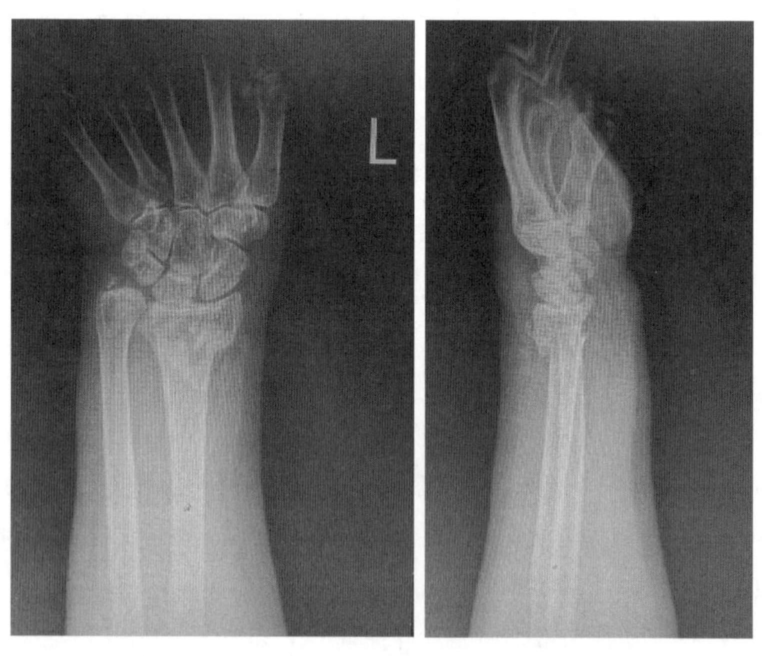

图3-12　受伤后

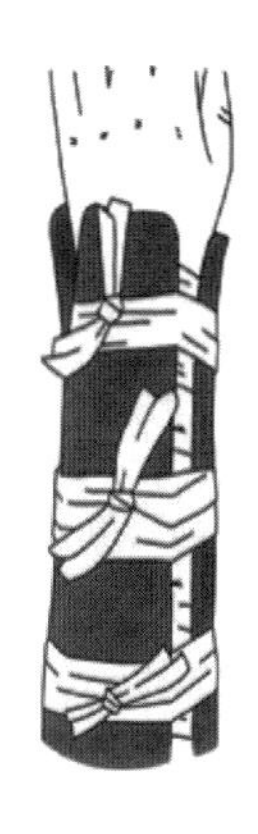

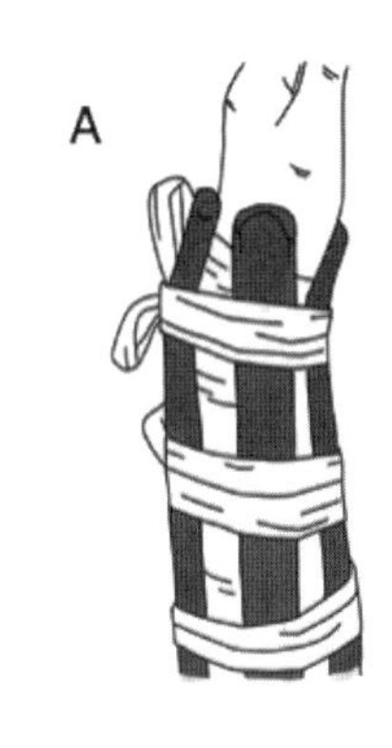

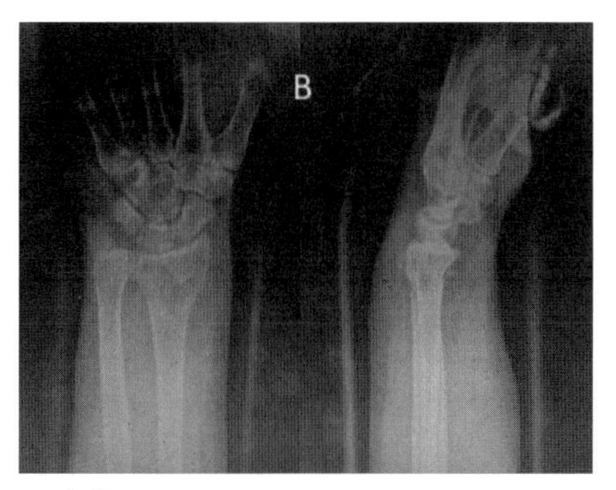

图3-13　复位后

按语：桡骨远端骨折多由跌倒时手掌用力撑地引起。老年患者因伴有骨质疏松，其桡骨远端骨折常表现为粉碎性骨折，且波及下尺桡关节、桡腕关节，给复位及固定造成一定难度。保持桡尺骨相对长度、恢复关节面平整及掌倾角、尺偏角是复位的关键，如复位不良则会引起腕关节畸形、慢性疼痛、关节炎、活动障碍等并发症，尤其是骨折后桡骨短缩引起腕关节功能障碍临床常见。手法复位小夹板外固定是利用中医正骨摸、接、端、提、推、拿、按、摩等手法将骨折复位，再利用缚带、夹板、纸压垫达到平衡肢体重力和肌肉张力引起的骨折再移位。此法操作简单、费用低廉，患者痛苦小、依从性好，此案患者未至老年，骨质疏松情况不甚严重，骨折移位不大，但仍需谨慎，有部分患者出现骨折再移位，导致骨折畸形愈合的发生，可能原因为小夹板外固定对骨折端无牵引作用，固定相对不牢固。所以在临床过程中需要把握好夹板使用的适用类型，对涉及关节面或者不稳定性的桡骨远端骨折可选择内固定等治疗方式。

三、胸腰椎骨折

（一）概述

1. 胸腰椎骨折的概念

胸腰椎骨折是指在外力作用下导致胸腰椎体骨质连续性的破坏，常伴有韧带、关节囊、椎间盘损伤，是发病率最高的脊柱骨折（fractures of the spine），约占脊柱骨折的40%。胸腰椎是负重、运动、吸收震荡及平衡肢体的重要结构，还具有支持及保护内脏和脊髓等作用。胸腰椎骨折多因间接暴力引起，好发于活动范围较大的椎体，如第11～第12胸椎、第1～第2腰椎。胸腰椎骨折的原因也与患者年龄密切相关，年轻患者常因高能量的损伤发生胸腰椎骨折，老年人多由于骨质疏松和认知能力下降而发生骨质疏松脊柱压缩骨折（osteoporotic vertebral compression fractures，OVCF），这些患者通常无或只有轻微的外伤史，即出现腰背部的持续疼痛。X线片通常显示椎体普遍的骨质疏松，病椎常会被均匀的压缩。胸腰椎骨折后椎体移位及椎管占位可以并发脊髓或末尾马尾损伤，病情严重者可致截瘫，甚至危及生命；长期卧床又易引起压疮、坠积性肺炎等其他严重并发症；治疗不当的单纯压缩性骨折，亦可遗留慢性腰痛。

中医并无胸腰椎骨折病名，历代医家将之称为“背脊骨折”“腰骨损断”“背脊骨伤”等。

2. 胸腰椎骨折分型

1）Boehler分型

1929年Boehler根据不同损伤机制下的形态学表现，结合脊柱损伤患者X线检查，将胸腰椎骨折分为①压缩型骨折；②牵拉屈曲型骨折；③牵拉伸展型骨折；④剪力型骨折；⑤旋转型骨折。尽管该分型忽视了骨折稳定性，仍为胸腰椎骨折的研究奠定了基础。

2）Denis三柱理论分型

1983年Denis在“二柱”理论的基础上，将椎体后壁、后方纤维环及后纵韧带界定为“中柱”，提出了自己的“三柱”理论。1984年Ferguson进一步完善Denis的三柱概念，将前柱定为椎体和椎间盘的前2/3和前纵韧带；中柱为椎体和椎间盘的后1/3及后纵韧带；后柱包括关节突关节和关节囊，上棘间韧带、下棘间韧带、棘上韧带和黄韧带。Denis还提出胸腰椎骨折的4种分型：压缩骨折、爆裂骨折、安全带型骨折、骨折脱位，并给每一种骨折类型制订了具体定义，让人们对脊柱结构及其功能单位的认识不断深化。同时他还将神经功能状态也加入不稳定程度的评估标准中，将胸腰椎骨折后脊柱的不稳定性分为三度：Ⅰ度为机械性不稳定，主要指严重的压缩骨折和安全带型骨折；Ⅱ度为神经性不稳定，主要指爆裂骨折；Ⅲ度为机械性和神经性的不稳定，主要指具有神经损伤症状的压缩骨折和骨折脱位，并且强调Ⅲ度骨折不稳定的患者，在减压的同时需行内固定术。

3）Magerl/AO分型及其修订分型

1994年Magerl等学者根据脊柱的损伤机制和骨折形态，最初提出脊柱骨折的AO分型，该分型由A到C损伤逐渐加重，其中：A型为轴向的不稳定；B型增加了矢状面的不稳定；C型为3个面的不稳定，常伴有旋转。每个大类根据骨折形态、骨折部位、移位方向及韧带损伤情况又分为3个亚型，即A型包括：压缩骨折（A1）、分离型的骨折（A2）及爆裂骨折（A3）；B型包括：以韧带为主的后柱损伤（B1）、骨性为主的后柱损伤（B2）及椎间盘的前方损伤（B3）；C型包括：A型骨折伴有旋转（C1）、B型骨折伴有旋转（C2）、剪切性损伤伴有旋转（C3）。该分型是根据骨性和软组织损伤进行逐级分类，对骨折类型的描述较全面，可以评估脊柱的稳定性，对临床的指导意义较大。但由于其分型繁琐，临床难以熟练应用，各亚型之间一致性较差，所以临床应用受限。

最新修订的胸腰椎损伤的AO评分系统（TL AOSIS）对每一种损伤根据骨折形态神经功能状态和临床修正参数进行数据化的评分，并根据分值的大小代表相对应分型损伤程度，即分值越高对应损伤程度越严重。具体的损伤所对应的分值如下。A型-压缩型骨折：A0-0分；A1-1分；A2-2分；A3-3分；A4-5分。B型-张力带型骨折：B1-5分；B2-6分；B3-7分。C型-转化伤：8分。神经功能状态：N0-0分；N1-1分；N2-2分；N3-4分；N4-4分；Nx-3分。临床修正参数：M1-1分；M2-0分。所有得分并非依次逐渐增加的，由于A3到A4分型的严重程度增加，也由于A4和B1之间的损伤严重程度相似，所以A4和B1同时记为5分。神经功能状态从N0到N4损伤的严重程度呈现一个不均衡的增加，N2（神经根损伤并有神经症状）到N3（不完全性脊髓损伤）之间存在实质性的区别，所以N3的记分被提升为4分。Nx得3分是为了提醒医生了解不完全脊髓损伤的手术稳定和减压的紧迫性，在没有能力排除神经损伤时，必须采取谨慎的态度。以上各项得分的总和即为该型损伤的AO总评分，该评分系统的建立能帮助胸腰椎损伤的评定、稳定性判定、神经功能状态及手术适应证确定。基于胸腰椎损伤的AO评分系统（TL AOSIS）建议小于或等于3分者考虑非手术治疗，4分和5分者可以选择手术或非手术治疗，大于5分行手术治疗。

4）McCormack分型/脊柱载荷分型

基于以上分类方法的局限性，McCormack等得益于CT等检查方法提出脊柱载荷评分系统（load sharing classification，LSC），该系统以CT及X线评估椎体粉碎程度、碎骨块突入椎管的位移以及需矫正的后凸畸形度数3个方面进行计分。①通过CT矢状重建评价粉碎程度，椎体粉碎＜30%者计1分；椎体粉碎30%～60%者计2分；椎体粉碎＞60%者计3分。②通过CT平扫评价骨折片移位程度，碎片移位0～1mm计1分；碎片移位＞2mm，范围＜50%椎体横面积计2分；碎片移位＞2mm，范围＞50%椎体横面积计3分。③通过胸腰椎侧位X线片评价后凸畸形，后凸角≤3°计1分；后凸角4°～9°计2分；后凸角≥10°计3分。以上3方面评分相加即为载荷总分，分数越高，则该节段损伤椎体承受轴向载荷的能力越小，行后路短节段固定失败率越高。有学者认为LSC系统对前中柱负荷有精确的判断，能对胸腰椎骨折的手术治疗做出更好的指导。

5）TLICS分型系统

2005年由美国脊柱创伤研究学组（The Spine Trauma Study Group，STSG）的Vaccaro等学者结合患者神经功能损伤情况和X线、CT、MRI等影像学检查提出胸腰椎损伤评分系统（thoracolumbar injury severity score，TLISS）/胸腰椎损伤分型及评分系统（thoracolumbar injury classification and severity score，TLICS）。TLISS评分系统的基础是①基于X线、CT、MRI等影像学资料了解受伤骨折的形态学表现；②椎体后方复合韧带结构的完整；③患者脊髓的神经功能状态。

具体评分标准是①骨折的病理形态。压缩性骨折计1分；爆裂性骨折计2分；旋转性骨折计3分；牵张性骨折计4分。同时具有两种或两种以上骨折病理形态时取最高分。②后方韧带复合体（posterior ligamentous complex，PLC）的完整性。完整者计0分；不完全损伤者计2分；完全损伤者计3分。③神经功能情况。无神经损害者计0分；完全性脊髓损伤者计2分；马尾综合征或不完全损伤者计3分，各项分值相加即为TLICS总评分。依据影像学明确判断脊柱稳定性、脊髓是否受压、压迫部位、程度及范围是制订治疗方案的主要依据，并计算TLICS总评分，建议小于或等于3分者考虑非手术治疗，4分者可以选择手术或非手术治疗，大于或等于5分建议行手术治疗。

6）其他常用分型

（1）根据骨折后的稳定性分型。A.稳定型骨折（stable fracture），单纯性椎体压缩骨折（椎体压缩高度未超过50%，不合并附件骨折或韧带撕裂），或单纯附件（横突、棘突或椎板）骨折。B.不稳定型骨折（unstable fracture），椎体压缩高度超过50%；椎体成角＞20°；骨折伴脱位；压缩骨折伴棘突或棘间韧带断裂。这类损伤使维持脊柱的稳定因素遭到严重破坏，如前、后纵韧带，椎间盘纤维环，黄韧带及小关节囊韧带，棘上韧带和棘间韧带等出现断裂或不同程度的损伤。一旦脊柱稳定结构受到破坏，骨折后则易发生移位或脱位，严重时可压迫脊髓和马尾神经，可遗留神经功能障碍。

（2）依据骨折的形态分型。①压缩骨折，椎体前方受压缩楔形变。压缩程度以椎体前缘高度占后缘高度的比值计算。分度为前缘高度与后缘高度之比。Ⅰ度为1/3，Ⅱ度为1/2，Ⅲ度为2/3。②爆裂骨折，椎体呈粉碎骨折，骨折块向四周移位，向后移位可压迫脊髓、神经，椎体前后径和横径均增加，两侧椎弓根距离加宽，椎体高度减小。③撕脱骨折，在过伸、过屈位损伤时，在韧带附着点发生撕脱骨折，或旋转损伤时的横突骨折。④Chance骨折，经椎体、椎弓及棘突的横向骨折。⑤骨折-脱位（fracture-dislocation），脊柱骨折并脱位，脱位可为椎体的向前或向后移位并有关节突关节脱位或骨折。脱位亦可为旋转脱位，一侧关节突交锁，另一侧半脱位。

3. 胸腰椎骨折的病因病机

胸腰椎骨折多是由间接暴力导致，临床常有屈曲、后伸、侧屈、旋转、垂直压缩和水平剪切暴力等6种基本形式。直接暴力导致的临床较少见，直接暴力在胸腰部多造成横突或突骨折。上胸椎（T1～T10）由于受到胸廓的限制，相对坚固，不易发生骨折，一旦外界暴力足够大而导致骨折，并由于胸椎管的面积小，通常都会造成严重的脊髓损伤，并且也会合并有胸部的损伤，如单发或多发的肋骨骨折、气胸、血胸或血气胸。且胸椎的关节突位于冠状位，呈叠瓦状排列。致伤的暴力通常为屈曲、轴向负荷、旋转、过伸等，或为组合的暴力。最常见的损伤方式为首先出现小关节的骨折，严重时可发生交锁而造成椎体的脱位，同时也会伴有相应椎体的压缩骨折或爆裂骨折。下胸椎及腰椎的损伤（T11～L5）时，由于上胸椎受到胸廓的限制，而腰骶部（L4～S1）由于受到腰骶韧带的保护，使得二者的活动度显著受限。而胸腰椎的移行部（T11～L2）活动度大，第11、第12肋骨的保护薄弱，从而造成了该部位更易受伤。下胸椎及腰椎的损伤，致伤的暴力通常为屈曲、轴向负荷、旋转、过伸等或为组合的暴力。

4. 胸腰椎骨折的诊断

胸腰椎骨折的诊断一般不困难。患者有明显外伤史，如车祸、从高处坠落、重物砸伤、塌方等，出现胸腰部疼痛，不能起立、翻身困难等症状，伴有腹膜后血肿者，由于植物神经的刺激引起肠蠕动减慢出现腹胀、腹痛、便秘等症状；如合并有脊髓、马尾神经损伤者可出现相应神经脊髓支配区域运动、感觉障碍，甚至大小便失禁。X线片、CT或MRI可明确骨折移位情况及类型。

（二）流行病学分布特征

在青壮年患者中，高能量损伤是其主要致伤因素，这类损伤常合并脊髓、神经损伤，致残率高。在中老年患者里，由于存在骨质疏松，损伤因素多为低能量，如平地滑倒、跌倒等。李盛华等通过对1 005例胸腰椎骨折病例的流行病学特征进行分析，认为青壮年时期男性多于女性，中老年时期女性多于男性，胸腰椎骨折的高发人群在46～60岁；仅限于胸腰段椎体骨折（T11～L2）占全部胸腰椎骨折的73.3%；合并脊髓或神经损伤占全部胸腰椎骨折的14.5%；骨折的原因以车祸和坠落伤为主，成人体力劳动者为发生率较高的人群。王兴斌等学者通过回顾性分析沈阳军区总医院收治的创伤性胸腰椎骨折临床特点，指出40～59岁年龄段是主要发病年龄，高坠伤是主要致伤原因；20～39岁年龄段，重物砸伤所致患者性别比、神经损伤百分比、合并症发生率最高。

（三）胸腰椎骨折的中医药治疗

1. 中医分期辨证论治

（1）早期（血瘀气滞证）

特点：伤后1～2周，损伤早期，瘀血停积、血瘀气滞、肿痛并见，症见局部肿胀、疼痛剧烈，胃纳不佳，大便秘结，舌淡红或暗红，苔薄白，脉弦紧。

治则：行气活血，消肿止痛。

方药：血府逐瘀汤加减，药用柴胡6g、枳壳6g、赤芍15g、甘草6g、桃仁15g、红花10g、生地黄15g、当归10g、川芎6g、牛膝10g、桔梗6g。如腑气不通，大便秘结，治宜行气导滞，通腑祛瘀，可选用大成汤。若大便干结难下，治宜润肠通便，可用番泻叶10g焗服。由于这类患者多为老年人，骨折早期即有气血不足、肝肾亏虚等证型存在，因此，在治疗进程中应虚实兼顾，应在活血化瘀，行气导滞的基础上给予补气血、补肝肾的中药，或具有同等功效的中成药。

（2）中期（营血不调证）

特点：伤后3～4周，损伤中期，筋骨虽续而未坚，肿痛虽消而未尽，症见局部疼痛程度已有减轻，但活动仍受限，舌暗红，苔薄白，脉弦缓。

治则：活血和营，接骨续筋。

方药：接骨紫金丹加减。药用土鳖虫15g、乳香6g、没药6g、自然铜10g、骨碎补15g、大黄6g、血竭10g、硼砂6g、当归15g。或具有同等功效的中成药。

（3）后期（肝肾不足证）

特点：伤后4周以上，损伤日久，正气必虚，筋骨不坚，症见腰部酸软、四肢无力、活动后腰部仍隐隐作痛，舌淡苔白，脉虚细。

治则：补益肝肾，接骨续筋，舒筋活络。

方药：独活寄生汤加减。药用独活10g、细辛3g、秦艽6g、肉桂3g（焗服）、防风10g、桑寄生15g、杜仲10g、牛膝10g、当归6g、川芎6g、熟地黄15g、白芍15g、党参12g、茯苓12g、甘草6g。或具有同等功效的中成药。

2. 外用药

中医外用药主要针对胸腰椎骨折部位疼痛或改善肠道蠕动减慢导致的腹胀、大便不通症状。

（1）敷贴药：使用时将药物制剂直接敷贴在损伤局部，使药物发挥疏通经络、活血消肿止痛作用，可收到较好的疗效，胸腰椎骨折早期可使用我院的冰樟四黄膏、凉性经筋通贴膏等制剂；骨折中、后期可用温性经筋通贴膏、跌打祛风膏等制剂，视疼痛部位大小及程度，每天外敷1～3贴，每次4～6h。

（2）中药热熨法：用粗盐、黄砂、米糠、麦皮、吴茱萸等炒热后装入布袋中热敷患处，简便有效，适用于各种胸腰椎骨折早期患者因腑气不通而致大便不通畅、尿潴留者，后期风寒湿型筋骨痹痛等症。常用五子经验方，莱菔子、白芥子、菟丝子、吴茱萸、苏子各60g，生盐1 000g。共炒热或用微波炉加热后用布包裹，待温度适宜后热熨患部（注意勿烫伤皮肤），每天3～5次，每剂药可反复使用多次。另外，热熨治疗时可以辅以腹部按摩，促进胃肠运动。

（3）中药外用熏洗：对于骨折后期，腰背部遗留的活动不利或酸痛不适症状的部位给予中药外用熏洗，可选用桂枝、宽筋藤、海桐皮、两面针、路路通、艾叶、干姜、威灵仙等具有舒筋活络的中药水煎，亦可选用院内制剂舒筋外洗颗粒，进行外用熏洗，每天2次。

3. 手法整复

手法整复在我国有着悠久的历史。清代吴谦在《医宗金鉴》中指出：“夫手法者，谓以两手安置所伤之筋骨，使仍复于旧也。”元代李仲南在《永类钤方》中指出：“凡腰骨损断，先用门扉一片，放斜一头，令患人覆眠，以手悍止，下用三人拽伸，医以手按损处三时久。”元代危亦林的《世医得效方》中记载了悬吊复位法治疗脊柱骨折。清代钱秀昌《伤科补要》记载“攀索踏砖法”通过自身体重整复屈曲型骨折，并用“通木”对脊柱进行外固定。手法整复的机理主要是通过手法整复使脊柱处于过伸体位，骨折椎体以后柱作为支点，将前纵韧带拉伸，通过前纵韧带及纤维环的张力作用，不仅可以恢复椎体的高度，纠正后凸畸形，对椎管内突出的骨折块也有回纳作用。

（1）整复方法：胸腰椎压缩骨折不合并脊髓、神经损伤者，可采用手法复位治疗。不稳定型骨折脱位无论有无脊髓损伤，均应慎用手法复位。不当的手法复位有加重脊髓损伤的可能，会造成不可挽回的后果。老年体弱、骨质疏松的患者，一般不主张手法复位，仅卧床休息3个月左右或适当的练功活动即可。

枕垫复位法：对于胸腰段轻度压缩骨折者，垫枕法复位是中医治疗的经典方法，有着悠久的历史和良好的临床疗效，到目前为止，该疗法仍是非手术疗法治疗胸腰椎骨折的主要手段之一。元代《回回药方》记载：“令病人仰卧，以一硬枕放脊梁下。”清代《医宗金鉴·正骨心法要旨》言：“但宜仰睡不可俯卧、侧眠，腰下以枕垫之，勿令左右移动。”即让患者仰卧于硬板床上，在骨折平面垫约10cm厚的软枕，并逐渐加高，在数天内加至15～20cm，使脊柱过伸复位。数天后开始进行腰背肌锻炼，以背伸肌为动力，增加前纵韧带及椎间盘前部纤维环的张力，使压缩的椎体逐渐张开，背伸肌力的加强，形成一个有力的肌肉夹板，有利于脊柱的稳定。

两踝悬吊复位法：患者俯卧于复位床上，将两踝悬空吊起，若没有复位床，也可在屋梁上装一滑轮，将双足向上吊起，徐徐悬空，使胸腰段脊柱过伸复位，复位后应注意使用过伸夹板维持复位效果，并注意坚持腰背肌锻炼，否则晚期容易出现脊柱关节僵硬挛缩及肌肉萎缩。

牵引复位：手法复位有困难者，可采用骨盆牵引。牵引重量为每侧10～15kg，将床脚位置垫高以做反向牵引，每天拍片观察复位情况，如已复位则减轻重量，用维持重量持续牵引4～6周。

（2）固定方法：对轻度胸腰椎压缩骨折的患者，不需特别固定，患者仰卧于硬板床上，骨折处垫一薄枕即可，待骨折愈合后可佩戴腰围或者支具下床活动。对不合并脊髓神经损伤者，经手法复位5～6周后，可在脊柱过伸位进行固定，目前临床医生已不再使用传统的石膏支具治疗患者，随着材料及人体生物力学的发展，使用更多的是功能性支具，如前侧脊柱过伸支具、胸腰椎减负支具等。

（四）手术治疗

1）手术适应证

一般来说，胸腰椎骨折手术主要有如下适应证。①神经功能损伤；②椎体高度丢失≥30%或局部脊柱后凸畸形的Cobb角＞20°；③多节段压缩性骨折伴随椎体结构不稳定者；④保守治疗过程中出现神经功能损害表现者；⑤伴有骨折脱位者。

2）手术治疗原则

胸腰椎骨折手术治疗原则。①解除神经及脊髓压迫，为神经功能恢复创造条件；②恢复脊柱稳定性；③预防神经功能损害带来的严重并发症，降低病死率。

3）手术方式

（1）短节段与长节段椎弓根螺钉内固定：通常情况下，对于高能量损伤所致的非骨质疏松的脊柱压缩骨折，传统后路椎弓根螺钉治疗胸腰椎骨折，常常出现内固定失败以及矫正度丢失，因此，植骨融合在多数情况下被应用，目的是提高内固定效果与伤椎结构重建程度。但近年来研究发现，非植骨融合术在胸腰椎骨折的后路椎弓根内固定治疗中也是安全的，因为非植骨融合手术可以最大限度地保留脊柱正常生理活动度，可以缩小术中软组织剥离范围，减少相邻椎体的影响，并且能够实现术后早期锻炼与功能康复。此外，避免了术中准备植骨部位等操作，节约手术时间，减少术中出血量也是非植骨融合术的优点。另外，临床医师就治疗胸腰椎骨折是采用短节段还是应用长节段椎弓根螺钉内固定的问题仍存在较大的争议。长节段固定由于其固定节段的数量更多，从而在固定强度方面要优于短节段固定。但是，相比于短节段固定的患者，长节段固定的患者会损失更多的脊柱运动节段，降低患者的日常活动能力，如弯腰活动受限。而与长节段固定相比，短节段固定在改善局部后凸畸形和恢复椎体高度方面并不逊色于长节段固定的方式。

（2）经皮椎体成形术/椎体后凸成形术：对于老年骨质疏松患者（即年龄大于65岁），在轻微的外力作用下或者无明显受伤机制就容易出现椎体压缩性骨折，包括多椎体骨折。近年来对于骨质疏松椎体压缩性骨折中使用经皮椎体成形术（percutaneous vertebroplasty，PVP），在帮助恢复了脊柱的稳定性上取得了良好的临床疗效，但在恢复椎体高度上其效果并不是非常显著。而经皮椎体后凸成形术（percutaneous kyphoplasty，PKP）则改良PVP术式的缺陷，其主要作用原理是在PVP基础上辅以气囊扩张，这个过程不仅可以起到缓解疼痛的作用，同时气囊扩张的过程中也可以帮助恢复椎体高度、纠正局部后凸畸形。由于气囊扩张过程中对周围椎体骨折碎片产生一定压力，使外层骨折碎片分布更加致密，因此减少了骨水泥渗漏的发生率。

（3）微创减压技术：近年来，微创理念被越来越多的骨科医师认同，同时微创内镜技术在脊柱外科手术中逐渐成为一种趋势。因其具有切口小、术中创伤小、缩短手术时间、减少术中出血量及减轻术后疼痛等众多优点而受到广大骨科医师青睐。然而单纯的经皮椎弓根螺钉固定技术不能直接进行椎管减压，对于骨折移位引起的椎管占位所造成的神经功能损害的患者仍然需要进行后路减压手术。但传统后路切开手术会造成患者术中创伤较大、手术出血量多、术后住院时间长等诸多问题，针对这种情况，有学者提出经皮椎弓根钉固定结合减压技术治疗伴神经损伤的胸腰椎骨折。

（五）练功

骨折固定后在床上做四肢功能锻炼1～2周，其后即可开始行胸腰背部练功活动，腰背部肌肉是维持胸腰椎稳定性的重要结构之一，加强腰背部肌肉的锻炼，有助于维持及增强胸腰椎的稳定性及促进骨折愈合，可以有效地预防肌肉僵硬萎缩，减少损伤后的慢性腰背部疼痛。练功活动应在骨科或康复科医师指导下循序渐进地练习，以防不恰当或过度锻炼引起疼痛加重或其他并发症。目前，常用的练功方法如下。

（1）飞燕点水：患者去枕俯卧在硬板床上，双手后伸，用力挺胸抬头，使头胸离开床面，同时膝关节伸直，两大腿用力向后也离开床面，全身向后翘起呈弧形，仅腹部贴床，持续5～10s，然后肌肉放松休息5～10s为一个周期。

（2）五点支撑：患者仰卧在床上，去枕屈髋屈膝，双肘部及背部顶住床，腹部及臀部缓慢向上抬起，依靠头部、双肘和双脚这五点支撑起整个身体的重量，持续3～5s，然后腰部肌肉放松，放下臀部休息3～5s为一个周期。

（3）三点支撑：此锻炼方法是在五点支撑法的基础上发展而来的，患者仰卧在床上，双臂置于胸前，用头部及双足底支撑在床上，使得身体腾空后伸。

需要注意的是，伤后4个月内，屈曲型骨折应避免弯腰活动，伸直型骨折应避免伸腰活动。

（六）调护

非手术治疗的胸腰椎骨折患者及神经损伤患者需要长期卧床，治疗期间应注意嘱咐患者多做深呼吸及咳嗽、排痰，以预防坠积性肺炎。对躯干受压部位保持清洁、干燥，定时翻身，或在受压部位加软垫、气垫以减少压疮的发生。要保持尿路通畅、下阴清洁以防止逆行性尿路感染。有压疮继发感染或尿路感染时应积极抗感染治疗。骨折整复固定后，应该尽早进行四肢及胸腰背部功能锻炼，佩戴支具或石膏的患者应尽早行背伸及伸髋活动，以预防失用性萎缩。

对手术治疗的患者，近年来的快速康复外科理念深深地影响并改变了大部分骨科医师的传统理念，骨科医师不只是提升手术技术，而且更加地关注患者整个围手术期的诊疗过程。快速康复外科理念包括患者的术前心理辅导、术前麻醉及准备措施、术后康复护理以及出院后护理和健康教育等内容。应用快速康复外科理念在治疗老年患者过程中，不仅仅可以减轻术后并发症的发生率，还可以促进患者尽快下地行走，完成功能锻炼，缩短住院时间，节约医疗资源。

近年来也有学者提出术后根据骨折愈合情况佩戴腰围或支具逐渐下地活动，在常规功能锻炼的基础上增加重力肌群锻炼，可有效缓解胸腰椎骨折术后患者疼痛症状，有利于患者功能恢复，且可提高患者的日常生活能力。同时，对于骨质疏松性骨折患者，在治疗骨折全过程中应注意进行抗骨质疏松治疗，以减少再发生骨折风险。

（七）典型病例

倪某，71岁，男性。

主诉：不慎滑倒导致背疼痛1天。

诊见：腰背持续性锐痛，活动时加剧，休息后无明显好转，无头痛头晕，无恶心呕吐、腹痛腹胀，饮食睡眠尚可，二便正常，近期体重无明显减轻。舌暗红，苔薄白，脉弦紧。

腰椎X线提示：L1椎体压缩性骨折（图3-14）。

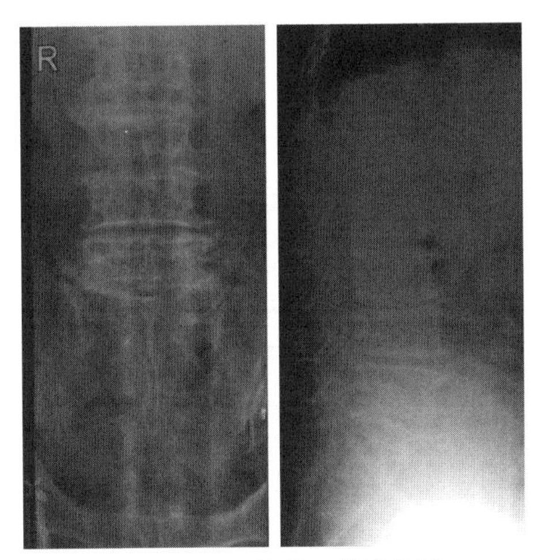

图3-14　L1椎体压缩性骨折

中医诊断：腰椎骨折（气滞血瘀型）。

西医诊断：腰1椎体压缩性骨折。

西医治疗：局麻下行L1椎体压缩性骨折经皮椎体成形术治疗术。

中医治则：行气活血、消肿止痛；外用可使用院内制剂冰樟四黄膏、凉性经筋通贴膏等制剂，方药选用血府逐瘀汤加减，药用柴胡10g、枳壳10g、赤芍15g、甘草10g、桃仁15g、红花10g、生地黄15g、当归10g、川芎10g、牛膝10g、桔梗10g。

按语：黄宏兴教授认为，患者外伤致腰背部经脉受损，经络不通，气血运行不畅，瘀阻于内，不通则活动受限，舌质暗红，苔薄白，脉弦紧，经四诊合参，当属祖国医学之气滞血瘀范畴。治疗上，以行气活血、消肿止痛为治疗原则，血府逐瘀汤方中桃仁破血行滞而润燥，红花活血化瘀以止痛，共为君药。赤芍、川芎助君药活血化瘀；牛膝长于祛瘀通脉，引瘀血下行，共为臣药。当归养血活血，祛瘀生新；生地黄凉血清热除瘀热，与当归养血润燥，使祛瘀不伤正；枳壳疏畅胸中气滞；桔梗宣肺利气，与枳壳配伍，一升一降，开胸行气，使气行血行；柴胡疏肝理气，为佐药。甘草调和诸药，为使药。本方为活血祛瘀药、行气药、养血药合用，活血而又行气，祛瘀而又生新。患者椎体高度丢失≥30%，经皮椎体成形术治疗胸腰椎骨折，术后根据骨折愈合情况佩戴腰围或支具逐渐下地活动，在常规功能锻炼的基础上增加重力肌群锻炼，可有效缓解胸腰椎骨折术后患者疼痛症状，有利于患者功能恢复，且可提高患者的日常生活能力。

四、髋部骨折

常见分型有股骨颈骨骨折（Femoral neck fracture）和股骨粗隆间骨折（Intertrochanteric fracture）。

（一）股骨颈骨骨折

1. 概述

1）概念

股骨头下至股骨颈基底部之间的骨折。股骨颈和股骨骨干之间形成一个角度称内倾角，又称颈干角，正常值为110°~140°。颈干角随年龄的增加而减少，儿童平均为151°，而成年人男性为132°，女性为127°。颈干角大于正常值为髋外翻，小于正常值为髋内翻。股骨颈的中轴线与股骨两颗中点间的连线形成一个角度，称前倾角或扭转角，正常为12°~15°。

2）分型

（1）按骨折线部位分型（图3-15）。

股骨头下骨折：骨折线位于股骨头下，使旋股内、外侧动脉发出的营养血管支损伤，中断了股骨头的血液供应，仅有供血量很少的股骨头小凹动脉供血，致使股骨头严重缺血，故发生股骨头缺血坏死的机会很大。

经股骨颈骨折：骨折线位于股骨颈中部，常呈斜形，多有一三角骨块与股骨头相连。骨折使由股骨干发出的滋养动脉升支损伤，导致股骨头供血不足，发生股骨头缺血坏死，或骨折不愈合。

股骨颈基底骨折：骨折线位于股骨颈与大、小转间连线处。由于有旋股内、外侧动脉分支吻合成的动脉环提供血循环，对骨折部血液供应的干扰较小，骨折容易愈合。

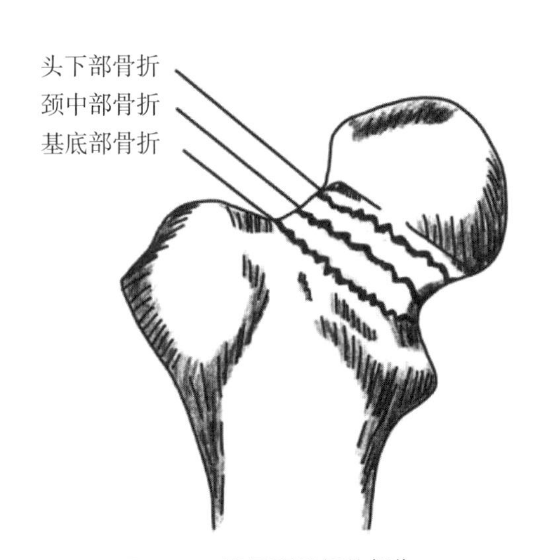

图3-15　股骨颈骨折的部位

（2）按骨折移位程度分型（Garden分型法）。

Garden于1961年提出这一分型方法，是目前国内外学者常用的分型方法。

Garden按骨折移位的程度分为四型（图3-16）。

Ⅰ型：为不完全骨折或外展嵌插型骨折伴有股骨头一定程度后倾。

Ⅱ型：完全骨折没有发生移位。

Ⅲ型：完全骨折部分移位，股骨头外展，股骨颈轻度上移并外旋。

Ⅳ型：完全骨折完全移位，股骨颈明显上移外旋。

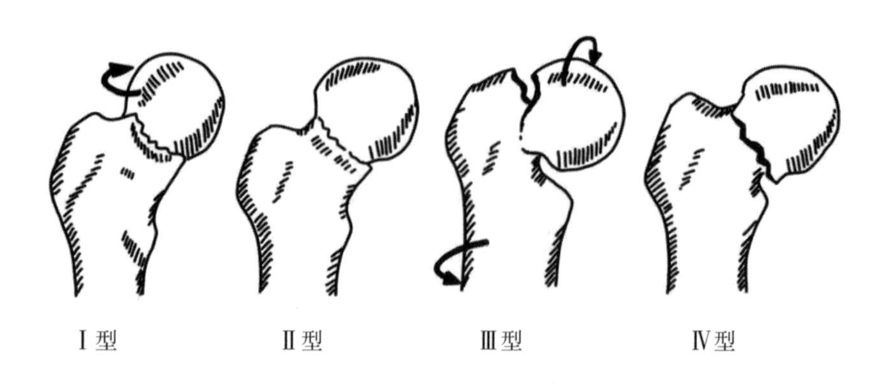

图3-16　Garden分型

3）病因病机

由于股骨颈部细小，处于疏松骨质和致密骨质交界处，负重量大，又因老年人肝肾不足，筋骨衰弱，骨质疏松，即使受轻微的直接外力或间接外力，如平地滑倒，髋关节旋转内收，臀部着地，也可引起股骨颈骨折。青壮年、儿童发生股骨颈骨折较少见，若发生本骨折，必因遭受大暴力所致，如遭受车祸、从高处跌倒等。

4）诊断

（1）中医诊断标准。①有明显受伤史。②髋部疼痛、肿胀，不敢站立和行走。腹股沟中点下方附近压痛，足跟部和大粗隆部叩击痛。有移位骨折时，患肢缩短，呈外旋、外展、屈髋、屈膝畸形，并可扪及股骨大转子上移。③髋关节正侧位X线片可明确骨折部位、类型和移位情况。

（2）西医诊断标准。①有摔倒受伤史。②伤后感髋部疼痛，下肢活动受限，不能站立和行走。患肢出现外旋、短缩畸形。③X线片显示股骨颈部出现骨折线（如早期X线片阴性，而临床怀疑骨折可能，应卧床休息，穿防旋转鞋制动，2～3周后再次摄片以排除骨折。或者当即行MR或CT检查以明确诊断）。

（3）疾病分期及证候诊断。根据病程，可分为早期、中期、后期三期。

骨折早期（血瘀气滞证）：伤后2周内。症见髋部疼痛，肿胀不显，活动受限，动则痛甚，舌质红，苔薄白，脉弦涩。

骨折中期（营血不调证）：伤后2～4周。症见痛减肿消，新血渐生，筋骨虽续而未坚，活动仍有受限，舌质淡红，苔薄白，脉弦细。

骨折后期（肝肾亏虚证）：伤后4周以上。髋部疼痛基本消失或时有隐痛，肿胀不显，可轻微活动，但尚未能负重行走，因病久必虚，舌质淡，胖嫩，边有齿痕，苔薄白，脉细弱。

5）鉴别诊断

股骨转子间骨折和股骨颈骨折均多发于老年人，临床表现和全身并发症也大致相仿。但股骨转子部血运丰富，肿胀明显，有广泛的瘀斑，压痛点多在大转子处，下肢短缩一般大于3cm，患肢呈短缩、内收、外旋，其外旋比股骨颈骨折更明显，预后良好。

股骨颈骨折瘀肿较轻，压痛点多在腹股沟中点，下肢短缩一般少于3cm，患肢呈曲髋，短缩，外旋，囊内骨折愈合较难。

2. 流行病学分布特征

老年髋部骨折多见于50岁以上人群，是因骨质疏松症引起的所有骨折中数量最多、程度最严重的一种骨折，其引起死亡、残疾的数量比其他骨折多，治疗的费用也比其他骨折高。髋部骨折占全身骨折的6.73%、股骨骨折的52.77%，股骨颈骨折约占全身骨折总数的3.58%，股骨转子间骨折约占全身骨折总数的3.4%，据统计，在2000年时，全世界900万骨质疏松性骨折患者中髋部骨折的患者就有160万，而其中30%发生在亚洲，预测在世界范围内髋部骨折的数量会从2000年的160万增加到2050年的630万。

3. 老年人髋部骨折的外伤因素分析

黄宏兴教授等根据髋骨骨折患者摔伤前的一般状态、外伤种类、暴力方式、摔伤时间及地点、居住环境和社会活动范围等因素，进行总结分析。得出老年人随着年龄增长，其日常运动水平、社会活动范围及遭受外伤的种类也不相同。室外损伤组平均年龄较小，由于他们健康状态和活动能力较好，社会活动范围较大，接触意外伤害的机会较多，外伤种类主要为运动损伤和交通意外，室内摔伤多发生在年龄较大的老年人中，多系室内行走不稳而摔倒或滑倒，外伤的暴力较小，由于他们的活动和平衡能力差，反应迟钝，缺乏足够的自我保护能力。老年人外伤的时间分布状态及原因的调查显示，老年人骨折的发生时间在一天中17:00～19:00、9:00～11:00和3:00～5:00的3个高峰时间。老年人髋部骨折的季节分布表现为冬季高，夏季较高，而春、秋季较低。为了防止老年人的外伤，减少髋部骨折的发生，应指导老年人避开骨折高发时间或危险环境下外出活动，加强老年人摔伤的预防和保护，提高全社会及有关人员对老年人外伤预防工作的认识，使有关措施更加科学化。

4. 髋部骨折的中西医治疗

1）闭合复位内固定法

如骨牵引逐步复位和牵引床快速牵引复位（图3-17）。

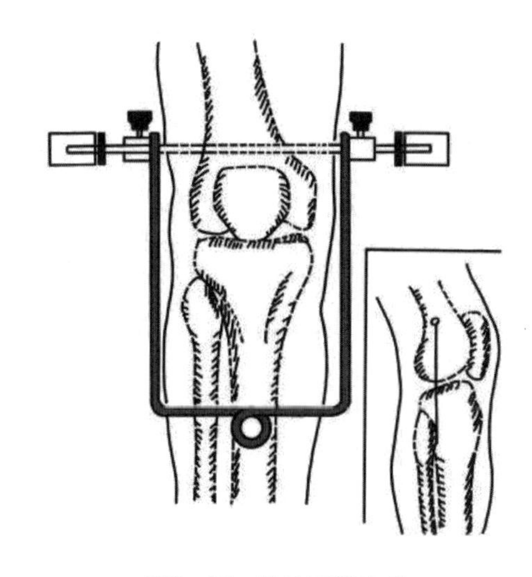

图3-17　股骨下端牵引

2）人工关节置换术

对于骨折移位较大，年龄较大患者，根据患者个体情况，行人工股骨头置换术或人工全髋关节置换手术。

3）中医药治疗

（1）骨折早期（血瘀气滞证）。

治则：活血化瘀，消肿止痛。

推荐方药：桃红四物汤加减。桃仁10g、红花10g、川芎10g、当归

10g、赤芍10g、生地黄10g、枳壳6g等。

中成药：应用活血化瘀、消肿止痛类中成药。

（2）骨折中期（营血不调证）。

治则：和营止痛，接骨续筋。

推荐方药：舒筋活血汤加减。羌活6g、防风9g、荆芥6g、独活9g、当归12g、续断12g、青皮5g、牛膝9g、五加皮9g、杜仲9g、红花6g、枳壳6g等。

中成药：应用和营止痛、接骨续筋类中成药。

（3）骨折后期（肝肾亏虚证）。

治则：补益肝肾，强壮筋骨。

推荐方药：壮筋养血汤加减。当归9g、川芎6g、白芍9g、续断12g、红花5g、生地黄12g、牛膝9g、牡丹皮9g、杜仲6g等。

中成药：应用补益肝肾、强壮筋骨类中成药。

5. 药物治疗

（1）抗菌药物，并根据患者的病情决定抗菌药物的选择与使用时间。

（2）围手术期镇痛。

（3）预防静脉血栓栓塞症。

（4）其他药物，如消肿药物，促骨折愈合药物等。

6. 练功

功能锻炼能起到舒筋活络、强壮筋骨、加速骨连接、减少下肢静脉血栓发生的作用。因此要指导患者进行合理的功能锻炼。指导患者足踝背伸跖屈运动、股四头肌等长收缩运动、抬臀运动及双上肢功能锻炼。护理人员每天观察并指导患者练功，嘱患者锻炼时勿急躁，要循序渐进、持之以恒，才有利于早日康复。

7. 调护

1）情志护理

股骨颈骨折多属突发性损伤，伤及筋骨，以致血瘀气滞，导致不同程度的肿痛和功能障碍。患者表现出焦虑、急躁及对疾病预后惊恐的心理。因此护理人员应在详细了解病情、争取合理治疗措施的同时，加强心理护理，给予患者耐心细致的安慰和解释，解除患者的恐惧心理，帮助患者了解损伤修复过程和治疗措施，以配合治疗。

2）生命体征的观察

股骨颈骨折患者多为老年人，常合并高血压、糖尿病、冠心病等，病情易发生变化，故入院后应严密观察病情，及时监测体温、脉搏、呼吸和血压，并做好详细记录，以防止合并症加重。

3）体位护理

术后患肢保持外展中立位。术后24h内可允许半坐或坐位，术后第2天行患肢肌肉收缩锻炼，1个月后扶双拐不负重行走，然后根据骨折愈合情况决定负重时间。3个月内做到不侧卧，不做盘腿动作。为防止患者发生压疮，需定时做好皮肤护理，以促进局部血液循环。

4）饮食护理

早期饮食护理：患者因胃肠蠕动减弱出现腹胀、便秘，此时饮食宜清淡，应以易消化的饮食或半流质为主，多吃水果、蔬菜，忌食肥甘厚味、辛辣及易胀气的豆类食物。必要时口服润肠通便煎剂或灌肠。

中后期饮食护理：患者食欲增加，骨折修复，机体消耗较大，饮食应以营养和钙质丰富的食物为主，按照健脾和胃、补益肝肾、强筋壮骨的原则来调理饮食。

5）并发症的护理

腹胀便秘：每天做腹部按摩，自右下腹顺着结肠向上、向左、向下按摩，时间为20～30min，每天3次，可预防腹胀便秘。如出现上述症状，可采用腹部热敷、饮食疗法，或根据患者年龄体质不同采用相应针刺疗法，以理气消胀，促进排便。

尿闭：由于部分患者不习惯卧位，常造成小便困难，甚至尿潴留。可进行腹部热敷，用流水诱导排尿，同时做好患者的思想工作，解除其紧张情绪，配合按摩石门、关元、中极等穴位共1 000下左右，针灸疗法取三阴交、委中，针后加灸效果更好。以上处理均无效者予以导尿，但尿管留置时间不宜超过3天，以免发生泌尿系感染。

8. 典型病例

患者王曾某，女性，74岁，诉摔伤致右髋肿痛、畸形3h。

1）查体

右髋关节轻度肿胀，右下肢轻度外旋、外展畸形，腹股沟中点压痛（+），下肢纵轴叩击痛（+），右髋“4”字试验（+），右髋屈伸旋转活动受限，右髋较对侧短缩约0.5cm，远端关节血运可，感觉正常，舌暗红，苔薄白，脉弦。

2）辅助检查

X线检查提示：右股骨颈骨折，左侧人工股骨头置换术后（图3-18至图3-20）。

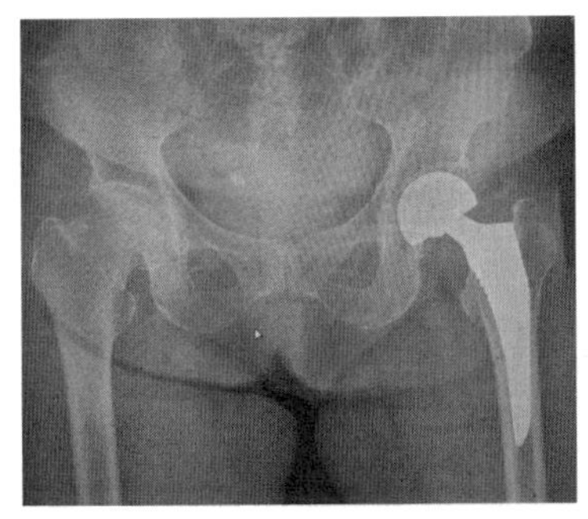

图3-18　术前检查1

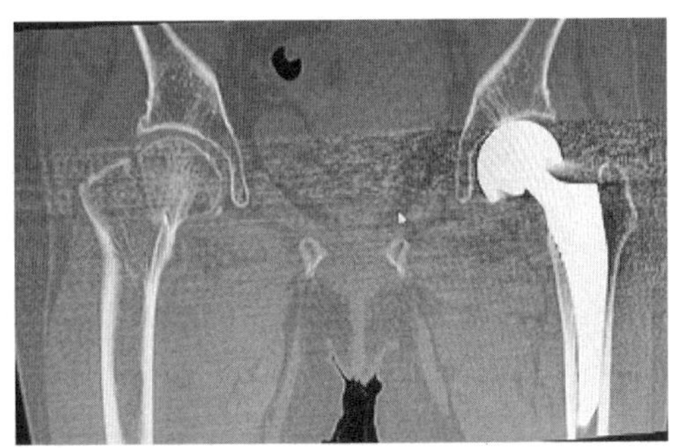

图3-19　术前检查2

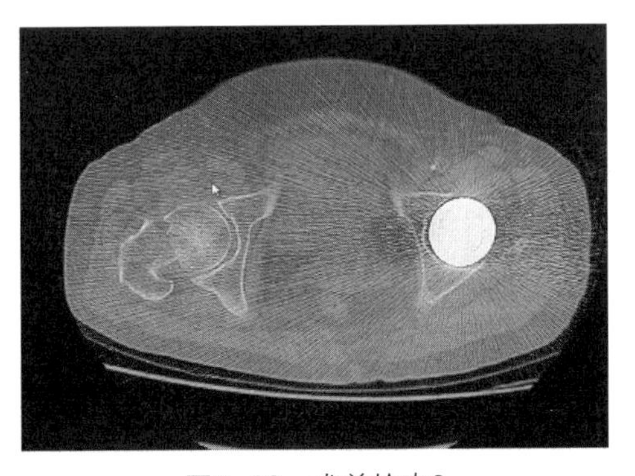

图3-20　术前检查3

3）诊断

中医诊断：下肢骨折，气滞血瘀证。

西医诊断：右股骨颈骨折。

4）治疗

（1）手术治疗。

根据骨折类型分型，为GardenⅣ型，完全骨折完全移位，股骨颈明显上移外旋。

入院后行皮肤牵引，丁字鞋外展中立位制动固定，对于骨折移位较大、年龄较大的患者，根据患者个体情况，行人工股骨头置换术。术后复查X线片（图3-21至图3-23）。

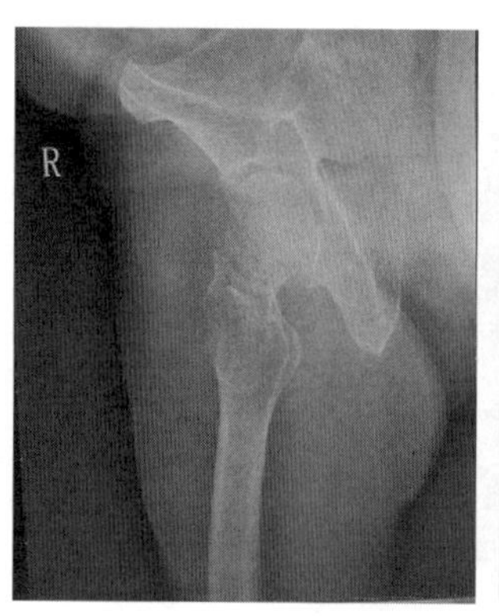

图3-21 术后复查1

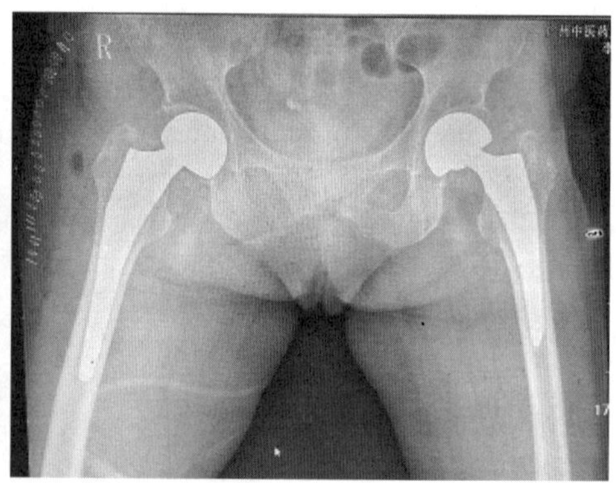

图3-22 术后复查2

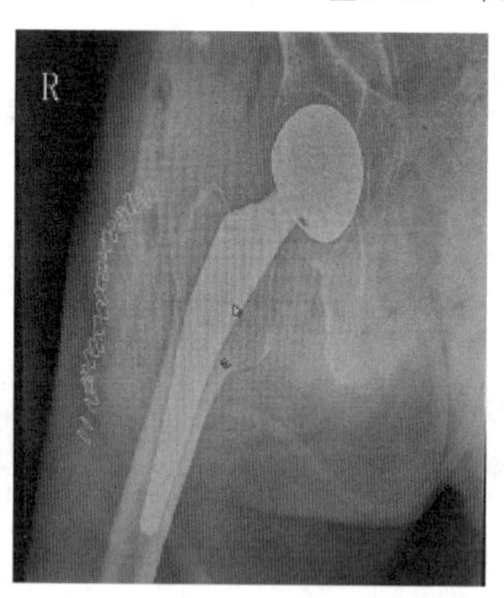

图3-23 术后复查3

（2）药物治疗。

a. 抗菌药物，并根据患者的病情决定抗菌药物的选择与使用时间。

b. 围手术期镇痛。

c. 预防下肢静脉血栓栓塞症。

d. 其他药物：消肿，促骨折愈合等。

（3）中医药治疗。

骨折早期（血瘀气滞证）。

治则：活血化瘀，消肿止痛。

推荐方药：桃红四物汤加减。桃仁10g、红花10g、川芎10g、当归10g、赤芍10g、熟地黄10g、枳壳6g等。

中成药：应用活血化瘀、消肿止痛类中成药。

骨折中期（营血不调证）。

治则：和营止痛，接骨续筋。

推荐方药：舒筋活血汤加减。羌活6g、防风9g、荆芥6g、独活9g、当归12g、续断12g、青皮5g、牛膝9g、五加皮9g、杜仲9g、红花6g、枳壳6g等。

中成药：应用和营止痛、接骨续筋类中成药。

骨折后期（肝肾亏虚证）。

治则：补益肝肾，强壮筋骨。

推荐方药：壮筋养血汤加减。当归9g、川芎6g、白芍9g、续断12g、红花5g、生地黄12g、牛膝9g、牡丹皮9g、杜仲6g等。

中成药：应用补益肝肾、强壮筋骨类中成药。

（4）练功。

功能锻炼能起到舒筋活络、强壮筋骨、加速骨连接、减少下肢静脉血栓发生的作用。因此要指导患者进行合理的功能锻炼。指导患者足踝背伸跖屈运动、股四头肌等长收缩运动、抬臀运动及双上肢功能锻炼。护理人员每天观察并指导患者练功，嘱患者锻炼时勿急躁，要循序渐进、持之以恒，才有利于早日康复。

按语：股骨颈骨折一般按骨折早、中、晚期相应证型遣方用药。桃红四物汤中以强劲的破血之品桃仁、红花活血化瘀；以熟地黄、当归滋阴补肝、养血调经；芍药养血和营；川芎活血行气，调畅气血；再兼枳壳理气宽中，行滞消胀。舒筋活血汤中红花、当归、牛膝、杜仲、续断舒筋活络，强壮筋骨；瘀积成风，痹阻经络，故配以独活、羌活、防风、五加皮、荆芥祛风胜湿，通络止痛；更加枳壳、青皮行气化湿，诸药合用，使经络通、风湿除，筋肉疼痛自解。壮筋养血汤中生地黄、续断、杜仲、白芍、当归补肝肾，强筋骨；红花、牡丹皮、川芎、牛膝活血脉，行瘀滞，与上药合用，可使瘀滞散，筋骨壮，则疼痛止。

（二）股骨粗隆间骨折

1. 概述

1）概念

自发生在股骨大小转子之间的骨折，又称股骨转子间骨折。股骨粗隆间骨折是老年人常见损伤，与股骨颈相比，股骨粗隆间骨折发生率较低，但平均发病年龄却偏高。在临床治疗中主要的问题有全身期卧床并发症和髋内翻畸形。卧床并发症严重者可导致死亡，髋内翻畸形可引起跛行。因此在骨折治疗的同时，更应注意预防、治疗并发症。

2）分型

按股骨粗隆间骨折的症候分型如下（图3-24）。

（1）顺粗隆间型：伤肢有短缩，内收，外旋畸形，骨折线自大粗隆顶点开始，斜向内下方行走，达小粗隆部。

（2）反粗隆间型：伤肢有短缩，外展，外旋畸形，骨折线自大粗隆下方斜向内上方，达小粗隆的上方。

（3）粗隆下型：骨折线经过大小粗隆的下方。

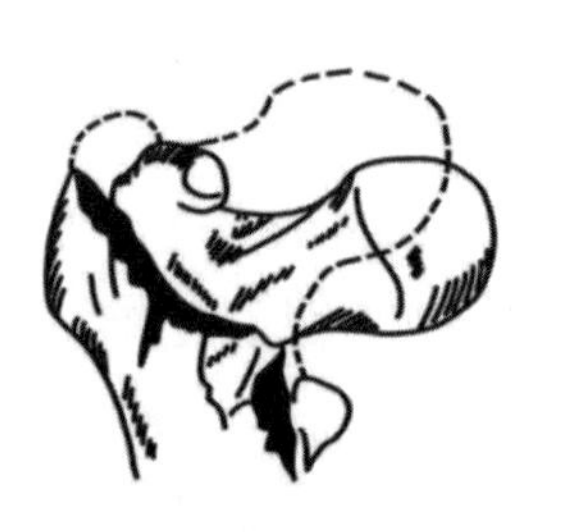

①顺粗隆间型

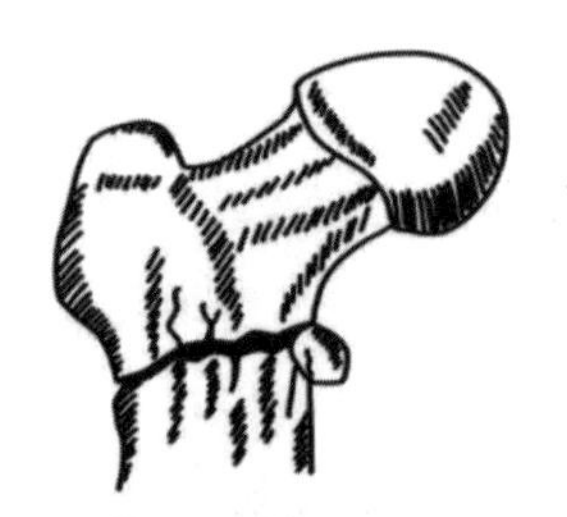

②反粗隆间型

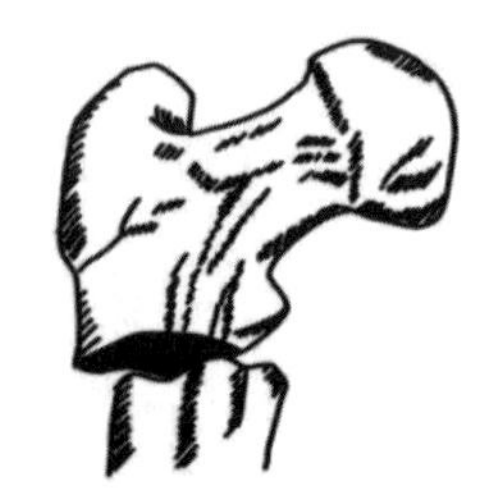

③粗隆下型

图3-24　股骨粗隆间骨折分型

按Evans分型系统进行分型如下。

Ⅰ型：顺粗隆间骨折，无骨折移位，为稳定型骨折。

Ⅱ型：骨折线至小粗隆上缘，该处骨皮质可压陷或否，骨折移位呈内翻畸形。

ⅢA型：粗隆间骨折+小粗隆骨折，内翻畸形。

ⅢB型：粗隆间骨折+大粗隆骨折，成为单独骨折块。

Ⅳ型：粗隆间骨折+大小粗隆骨折，亦可粉碎骨折。

Ⅴ型：反粗隆骨折，即骨折线自小粗隆至大粗隆下。

3）病因病机

发生病因及受伤机制与股骨颈骨折相同。因转子部骨质松脆，故多为粉碎性骨折。与股骨颈骨折不同，粗隆间骨折部位血运丰富，很少发生骨折不愈合及股骨头缺血性坏死。

4）诊断

（1）中医诊断标准。

年龄：股骨粗隆间骨折多见于老年人，女性稍多。

病史：多有外伤史。

症状：髋部疼痛，肿胀明显，大粗隆处压痛，典型外旋、短缩畸形，可触及骨擦音，功能障碍。

X线检查可明确诊断及类型。

（2）西医诊断标准。

多见于老年患者。患髋直接或间接暴力外伤史。

外伤后引起髋部剧烈疼痛，不能站立或行走。

患髋肿胀，局部皮下瘀血，下肢外旋短缩畸形明显，大粗隆部压痛明显。

X线检查可明确骨折及分型。

5）鉴别

股骨转子间骨折和股骨颈骨折均多发于老年人，临床表现和全身并发症也大致相仿。但股骨转子部血运丰富，肿胀明显，有广泛的瘀斑，压痛点多在大转子处，下肢短缩一般大于3cm，患肢呈短缩、内收、外旋，其外旋比股骨颈骨折更明显，预后良好。

股骨颈骨折瘀肿较轻，压痛点多在腹股沟中点，下肢短缩一般少于

3cm，患肢呈曲髋、短缩、外旋，囊内骨折愈合较难。

2. 髋骨骨折的治疗

1）整复

（1）对于无移位的骨折无须整复。

（2）对于有移位骨折可先行牵引，待3～4天肿胀消减、缩短畸形矫正后，再运用手法进行整复。

手法整复：整复方法（以左侧为例）选择硬膜外麻醉，麻醉生效后患者取仰卧位，近端助手双手按住患者骨盆两侧髂嵴固定，远端助手的右手扶住患者左侧腘窝及膝外侧，左手握住左内踝及后踝（擒拿扶正法）。术者立于患者左侧，左手由内侧握住骨折远端小粗隆部，右手由外侧扶住骨折近端大粗隆部。远端助手使患者左下肢屈髋屈膝并外展外旋，然后内收内旋顺势牵引左下肢向下（拔伸牵引、对抗旋转法），与此同时，术者左手卡靠小粗隆，右手向下推挤大粗隆并内旋患肢（内外推端法、升降提按法），远端助手将患肢拉直放平，左下肢置于外展中立位，矫正内翻、外旋及短缩畸形，通常可获得满意复位，测量双侧髂前上棘至内踝尖等长，左下肢不外旋，则复位成功（图3-25）。

对于股骨粗隆间陈旧性骨折尚未愈合仍然需要整复者宜先行手法折骨，具体操作如下：选择硬膜外麻醉，一助手固定骨盆，另一助手抓住小腿顺势牵引并外展下肢，术者施以正骨十四法的“摇摆转动法”“对抗旋转法”“顶压折断法”，上述操作完毕，将股骨向上冲顶，检查股骨大粗隆，若显著上移表明手法折骨成功。术后按新鲜骨折处理。进行手法折骨应严格掌握其适应证，对合并骨质疏松的年老患者尤应慎重，应用手法时应严格按照步骤完成并避免使用暴力，否则有导致股骨颈骨折的危险。

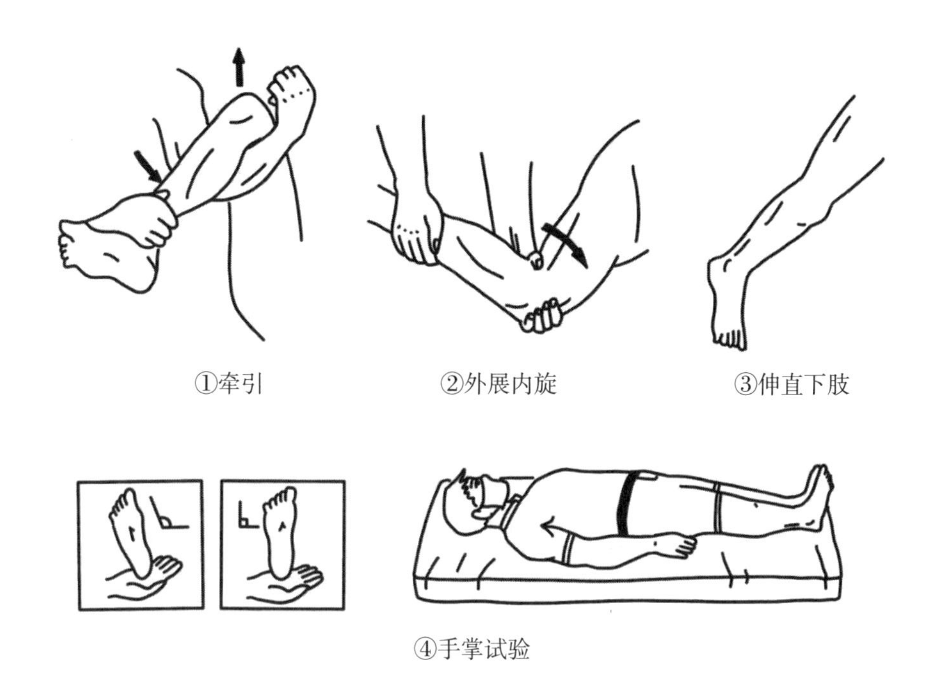

图3-25　手法复位

（3）牵引。

根据患者具体情况选择皮肤牵引、踝套牵引、股骨髁上或胫骨结节骨牵引，一般高龄患者皮肤条件较差，应以骨牵引为主。骨折近端受髂腰肌牵引而出现近端向前，远端向后移位者，应在维持屈髋、屈膝的体位下给予足够大的牵引重量。对于髋内翻同时合并有明显向前成角，股骨颈前倾角消失或变为负角者，可将患肢置于布朗氏架上行骨牵引予以纠正。

2）固定

（1）无移位的稳定型骨折或不能耐受手法整复、手术的高龄体弱患者，嘱患者卧床，患肢穿丁字鞋（图3-26）或牵引固定8～12周。伤后一周可逐步开展功能锻炼。

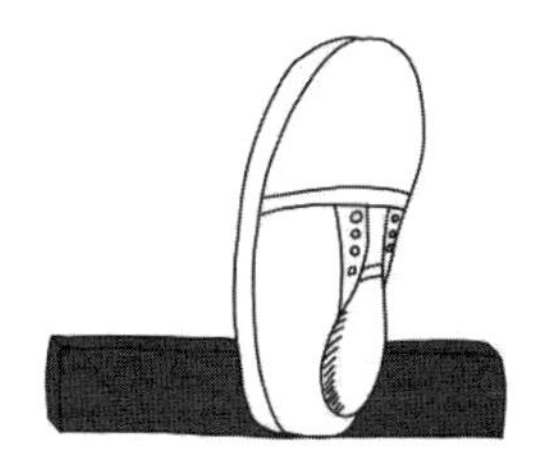

图3-26　丁字鞋

（2）手法、牵引整复后的骨折，可采用单边外固定支架等方式固定。

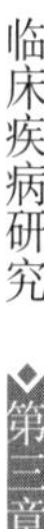

（3）单边外固定支架固定。

常规选择硬膜外麻醉，必要时亦可做局部浸润麻醉，要求在C臂机引导下完成。操作方法：患者仰卧，牵引床维持下肢于外展中立位，以确保骨折保持良好复位，复位欠佳时应用正骨手法加以矫正。用两支直径为4.0mm或4.5mm的斯氏针，经过大粗隆外侧，并沿颈干角方向进入股骨颈内，直达股骨头软骨下，两针要求在同一冠状切面并尽量靠近股骨颈上下两侧皮质，再于骨折远端打入两支直径为4.5mm的斯氏针。上述操作完毕，将四针以骨折端为中心加压并以外固定棒将其连结固定，检查针口是否有皮肤牵拉压迫并做相应减压处理后撤去牵引。

3）内固定

（标准化）动力加压钢板（DHS）改良微创手术、微创经皮植入加压钢板内固定术（MIS-PC.C.P）等，GAMMA钉、股骨近端髓内钉（PFNA）等进行固定（图3-27）。

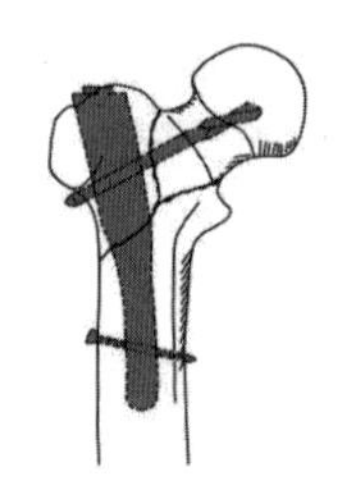

图3-27　股骨近端髓内钉（PFNA）

3．药物治疗

1）外治

可以外敷膏剂、散剂、巴布剂、水剂等，也可采用熏、洗等方法。骨折早期可外敷具有清热解毒、消肿止痛、活血化瘀、祛腐生肌功效的膏、散剂，如双柏膏（散）、消瘀止痛膏、金黄膏（散）、伤科黄水等；骨折中、后期可选用具有温筋通络、化瘀止痛、接骨续筋作用的膏、散剂，如活血散、接骨散、驳骨膏等。也可采用中药汤剂熏洗局部，以舒筋通络，如海桐皮汤、舒筋洗药、四肢损伤洗方等，有严重张力性水疱和使用伤膏后过敏者应避免使用。

2）中医药治疗

（1）骨折初期（血瘀气滞证）。

治则：行气活血，消肿止痛。

推荐方药：桃红四物汤加减。桃仁10g、红花10g、川芎10g、当归

10g、赤芍10g、生地黄10g、枳壳6g等。

中成药：正骨紫金丹、七厘散等。

（2）骨折中期（营血不调证）。

治则：和营止痛。

推荐方药：和营止痛汤加减。赤芍9g、当归尾9g、川芎6g、苏木6g、陈皮6g、桃仁6g、续断12g、乌药6g、乳香6g、没药9g、木通6g、甘草6g等。

中成药：接骨丹等。

（3）骨折后期（肝肾亏虚证）。

治则：补益肝肾。

推荐方药：壮筋续骨汤加减。当归10g、川芎6g、白芍6g、熟地黄12g、杜仲6g、续断9g、五加皮9g、骨碎补15g、桂枝6g、黄芪20g、虎骨代用品6g、补骨脂10g、菟丝子10g、党参10g、木瓜6g、刘寄奴10g、土鳖虫10g等。

中成药：健步强身丸、续断紫金丹等。

3）西药

（1）抗菌药物，并根据患者的病情决定抗菌药物的选择与使用时间。

（2）围手术期镇痛。

（3）预防静脉血栓栓塞症。

（4）其他药物，如消肿、促骨折愈合的药物等。

4）其他治疗

可以辅助微波治疗仪、中药热罨包、红外线治疗仪、骨伤治疗仪、中频治疗仪、气压泵治疗仪等理疗，以促进炎症消散、提高药效、改善血液物质循环、促进骨痂生长、止痛、镇静、改善周围血管功能和预防下肢深静脉血栓。

4．练功

1）功能锻炼

（1）无论患者是否手术，都应尽早进行功能锻炼，有利于促进局部功能康复及预防全身并发症。练功治疗是中医一大特色，有利于促进循环，消退肿胀；增强骨折部生理应力，促进愈合；促进肢体功能恢复；

防止关节粘连和强直；防止失用性肌萎缩和继发性骨质疏松症的出现。早期练功活动应在不负重状态下开展，后期练功可借助康复器械锻炼。

（2）牵引治疗患者应早期进行床上功能锻炼，牵引后即进行股四头肌等长收缩及踝关节、足趾的屈伸活动；1～2周开始直坐床上抬臀运动。3～4周后，两手拉吊环，健足踏在床上，做抬臀活动，臀部可完全离开床，使身体与大腿、小腿成一平线，以加大髋、膝关节活动范围。

（3）手术患者于术后6h即可平卧位进行股四头肌等长收缩和踝关节屈伸锻炼，第2天可半卧位进行患肢CPM锻炼。3天后根据患者情况可坐起，便于拍背、擦洗等护理，防止肺部感染、褥疮等并发症的发生。根据情况，1周左右可在康复治疗师的帮助下不负重行走或坐轮椅户外活动。随着时间推移，负重逐渐增加，6～8周后可完全负重。外固定支架固定者一般10周后可拔除。

2）注意事项

扶拐行走要领：先挪拐，后走路，患肢走一步，健肢跟半步。

循序渐进，负重练习：一般不宜负重太早，应据X线片显示愈合情况，再考虑患肢逐步负重锻炼。

5. 调护

股骨粗隆间骨折主要并发症是老年长期卧床引起的各种并发症，易导致严重后果，因此，护理对于股骨粗隆间骨折的治疗及预后起重要作用。

1）骨折早期护理

心理护理：老年患者顾虑多，对预后缺乏信心，对治疗反应消极，护理应重点从心理上解除顾虑，与患者建立融洽友好的关系，取得患者的信任，使其积极配合治疗。

生活护理：给予安静舒适的环境，保证其充足的睡眠，给予易消化食物，并注意预防卧床所带来的并发症，如肺炎、褥疮、泌尿系感染等。

牵引护理：注意牵引针孔的护理，牵引的体位应始终保持患肢外展中立位，牵引重量一般为8～10kg。

做好术前准备：术前准备对股骨粗隆间骨折甚为重要，应详细了解患者的病情，听其主诉时应向家属询问清楚。患者反应迟钝、对病伤不敏感易掩盖临床症状，检查时应详细全面了解其是否存在合并症或内科疾病，针对其合并症，术前及早给予对症处理。

2）骨折中期护理

搬运及卧位：术后患者麻醉作用未完全消失，肢体仍处于无自主状态，搬运时注意患肢体位切勿过度伸、屈及外展活动，一般采取三人平托搬运，必要时给予牵引。

支架针口的护理：注意观察针口的渗出、感染情况，渗出多时应及时更换敷料，针口感染多在术后3～7天出现，局部红肿、疼痛是早期感染表现，怀疑针口感染时，应及时对症处理。

指导患者及时恢复功能锻炼：具体锻炼方法应根据患者全身健康情况、伤情及手术固定稳定性而区别制定。

术后常见并发症的预防与护理：术后常见并发症为肺炎、褥疮、泌尿系感染、心脑血管意外及针口感染等，针对这些并发症进行精心护理非常重要。

3）骨折晚期护理

下床活动时，务必有家人保护，注意安全，以防跌倒再次损伤。加强功能锻炼，预防各种并发症。定期门诊复查X线片，骨折愈合牢固后，可弃拐负重行走。因在家活动量减少，故平时应多饮水，防止泌尿系感染。平时注意营养，多晒太阳，逐渐日常生活自理。

4）并发症及防治

患侧膝关节僵硬：多由于固定针对阔筋膜张肌运动具有阻碍作用，且老年人对疼痛较为敏感，因而影响膝关节功能锻炼的进行，容易出现膝关节的僵硬。防治方法：术中按膝关节活动时固定针于阔筋膜张肌上的活动轨迹充分松解；术毕麻醉失效之前，充分活动患侧膝关节；术后鼓励患者早期开展自主的膝关节功能锻炼。

支架针道感染：支架针长期暴露于体外，对皮肤，皮下组织及其他软组织均产生较大压迫，影响局部血液循环，且老年患者自我护理意识差，外固定针的长时间存在，作为异物对周围组织刺激，使周围组织抗感染能力降低。防治方法：术中充分松解支架针口周围的皮肤，防止压迫产生；术中使用低速钻，防止钻头产热对皮肤烧灼；加强护理，应用消肿杀菌的黄水纱外敷支架针口，促进针口炎症的吸收，减少感染机会；加强护理宣教，使患者养成规律护理支架针口的好习惯。

髋内翻、肢体短缩畸形：由肢体剪力大、固定或牵引治疗不当以及肌力牵拉等因素导致。采用牵引术或支架外固定术，尽快恢复肢体的长度和力线，保持患肢于外展35°的中立位。其中，顺粗隆间粉碎性骨折选用股骨髁上骨牵引术，反粗隆间骨折老年患者可选用皮肤牵引术。

并发多种内科疾病：本病多见于老年人，由于患者年老体弱，伤后容易出现呼吸、心血管、泌尿系统感染及褥疮等并发症。防治方法：充分发挥中医整体辨证论治的特长与优势，以扶正祛邪，辨证施治为用药指导原则，局部与整体相结合；在允许的情况下，按照机体的抗病能力，尽早对骨折进行复位和有效的支架外固定，恢复肢体的长度与力线，尽快进行功能锻炼，防止因卧床而出现的并发症。

6. 典型病例

股骨粗隆间骨折

周某，女性，78岁。

主诉：摔伤致右髋肿痛、畸形2h。

诊见：右髋关节明显肿胀，右下肢明显外旋、外展畸形，右髋关节广泛性压痛（+），下肢纵轴叩击痛（+），右髋屈伸旋转活动受限，右髋较对侧短缩约1cm，远端关节血运可，感觉正常，舌暗红，苔薄白，脉弦。

X线检查提示：右股骨粗隆间骨折（图3-28、图3-29）。

中医诊断：下肢骨折（气滞血瘀型）。

西医诊断：右股骨粗隆间骨折。

入院后，考虑此病例骨折端明显移位，可先行手法整复，整复后给予患肢行胫骨结节牵引维持外展中立位制动固定。根据患者个体情况，此病例骨折端明显移位，完善常规检查及术前评估后，选择了股骨近端髓内钉（PFNA）内固定术治疗，术后复查X线片（图3-30、图3-31）。

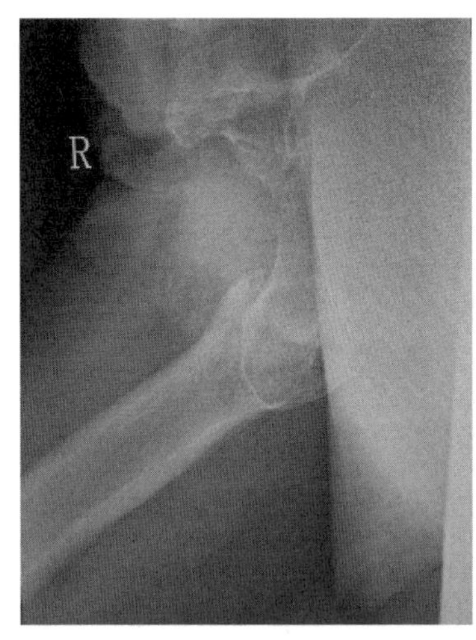

图3-28　右股骨粗隆间骨折1

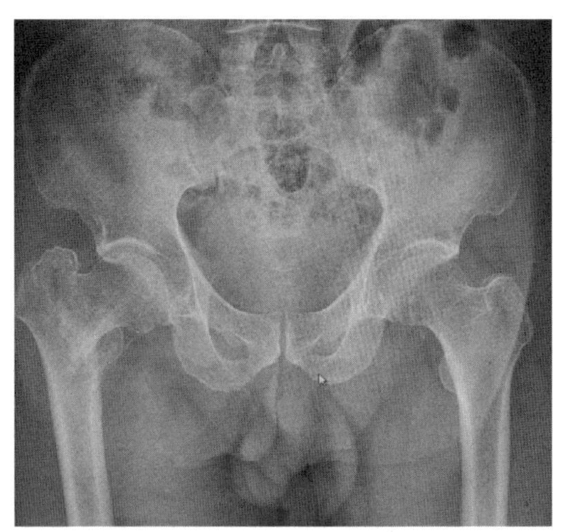

图3-29　右股骨粗隆间骨折2

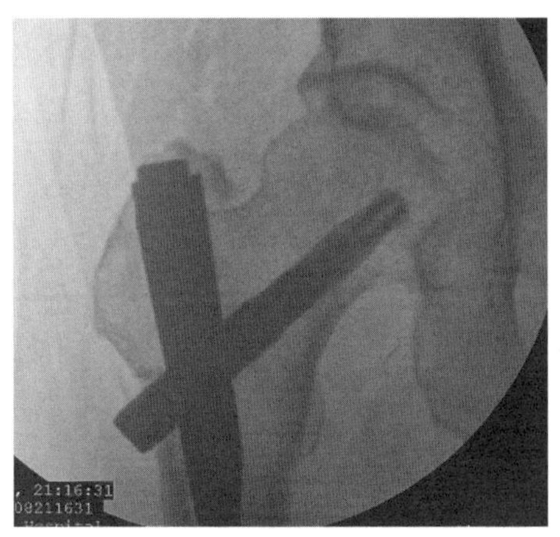

图3-30　术后复查X线片1

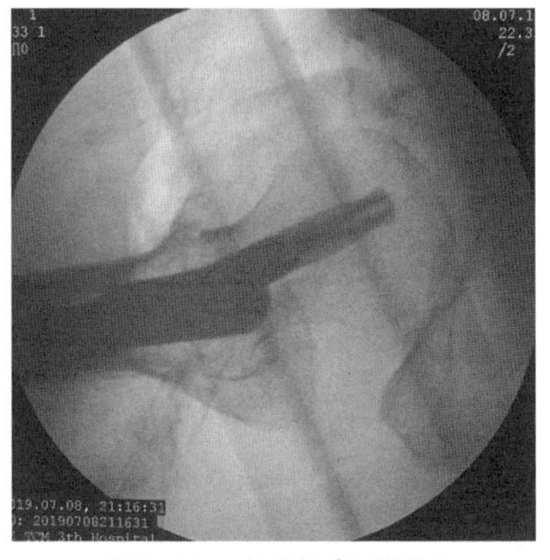

图3-31　术后复查X线片2

药物治疗：①抗菌药物，并根据患者的病情决定抗菌药物的选择与使用时间。②围手术期镇痛。③预防静脉血栓栓塞症。④其他药物：消肿，促骨折愈合等。

中医药治疗：

骨折初期（血瘀气滞证）以行气活血、消肿止痛为法，拟方桃红四物汤加减：桃仁10g、红花10g、川芎10g、当归10g、赤芍10g、生地黄10g、枳壳6g等。

骨折中期（营血不调证）以和营止痛为主，拟方和营止痛汤加减：

赤芍9g、当归尾9g、川芎6g、苏木6g、陈皮6g、桃仁6g、续断12g、乌药6g、乳香6g、没药9g、木通6g、甘草6g等。

骨折后期（肝肾亏虚证）则主要补益肝肾，拟方壮筋续骨汤加减：当归10g、川芎6g、白芍6g、熟地黄12g、杜仲6g、续断9g、五加皮9g、骨碎补15g、桂枝6g、黄芪20g、虎骨（代用品）6g、补骨脂10g、菟丝子10g、党参10g、木瓜6g、刘寄奴10g、土鳖虫10g等。

其他治疗：外治可以外敷膏剂、散剂、巴布剂、水剂等，也可采用熏、洗等方法。骨折早期可外敷具有清热解毒、消肿止痛、活血化瘀、祛腐生肌功效的膏、散剂，如双柏膏（散）、消瘀止痛膏、金黄膏（散）、伤科黄水等；骨折中后期可选用具有温筋通络、化瘀止痛、接骨续筋作用的膏、散剂，如活血散、接骨散、驳骨膏等。也可采用中药汤剂熏洗局部，以舒筋通络，如海桐皮汤、舒筋洗药、四肢损伤洗方等，有严重张力性水疱和使用伤膏后过敏的应避免使用。可以辅助微波治疗仪、中药热罨包、红外线治疗仪、骨伤治疗仪、中频治疗仪、气压泵治疗仪等理疗，以促进炎症消散、提高药效、改善血液物质循环、增加骨痂生长、止痛、镇静、改善周围血管功能和预防下肢深静脉血栓。

功能锻炼：无论患者是否手术，都应尽早进行功能锻炼，有利于促进局部功能康复及预防全身并发症。练功治疗是中医一大特色，有利于促进循环，消退肿胀；增强骨折部生理应力，促进愈合；促进肢体功能恢复；防止关节粘连和强直；防止失用性肌萎缩和继发性骨质疏松症的出现。早期练功活动应在不负重状态下开展，后期练功可借助康复器械锻炼。

按语：股骨粗隆间骨折的理法方药与股骨颈骨折大同小异，也是以骨折前、中、后三期分型。和营止痛汤方中当归养血活血，和营止痛，为君药；赤芍、川芎、苏木、桃仁、乳香、没药活血散瘀，生新止痛，为臣药；佐以乌药、陈皮行气止痛；续断补肾健骨，疗伤续折；木通利血脉，通关节；使以甘草调和诸药。诸药协同，具有活血祛瘀，行气止痛之功。壮筋续骨汤中党参、黄芪、当归、白芍、熟地黄、川芎、补气养血，充养肌肉；菟丝子、续断、骨碎补、补骨脂、杜仲补益肝肾，强壮筋骨；虎骨（代用品）、木瓜、桂枝、五加皮、刘寄奴、土鳖虫舒筋活络，壮筋续骨。诸药共奏补气血、益肝肾、强筋骨、通经络之效。功能锻炼方面，此患者术后6h即可平卧位进行股四头肌等长收缩和踝关节屈伸锻炼，第2天可半卧位进行患肢CPM锻炼。4天后根据患者情况可坐起，便于拍背、擦洗等护理，防止肺部感染、褥疮等并发症的发生。根据情况，1周左右可在康复治疗师的帮助下不负重行走或坐轮椅户外活动。随着时间推移，负重逐渐增加，6～8周后可完全负重。

参考文献：

［1］韦财. 成人肱骨近端骨折治疗进展［J］. 中外医学研究，2020，18（09）：177-179.

［2］胡汉，陈刚，张中伟，等. 高龄肱骨近端骨折治疗研究进展［J］. 创伤与急危重病医学，2019，7（02）：121-123，126.

［3］谢麟臻，陈春慧，陈华. 肱骨近端骨折的治疗进展［J］. 中华肩肘外科电子杂志，2020，8（02）：186-190.

［4］温峰利，陈平波. 桡骨远端骨折中西医治疗进展［J］. 世界最新医学信息文摘，2019，19（97）：187，192.

［5］张红新，王杰，蒋美超，等. 桡骨远端骨折的分型及治疗［J］. 医学研究与教育，2019，36（05）：12-18.

第三节　其他疾病

一、痛风病

（一）概述

1. 概念

痛风，是由嘌呤碱代谢紊乱导致血尿酸增高，尿酸盐晶体沉积于关节内及其他组织而引起病损及炎症反应的一种疾病，以关节红肿热痛、活动时疼痛加重为主要表现。

中医学对于痛风性关节炎的认识，主要称之为“历节”“白虎历节”等，归属于“痹症”范畴。

2. 痛风性关节炎的分期

临床上通常分为3期。

1）急性关节炎期

发病前没有任何征兆，轻度外伤、暴食高嘌呤食物、过度饮酒、疲劳、情绪紧张等均可能诱发急性发作。多在夜间突然发病，受累关节剧痛，首发关节常累及第一跖趾关节，其次为踝关节、腕关节等。局部体征类似于急性关节感染，有红肿热痛表现。全身表现包括发热、心悸、寒战等不适，以及白细胞增多。可持续3～11天。

2）间歇期

无症状间歇期长短差异很大，为数月或数年，随病情反复发作，逐渐进展，间歇期越来越短，病变关节增多，逐渐转成慢性关节炎。

3）慢性关节炎期

由急性发病转为慢性关节炎期需十余年，关节出现永久性破坏，表现为僵硬畸形、运动受限。30%左右患者可出现痛风石、肾脏并发症，以及输尿管结石等。晚期会出现高血压、肾和脑动脉硬化、心肌梗死。少数患者死于肾衰竭和心血管意外。

3. 病因病机

历代医家多认为痛风是由于素体正气虚弱，外感风寒湿邪，导致痰湿、瘀血阻滞经络而发病，强调外感因素是痛风发病的主要原因。《素问》谓痹证："风寒湿三气杂至，合而为痹。"痹证所对应的疾病范围较广，包括痛风、骨性关节炎、类风湿关节炎等疾病。朱丹溪著《格致余论·痛风》中专论痛风："彼痛风者，大率因血受热已自沸腾，其后或涉冷水，或立湿地，或扇取凉，或卧当风。寒凉外抟，热血得寒，污浊凝涩，所以作痛。夜则痛甚，行于阴也。"朱丹溪认为，在人体阴阳失调情况下外感风寒湿邪，血虚受热，痰浊内蕴，气血凝滞不通导致痛风。《证治准绳·痛风》将痛风病因归为"风湿客于肾经，血脉瘀滞所致"，认为外感风湿是痛风的发病原因。《景岳全书·脚气》谓痛风："外是阴寒水湿，今湿邪袭人皮肉筋脉。内由平素肥甘过度，湿壅下焦。寒与湿邪相结，郁而化热，停留肌肤。"认为内外因素可共同引起痛风，内生湿邪和外感寒湿郁结体内，阻滞经络而发病。

现代医家对痛风病因病机的认识多强调内伤因素的作用，其中内生湿邪是痛风发病的重要原因。黄宏兴教授在总结前人经验并结合自己多年的临床实践基础上，认为痛风的主要发病原因在于内伤因素，患者素体脾肾不足，内生湿浊，加之后天饮食不节，嗜食肥甘厚腻，湿浊不化，郁久化热，与气血相搏，血热致瘀，痹阻经络，发为痛风。故急性痛风性关节炎多表现为关节红肿热痛、小便黄赤、大便干结、舌质红、苔黄、脉滑数等一派热象。对于外感因素与痛风发病的关系，黄宏兴教授认为，外感湿邪损伤脾阳，进一步损伤脾的运化功能，导致内生湿浊的程度加重。此外，外感风、寒、湿邪，痹阻经络，加重痛风患者的疼痛症状。但是，外感风、寒、湿邪只是痛风的诱发因素，不是主要的发病原因。

4. 诊断

痛风性关节炎的诊断依据有典型临床表现、实验室检查和影像学检查等。慢性痛风性关节炎的诊断，需要认真鉴别，确诊金标准为取得尿酸盐结晶。

（1）参照2015美国风湿病学会（ACR）/欧洲抗风湿联盟（EULAR）痛风分类标准。

纳入标准：外周关节或滑囊出现至少一次肿胀、疼痛或压痛。

充分标准：有症状关节、滑囊或痛风石中检出单钠尿酸盐结晶（MSU）晶体（需有经验的检查者）。

若符合充分标准，则可诊断。

若不符合充分标准，则进入评分系统（见表3-1）。

表3-1　痛风诊断评分系统

临床标准		分值
疼痛累及关节	踝关节或足弓（不包括第一跖趾关节）	1
	累及第一跖趾关节	2
疼痛发作性质		
•累及关节皮肤发红	符合 1 项特征	1
•疼痛关节无法触碰或受压	符合 2 项特征	2
•行走困难或受累关节无法运动	符合 3 项特征	3
发作时间		
•发病至疼痛达峰时间< 24h	1 次特征性发作	1
•症状缓解时间≤ 14 天	反复特征性发作	2
•两次发作之间完全缓解		
痛风石		
破溃或白色粉末样的皮下结节，表面皮肤菲薄，常有血管覆盖，典型位置：关节、耳、指垫等	存在	4
实验室指标		分值
尿酸		
建议在患者未接受降尿酸治疗时，距离痛风发作> 4 周（发作间歇期）时检测，若有条件建议多次检查，取最高值	< 4mg/dL（0.24mmol/L）	−4
	6~8mg/dL（0.36~0.48mmol/L）	2
	8~10mg/dL（0.48~0.6mmol/L）	3
	≥ 10mg/dL（≥ 0.6mmol/L）	4
典型发作关节或滑囊的滑液分析	未见 MSU	−2

注：若血尿酸为 4~6mg/dL（0.24~0.36mmol/L），记 0 分；血尿酸< 4mg/dL（0.24mmol/L），扣 4 分；若某条目无法完成，相关情况无法评估，该条目计分为 0 分（unknown/not done）。

续表

影像学指标		分值
有症状的关节或滑囊的影像学证据： B 超可见的双轨征，或双能 CT 的尿酸盐沉积	存在	4
痛风相关的关节破坏：手和 / 或足部至少 1 处骨侵蚀的传统影像学表现	存在	4

注：B 超：不管如何调整波束或角度，在关节软骨面均可见异常强回声，即“双轨征”，而假阳性的“双轨征”会在探头调整角度后消失；
双能 CT：包括关节及关节外部位的尿酸盐沉积，应当使用双能 CT 分别在 80kV 和 140kV 获取数据；
骨侵蚀：骨质破坏，边缘硬化，边缘悬垂，远端指间关节的鸥翼（gull wing）样畸形需要除外。

总分23分，大于8分者可诊断为痛风。

关于该标准的说明：

•无论患者是否处于痛风发作期，均可使用此标准评分。

•评分的高低并不代表痛风的严重程度，而是疾病是否存在。

•有纳入标准，意味着必须有过至少1次的痛风急性发作，单纯高尿酸血症患者不在此列。

•负分制度的引入。①关节滑液未查及MSU晶体，扣2分；②血尿酸水平＜4mg/dL（＜0.24 mmol/L），扣4分。

•影像学的引入丰富了痛风诊断的手段，但一些没有条件的医疗机构无法应用。

（2）实验室诊断技术。

主要是血尿酸水平的测定，以及一些炎症指标作为急慢性期的辅助判断。我院开展了痛风分型、痛风/高尿酸血症风险基因检测等检验项目，则进一步将其分为尿酸排泄减少型、尿酸生成过多型、尿酸代谢混合型及尿酸代谢其他型，可以更好地指导临床对病情判断及治疗策略的制定。

（3）影像学诊断技术。

X线片可发现一些典型的痛风侵蚀表现，但特异性尤其早期特异性不高；超声是较敏感的检测技术，尤其患者有双轨征、暴风雪征等典型表现时；双能CT可特异性识别尿酸盐沉积；MRI则在组织分辨，尤其是痛风结节的判断观察有着一定优势。

（二）流行病学分布特征

高尿酸血症与痛风性关节炎的发生密切相关。在不同种族的人群中，高尿酸血症的发病率为2.3%~36%；我国高尿酸血症的发病率为13.3%，其中男性为19.4%，女性为7.9%；在我国不同地区的发病率存在显著差异，华南地区患病率为18.6%，高于西南地区（13.9%）、华北地区（13.2%）、西北地区（10.3%），这种差异可能跟生活方式和经济发展的差异性有关。痛风的综合患病率为1.1%，男性的患病率（1.5%）明显高于女性（0.9%）。性激素可以解释两性之间的差异。痛风已成为继糖尿病之后又一常见的代谢性疾病。

（三）药物治疗

一般按急性发作期与慢性期分类论治，急性期的治疗主要为控制炎症症状，慢性期的治疗以预防调护为主。对于高尿酸血症患者，建议长期甚至终身药物治疗，以控制尿酸在理想状态，减少长期高尿酸状态引起的并发症及多器官损害。

1. 急性发作

一线治疗药物推荐秋水仙碱或非甾体抗炎药，需尽早使用，若有禁忌或疗效不明显时可考虑糖皮质激素药物，建议短期使用。

秋水仙碱：高剂量秋水仙碱（4.8~6.0mg/天）能有效缓解痛风急性期患者的临床症状，但其胃肠道不良反应发生率较高，且容易导致患者因不良反应停药。低剂量秋水仙碱（1.5~1.8mg/天）与高剂量秋水仙碱相比，在有效性方面差异无统计学意义；在安全性方面，不良反应发生率更低。低剂量秋水仙碱48h内用药效果更好。各大指南均认为应根据个体是否具有禁忌证选择急性期用药，且若使用秋水仙碱，均建议小剂量即可（首剂2片，1h后再服1片）。因为大剂量秋水仙碱不但不能增加疗效，还会显著增加胃肠道的不良反应。

痛风患者在降尿酸治疗初期，降尿酸期间可长期使用小剂量秋水仙碱（每次0.6mg，每天2次），能够预防急性痛风发作，小剂量秋水仙碱安全性高，耐受性好，但8周后停药易复发，预防性使用秋水仙碱3～6个月可减少痛风的急性发作，且不易复发。

非甾体抗炎药：若无禁忌推荐早期足量使用NSAIDs速效制剂。使用禁忌为有活动性消化道溃疡/出血，或既往有复发性消化性溃疡/出血病史。合并心肌梗死、心功能不全者及慢性肾脏病患者尽量避免使用。主要不良反应：肝功能异常，消化性溃疡/出血，肾间质损害。

糖皮质激素：目前欧美指南多推荐糖皮质激素作为一线抗炎镇痛药物，对急性痛风患者短期单用糖皮质激素（30mg/天，3天）可起到与NSAIDs同样有效的镇痛作用，且安全性良好，特别是对NSAIDs和秋水仙碱不耐受的急性发作期痛风患者。主要用于严重急性痛风发作伴有明显全身症状，肾功能不全，秋水仙碱、NSAIDs治疗无效或使用受限者。口服剂量泼尼松每天0.5mg/kg，连续用药5～10天停药；或者每天0.5mg/kg开始，用药2～5天症状好转后逐渐减量，7～10天内停药，尽量避免使用长效制剂，如地塞米松等。使用后注意预防和治疗高血压、糖尿病、水钠潴留、感染、消化性溃疡/出血等不良反应。老年人及有以上病史者慎用。

2. 间歇期与慢性期

可选择的控制尿酸药物主要有三大类：①促尿酸排泄类，主要有丙磺舒、苯溴马隆，同时可联合使用枸橼酸制剂、碳酸氢钠碱化尿液，利于尿酸排泄减少肾结石发生。②抑制尿酸生成类，主要有别嘌醇、非布司他。③分解尿酸类，主要为尿酸酶。该药因易诱发急性痛风，且易发生超敏反应和耐药，一般多应用于难治性痛风[2-3]。

（1）促尿酸排泄类。对促进尿酸排泄的药物，苯溴马隆和丙磺舒均可用于慢性期痛风患者，其作用靶点均是尿酸盐转运蛋白1和葡萄糖转运蛋白。苯溴马隆在有效性和安全性方面优于丙磺舒。使用苯溴马隆时，应从低剂量开始，过程中增加饮水量，碱化尿液，避免与其他肝损害药物同时使用。

（2）抑制尿酸生成类。目前临床主要应用为别嘌醇和非布司他等，为黄嘌呤氧化酶抑制剂。非布司他口服后主要在肝脏代谢经肾脏和肠道双通道排泄与其他降尿酸药物相比其降尿酸效果及肾脏的保护作用更佳。

（3）分解尿酸类。临床应用主要为聚乙二醇重组尿酸酶等，该类药物作用机制为促尿酸转化成易溶解与排泄的尿囊素，该药主要适用于症状严重的高尿酸血症与难治性痛风，但尿酸氧化酶存在容易诱发急性痛风的风险，且该药具有抗原性，易发生与输注相关不良事件，并易导致患者发生超敏反应和产生耐药性。

此外，还有一些研究阶段的新药，抗炎类药物如卡那单抗、阿那白滞素等；控制慢性痛风类如3，4-二羟基-5-硝基苯甲醛（DHNB）、托匹司他、聚乙二醇重组尿酸酶等。

（四）中医药治疗

1．内服药

1）湿热蕴结证

治则：清热利湿，通络止痛。

方药：四妙散加减。炒苍术10g，川黄柏10g，川牛膝15g，薏苡仁15g，茵陈9g，虎杖9g，土茯苓15g，萆薢9g，秦皮6g，金钱草15g，车前草10g。

2）脾虚湿阻证

治则：健脾利湿，益气通络。

方药：四君子汤加减。党参12g，白术9g，茯苓9g，砂仁6g，半夏9g，陈皮9g，薏苡仁15g，土茯苓15g，萆薢9g，车前草15g，金钱草15g，甘草6g。

3）寒湿痹阻证

治则：祛寒除湿，温经通络。

方药：乌头汤加减。制川乌6g，细辛3g，桂枝15g，豨莶草10g，白芍10g，干姜5g，茯苓15g，麻黄3g，当归15g，独活10g，蜈蚣1条，甘草6g。

4）痰瘀痹阻证

治则：活血化瘀，化痰散结。

方药：二陈汤加减。陈皮15g，法半夏15g，茯苓9g，甘草6g，桂枝15g，牡丹皮9g，桃仁10g，土茯苓15g，萆薢9g，车前草15g，金钱草15g。

2. 中药及天然产物

中药具有疗效确切、不良反应小等优势，近年来获得越来越多的关注，如研究发现肉桂细枝甲醇提取物、野菊花、泽兰、芹菜素等可通过抑制黄嘌呤氧化酶活性达到降尿酸作用，此外，研究发现土茯苓、秦皮、车前草、黄柏、苍术、金钱草、泽泻、防己、猪苓、虎杖、茵陈、地龙、威灵仙等均有降尿酸效果。

3. 外用药

种类很多，包括各种贴膏、外敷、熏洗、酊剂等药物，需根据类型辨证选用，本院制剂舒筋外洗颗粒及101药膏、102药膏、关节炎贴膏、凉性经筋通、健步止痛油局部外用可取得较好的疗效。

湿热蕴结证：治宜清热利湿、通络止痛，选用关节炎贴膏、凉性经筋通及舒筋外洗颗粒。

痰瘀痹阻证：治宜活血化瘀、化痰散结，选用101贴膏、健步止痛油及舒筋外洗颗粒。

寒湿痹阻证：治宜祛寒除湿、温经通络，选用温通膏、102贴膏及舒筋外洗颗粒。

脾虚湿阻证：治宜健脾利湿、益气通络，选用102贴膏及舒筋外洗颗粒。

4. 外治法

可选择针灸（包括梅花针、电针、火针、刺络等）、手法、中药离子导入、穴位注射等方法。若形成较大痛风石，影响生活或破溃不愈，亦可选择手术清除。

（五）练功

1. 急性炎症期

注意合理适当的休息，局部冷敷并配合一些肌肉的等张收缩训练。

2. 慢性期

指导运动锻炼及关节功能康复训练。

维持关节活动度：患者主动进行关节的非负荷性屈伸和旋转运动，每天锻炼3次。

肌肉等长运动：可增强肌力，缓冲外来的冲力，改善患者症状，每天锻炼4组，每组10～20次。

增强耐力的运动：包括散步、游泳、骑车等低强度有节奏运动，增强耐力和日常生活能力。

（六）调护

痛风属于终身性疾病，因此注意预防调护，保持良好规律的生活习惯是控制本病的关键。

饮食调理：规律饮食，忌膏粱厚味，禁酒限烟，限制食盐和脂肪的摄入，控制红肉类、高嘌呤食物如海鲜、动物内脏、豆类等的摄入，少饮富含果糖的饮料，多食用新鲜蔬菜，饮食控制不仅包括食物种类的选择，还应注意量和热量的控制。

生活调理：规律作息及锻炼，积极减肥，减轻体重，劳逸结合，注意保暖和避寒，鞋袜宽松。

情志调理：避免过度劳累、紧张与激动，保持心情舒畅，情绪平和。

健康教育：避免使用抑制尿酸排出的药物，定期检测血尿酸值，尤其有痛风家族病史，以便调整用药和防治尿酸性结石。

（七）典型病例

病例一

倪某，男，69岁，2013年5月6日初诊。

主诉：饮酒后出现右足第一跖趾关节红肿热痛2天。

诊见：右足背第一跖趾关节红肿疼痛，局部肤温增高，广泛压痛，夜间加剧，不能入睡，大便正常，小便黄，舌暗红，苔黄腻，脉数。自服秋水仙碱，疼痛无缓解。

实验室检查：血尿酸512μmol/L。

诊断：痛风，湿热蕴结证。

治宜清热利湿，凉血活血。方用黄宏兴教授经验方痛风方加减。土茯苓30g、薏苡仁20g、黄柏10g、苍术10g、牛膝15g、生地黄10g、地榆15g、益母草15g、丹参15g、茵陈20g、远志10g、合欢皮15g、延胡索15g、炙甘草5g。共3剂，每天1剂，水煎服，分早晚两次，饭后温服。辅以院内制剂冰樟四黄膏外敷，塞来昔布胶囊止痛，嘱其戒酒，调整饮食结构，多饮水，适当运动。

二诊：右足背第一跖趾关节红肿基本减退，自诉服药后第2天疼痛缓解，夜间睡眠改善，大便3天未解，腻苔较前有所消退。上方去远志、合欢皮，加虎杖15g，继续服用7剂。7天后门诊复诊，关节无红肿热痛，二便正常，嘱继续控制饮食，加强运动，随访3个月，痛风未再发作。

按语：随着现代人生活水平的提高，痛风发病率不断增高，各个年龄段均可能罹患本病，并且男性发病率高于女性。痛风患者经常会在夜晚出现突发性的关节疼痛，并且发病急，伴有关节部位出现严重的疼痛、水肿、红肿和炎症等症状。痛风最常发病的关节是第一跖趾关节内侧，此外还常见于手部的关节、膝盖、肘部等。痛风的危险因素有肥胖、过度饮酒、进食过量含嘌呤丰富的食物等。本例患者饮啤酒后出现右足第一跖趾关节红肿热痛，且疼痛夜间加剧，查体右足背第一跖趾关节红肿，局部肤温增高，广泛压痛，实验室检查提示血尿酸512μmol/L，符合西医“急性痛风性关节炎”诊断。

黄宏兴教授运用中医药治疗痛风具有独到的见解，多数患者运用纯中医治疗或者中西医结合治疗均能取得满意的疗效。黄宏兴教授认为痛风多因素体痰瘀，或脾胃虚弱，运化功能低下，酿生痰湿，加之饮食不节，诱发体内邪气，发为本病。本例患者起病为饮食不节，饮酒诱发，体内湿热郁滞；同时病变局部红肿、肤温增高，舌暗红，苔黄腻，脉数，为湿热瘀阻气血、搏结于局部之表现；治法当予清热利湿，凉血活血。方中土茯苓为广东道地药材，具有良好的清利湿热作用，配合薏苡仁、黄柏、苍术、牛膝、茵陈共奏清利湿热之功；痛风湿热郁久致瘀，阻滞气血运行，运用地榆、益母草、合欢皮清热凉血，丹参活血凉血，配合生地黄补益被湿热所耗伤之阴液，合欢皮、远志定志安眠，延胡索止痛通络，炙甘草调和诸药。二诊疼痛大大缓解，睡眠改善，去合欢皮、远志，加虎杖祛风湿、通利大便；同时嘱患者注意饮食调适，配合适当运动，后未再发。

病例二

黄某，男，58岁，2016年5月18日初诊。

主诉：双足趾跖关节疼痛反复发作多年，进食油腻后加重1周。

诊见：自诉既往“痛风性关节炎”多年，均予西医对症止痛及苯溴马隆对症口服治疗，症状反复。1周前因宴会进食肥甘厚腻后再发疼痛，为隐痛，双侧足背第一跖趾关节内侧红肿，局部肤温稍增高，压痛（+），胃纳一般，疼痛进食后加重，口服苯溴马隆后症状缓解不明显，小便正常，大便稀溏，舌淡红，苔白滑稍腻，舌胖大有齿痕，脉滑。

实验室检查：血尿酸568μmol/L。

诊断：痛风，脾虚湿阻证。

治宜健脾益气，祛湿解毒。拟方陈夏六君子汤加减。黄芪20g，党参20g，白术15g，茯苓15g，砂仁6g（后下），法半夏15g，陈皮10g，薏苡仁15g，茵陈15g，土茯苓15g，萆薢10g，甘草6g。共7剂，每天1剂，水煎服。辅以舒筋外洗颗粒外洗患处，嘱其调整饮食结构，忌食寒凉，多饮温水，适当运动。

6月9日二诊：双侧足背第一跖趾关节内侧红肿消退，局部肤温正常，稍压痛，自诉服药后第2天疼痛缓解，大便较前成形，胃纳较前改善。上方去萆薢、土茯苓，加用五指毛桃30g，继续服用7剂。

按语：黄宏兴教授认为，痛风既可以因湿热、寒湿、痰瘀等实邪致病，也可以由于脾胃虚弱，运化功能失常，导致水湿不化，聚湿成痰，阻滞关节，因虚致实。治疗应标本兼治，既要祛湿化痰治标，也应补脾益气治本，脾为生痰之源，脾气健运则痰湿自化。本例患者由于既往脾胃虚弱，加之反复“痛风性关节炎”病史，长期服用苯溴马隆及消炎止痛药，致脾胃消化功能受损，水湿运化失调，聚之成痰湿，蕴于关节；加之进食肥甘厚腻，与水湿交结，阻碍脾胃，沉积于关节，致使痛风发作。胃纳一般、大便稀溏、舌脉均可佐证。治疗当以健脾祛湿为法，方拟陈夏六君子汤加减。方中四君加黄芪补益脾胃，砂仁、法半夏、陈皮健脾化痰，薏苡仁、茵陈、土茯苓、萆薢清除湿毒，全方共奏补脾益气、祛湿解毒之功。后患者复诊诉疼痛明显缓解，胃纳改善，去萆薢、土茯苓，加五指毛桃加强补脾益气作用，达到健运脾胃以祛水湿之功。同时脾胃虚弱患者在日常生活中也应该注意饮食习惯，忌食寒凉及滋腻碍胃之品，时刻顾护脾胃，适当运动，健运中阳。

二、项痹–颈椎病

（一）概述

1. 概念

颈椎病（cervical spondylosis）是指颈椎椎间盘退行性改变及其继发病理改变累及其周围组织结构（神经根、脊髓、椎动脉、交感神经等），出现相应的临床表现。仅有颈椎的退行性改变而无临床表现者，则称为颈椎退行性改变。颈椎病是一种常见病，好发于中老年人，但随着现代从事低头工作方式的人群增多，电脑、空调被广泛使用，人们屈颈和遭受风寒湿邪的机会不断增加，造成颈椎病的患病率不断上升，且发病年龄有年轻化的趋势。中医学无颈椎病病名，但其相关症状散见于“痹症”“眩晕”“痿症”“心悸”等疾病论述，如神经根型颈椎病主要症状是颈肩臂痛酸麻，中医称为“痹症”；椎动脉型颈椎病主要症状是眩晕，中医称为“眩晕”；脊髓型颈椎病出现四肢肌肉萎缩，肌力减退，甚至瘫痪，中医称为“痿症”；交感型颈椎病表现为心跳、胸闷不适等，中医则属“心悸”范畴。

2. 颈椎病分型

根据受累组织和结构的不同，颈椎病分为：颈型、神经根型、脊髓型、椎动脉型、交感型、其他型（目前主要指食管压迫型）。如果两种以上类型同时存在，称为“混合型”。

（1）颈型颈椎病。亦称软组织型或局限性颈椎病。由于颈椎间盘退化、骨质增生等病变引起局部血肿、水肿、无菌性炎症，或因神经后支受刺激发生颈部肌肉痉挛而出现颈项疼痛、活动不利症状。此型最多见，部分患者随病情加重可发展成其他较严重类型的颈椎病。

（2）神经根型颈椎病。亦称痹痛型颈椎病。由于颈椎间盘退化、骨质增生、颈部韧带肥厚、椎间孔变窄等病变，刺激或压迫颈脊神经根而逐渐出现各种症状。以第5、第6颈椎及第6、第7颈椎椎间病变多见，故发生颈6、颈7神经根受压，表现为与脊神经根分布区相一致的感觉、运动障碍及反射变化。此型是各型中发病率较高、临床多见的一种类型。

（3）脊髓型颈椎病。亦称瘫痪型颈椎病。多由于颈椎椎管本身狭窄，加之退变突出的椎间盘、骨赘、后纵韧带钙化及黄韧带肥厚等前后方压迫因素造成椎管的继发性狭窄而发病。若合并椎节不稳，更增加了对脊髓的刺激或压迫。表现为损害平面以下的感觉减退及上运动神经元损害症状，出现损害平面以下麻木、肌力下降、肌张力增加等症状。此型比较多见，且症状严重，以慢性进行性四肢瘫痪为其特征。一旦延误诊治，常发展成为不可逆性神经损害。

（4）椎动脉型颈椎病。亦称眩晕型颈椎病。椎动脉第2段通过颈1～颈6横突孔，在椎体旁走行。当钩椎关节增生时，可对椎动脉造成挤压或刺激痉挛，引起椎基底动脉供血不足，产生头晕、头痛等症状。当颈椎退变，椎节不稳时，横突孔之间的相对位移加大，穿行其间的椎动脉受刺激机会较多，椎动脉本身可以发生扭曲，可引起椎基底动脉不同程度供血障碍。此型也比较多见。

（5）交感型颈椎病。颈椎间盘退变本身及颈椎骨质增生等继发性病变，刺激交感神经而引起一系列交感神经兴奋或抑制的症状。此型很少单独发生，多与神经根型颈椎病合并发生。

（6）混合型颈椎病。是指神经根型、脊髓型、椎动脉型、交感神经型颈椎病等2种以上类型混合发病者。

（7）食管压迫型颈椎病。是由于椎体前缘的巨大骨赘，可压迫食管引起吞咽不适或吞咽困难的症状。临床较少见。

国内最新版专家共识（2018年）将颈椎病分为颈型、神经根型、脊髓型和其他型。其中其他型涵盖既往分型中的椎动脉型、交感型、混合型、食管压迫型颈椎病。这种分型是一种进步，逐渐淡化没有明确病因及发病机制的椎动脉型和交感型颈椎病的诊断，并逐步与国外主流颈椎病分型接轨。

美国骨科医师协会（American Academy of Orthopaedic Surgeons，

AAOS）分别于2002年和2007年，在*J Bone Joint Surg Am*发表两次教学课程讲座（instructional course lecture）明确将颈椎病分为轴性颈痛（axial neck pain）、颈神经根病（cervical radiculopathy）和颈脊髓病（cervical myelopathy），对应着国内的颈型、神经根型和脊髓型颈椎病。

3. 颈椎病的病因病机

西医认为其发病与颈椎退行性变、颈部外伤及慢性劳损、颈椎先天性畸形等方面有关，当颈椎间盘退变、颈椎骨质增生等病理改变进展到一定程度，可刺激或压迫颈部的神经、脊髓、血管等组织而产生相应的临床症状。

中医学认为肝肾亏虚，筋骨痿软退化增生和先天不足，颈椎畸形是本病发生的内因。颈部外伤、慢性劳损和外感风寒湿邪等是本病发生的外因，其病理变化涉及脏腑、经络、气血等。如《内经·上古天真论》云："丈夫一八肾气实，齿更发长……五八肾气衰，发齿堕槁……七八肝气衰，筋不能动。"这说明人体随着年龄的增长，全身脏腑器官、骨骼、肌肉、关节等进入逐渐衰退的过程。人到五八肾气衰之后，骨与关节发生退行性改变，就会出现筋骨疾病，所谓"筋不能动"。《内经·五脏生成篇》又云："肝之合，筋也。肾之合，骨也。骨者，髓之府，不能久立，行则振掉，骨将惫矣。"指出了骨关节疾病与肝肾功能的关系。肝肾精气不足，不能濡养筋骨，则容易发生骨关节退行性病变性疾病。《素问·宣明五气篇》云："久视伤血，久卧伤气，久坐伤肉，久立伤骨，久行伤筋。"指出了骨关节退行性疾病与劳损的关系。《内经·至真要大论》云："诸痉项强，皆属于湿。"《儒门事亲》又云："此疾之作，多在四时阴时……或凝水之地，劳力之人辛苦过度，触冒风雨，寝处潮湿，痹以外入。"说明感受风寒湿邪能引起痹症。《医宗金鉴·正骨心法要旨》云："旋台骨，又名玉柱骨，即头后颈内三节也，一名天柱骨……一曰坠伤，左右歪邪，用整法治之；一曰外伤，面仰头不能垂；或筋长骨错，或筋聚，或筋强骨随头低，用推、端、续、整四法治之。"说明由外伤引起的颈椎病用手法可以进行治疗。

4. 流行病学分布特征

在我国，颈椎病患病率较高，不同地区的颈椎病患病率为8.1%～19.1%。一些特殊人群颈椎病患病率更高。大学教职工为10.8%，老年人群为25.0%，机关人员为27.3%，白领人群为33.9%，公务员为54.8%。在某些人群中有上升趋势。与颈椎病相关的抑郁情绪和失眠也影响患者的生活质量。从患病率考虑，颈椎病已成为严重困扰人们健康的问题之一。

（二）颈椎病的临床表现

1. 颈型颈椎病

（1）颈项强直、疼痛，整个肩背疼痛发僵，不能做点头、仰头及转头活动，呈斜颈姿势。需要转颈时，躯干必须同时转动，也可出现头晕的症状。

（2）少数患者可出现反射性肩臂手疼痛、胀麻，咳嗽或打喷嚏时症状不加重。

（3）临床检查。急性期颈椎活动绝对受限，颈椎各方向活动范围近于0°。颈椎旁肌、胸1～胸7椎旁或斜方肌、胸锁乳突肌有压痛，冈上肌、冈下肌也可有压痛。如有继发性前斜角肌痉挛，可在胸锁乳突肌内侧，相当于颈3～颈6横突水平，按到痉挛的肌肉，稍用力压迫，即可出现肩、臂、手放射性疼痛。

2. 神经根型颈椎病

（1）颈痛和颈部发僵，常常是最早出现的症状。有些患者还有肩部及肩胛骨内侧缘疼痛。

（2）上肢放射性疼痛或麻木。这种疼痛和麻木沿着受累神经根的走行和支配区放射，具有特征性，因此称为根型疼痛。疼痛或麻木可以呈发作性、也可以呈持续性。有时症状的出现与缓解和患者颈部的位置和姿势有明显关系。颈部活动、咳嗽、喷嚏、用力及深呼吸等，可以造成症状的加重。

（3）患侧上肢感觉沉重、握力减退，有时出现持物坠落。可有血管运动神经的症状，如手部肿胀等。晚期可以出现肌肉萎缩。

（4）临床检查可见颈部僵直、活动受限。患侧颈部肌肉紧张，棘突、棘突旁、肩胛骨内侧缘及受累神经根所支配的肌肉有压痛。椎间孔部位出现压痛并伴上肢放射性疼痛或麻木，若使原有症状加重具有定位意义。椎间孔挤压试验阳性，臂丛神经牵拉试验阳性。仔细、全面的神经系统检查有助于定位诊断。

3. 脊髓型颈椎病

（1）多数患者首先出现一侧或双侧下肢麻木、沉重感，随后逐渐出现行走困难，下肢各组肌肉发紧、抬步慢，不能快走，继而出现上下楼梯时需要借助上肢扶着拉手才能登上台阶。严重者步态不稳、行走困难。患者双脚有踩棉花感。有些患者起病隐匿，往往是想追赶即将驶离的公共汽车，却突然发现双腿不能快走。

（2）一侧或双侧上肢麻木、疼痛，双手无力、不灵活，写字、系衣扣、持筷子等精细动作难以完成，持物易落。严重者甚至不能自己进食。

（3）躯干部感觉异常，患者常感觉在胸部、腹部、或双下肢有如皮带样的捆绑感，称为“束带感”。同时下肢可有烧灼感、冰凉感。

（4）部分患者出现膀胱和直肠功能障碍。如排尿无力、尿频、尿急、尿不尽、尿失禁或尿潴留等排尿障碍，大便秘结。性功能减退。病情进一步发展，患者须拄拐或借助他人搀扶才能行走，直至出现双下肢呈痉挛性瘫痪，卧床不起，生活不能自理。

（5）临床检查。颈部多无体征。上肢或躯干部出现节段性分布的浅感觉障碍区，深感觉多正常，肌力下降，双手握力下降。四肢肌张力增高，可有折刀感；腱反射活跃或亢进，包括肱二头肌、肱三头肌、桡骨膜、膝腱、跟腱反射；髌阵挛和踝阵挛阳性。病理反射阳性，如上肢霍夫曼征、罗索利莫征、下肢巴宾斯基征、查多克征。浅反射如腹壁反射、提睾反射减弱或消失。如果上肢腱反射减弱或消失，提示病损在该神经节段水平。

4. 交感型颈椎病

（1）头部症状，如头晕或眩晕、头痛或偏头痛、头沉、枕部痛，睡眠欠佳、记忆力减退、注意力不易集中等。偶有因头晕而跌倒者。

（2）眼耳鼻喉部症状，如眼胀、干涩或多泪、视力变化、视物不清、眼前如同有雾等；耳鸣、耳堵、听力下降；鼻塞、过敏性鼻炎、咽部异物感、口干、声带疲劳等；味觉改变等。

（3）胃肠道症状，如恶心甚至呕吐、腹胀、腹泻、消化不良、嗳气及咽部异物感等。

（4）心血管症状，如心悸、胸闷、心率变化、心律失常、血压变化等。

（5）面部或某一肢体多汗、无汗、畏寒或发热，有时感觉疼痛、麻木但是又不按神经节段或走行分布。以上症状往往与颈部活动有明显关系，坐位或站立时加重，卧位时减轻或消失。颈部活动多、长时间低头、在电脑前工作时间过长或劳累时明显，休息后好转。

（6）临床检查。颈部活动多正常，颈椎棘突间或椎旁小关节周围的软组织压痛。有时还可伴有心率、心律、血压等的变化。

5. 椎动脉型颈椎病

（1）发作性眩晕、复视伴有眼震。有时伴随恶心、呕吐、耳鸣或听力下降。这些症状与颈部位置改变有关。

（2）下肢突然无力猝倒，但是意识清醒，多在头颈处于某一位置时发生。

（3）偶有肢体麻木、感觉异常。可出现一过性瘫痪，发作性昏迷。

（三）颈椎病的诊断标准

1. 临床诊断标准

（1）颈型。具有典型的落枕史及上述颈项部症状体征，影像学检查可正常或仅有生理曲度改变或轻度椎间隙狭窄，少有骨赘形成。

（2）神经根型。具有根性分布的症状（麻木、疼痛）和体征，椎间孔挤压试验和/或臂丛牵拉试验阳性，影像学所见与临床表现基本相符合，排除颈椎外病变（胸廓出口综合征、网球肘、腕管综合征、肘管综合征、肩周炎、肱二头肌长头腱鞘炎等）所致的疼痛。

（3）脊髓型。出现颈脊髓损害的临床表现；影像学显示颈椎退行性改变、颈椎管狭窄，并证实存在与临床表现相符合的颈脊髓压迫；排除进行性肌萎缩性脊髓侧索硬化症、脊髓肿瘤、脊髓损伤、继发性粘连性蛛网膜炎、多发性末梢神经炎等。

（4）交感型。诊断较难，目前尚缺乏客观的诊断指标。出现交感神经功能紊乱的临床表现，影像学显示颈椎节段性不稳定。对部分症状不典型的患者，如果行星状神经节结封闭或颈椎高位硬膜外封闭后，症状有所减轻，则有助于诊断。但要除外其他原因所致的眩晕，如：①耳源性眩晕，由于内耳出现前庭功能障碍，导致眩晕。如梅尼埃病、耳内听动脉栓塞。②眼源性眩晕，屈光不正、青光眼等眼科疾患。③脑源性眩晕，因动脉粥样硬化造成椎-基底动脉供血不全、腔隙性脑梗塞；脑部肿瘤；脑外伤后遗症等。④血管源性眩晕，椎动脉的V1和V3段狭窄导致椎-基底动脉供血不全；高血压病、冠心病、嗜铬细胞瘤等。⑤其他原因，糖尿病、神经官能症、过度劳累、长期睡眠不足等。

（5）椎动脉型。曾有猝倒发作，并伴有颈性眩晕，旋颈试验阳性，影像学显示节段性不稳定或钩椎关节增生，除外其他原因导致的眩晕，颈部运动试验阳性。

2. 影像学及其他辅助检查

影像学检查：X线片是颈椎损伤及某些疾患诊断的重要手段，也是颈部最基本最常用的检查技术，即使在影像学技术高度发展的条件下，也是不可忽视的一种重要检查方法。X线片对于判断损伤的疾患严重程度、治疗方法选择、治疗评价等提供影像学基础。常拍摄全颈椎正侧位片，颈椎伸屈动态侧位片，斜位摄片，必要时拍摄颈1～颈2开口位片和断层片。正位片可见钩椎关节变尖或横向增生、椎间隙狭窄；侧位片可见颈椎顺列不佳、反曲、椎间隙狭窄、椎体前后缘骨赘形成、椎体上下缘（运动终板）骨质硬化、发育性颈椎管狭窄等；过屈、过伸侧位可有节段性不稳定；左、右斜位片可见椎间孔缩小、变形。有时还可见到在椎体后缘有高密度的条状阴影——颈椎后纵韧带骨化（ossification of posterior longitudinal ligament，OPLL）。

颈椎管测量方法：在颈椎侧位X线片上，颈3～颈6任何一个椎节，椎管的中矢状径与椎体的中矢状径的比值如果≤75%，即诊断为发育性颈椎管狭窄。节段性不稳定在交感型颈椎病的诊断上有重要意义，测量方法：即在颈椎过屈过伸侧位片上，于椎体后缘连线延长线与滑移椎体下缘相交一点至同一椎体后缘之距离之和≥2mm；椎体间成角＞11°（见图3-32）。

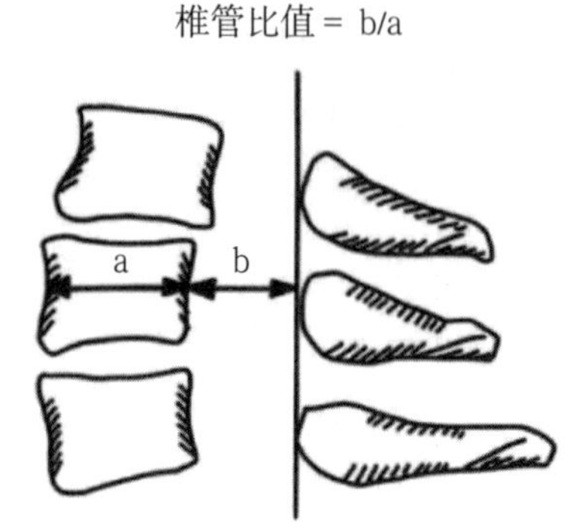

图3-32　发育性颈椎管测量示意图

注：a为椎体中矢径，b为椎管中矢径。b/a≤75%为椎管狭窄。

CT可以显示出椎管的形状及OPLL的范围和对椎管的侵占程度；脊髓造影配合CT检查可显示硬膜囊、脊髓和神经根受压的情况。

颈部MRI检查则可以清晰地显示出椎管内、脊髓内部的改变及脊髓受压部位及形态改变，对于颈椎损伤、颈椎病及肿瘤的诊断具有重要价值。当颈椎间盘退变后，其信号强度亦随之降低，无论在矢状面或横断面，都能准确诊断椎间盘突出。磁共振成像在颈椎疾病诊断中，不仅能显示颈椎骨折与椎间盘突出向后压迫硬脊膜囊的范围和程度，而且尚可反映脊髓损伤后的病理变化。脊髓内出血或实质性损害一般在T2加权图像上表现为暗淡和灰暗影像。而脊髓水肿常以密度均匀的条索状或梭形信号出现。

其他辅助检查：经颅彩色多普勒（TCD）、DSA、MRA可探查基底动脉血流、椎动脉颅内血流，推测椎动脉缺血情况，是检查椎动脉供血不足的有效手段，也是临床诊断颈椎病，尤其是椎动脉型颈椎病的常用检查手段。椎动脉造影和椎动脉B超对诊断有一定帮助。

（四）颈椎病的非手术治疗

目前以正规、系统的非手术治疗为首选疗法，报道90%～95%的颈椎病患者经过非手术治疗获得痊愈或缓解。非手术治疗目前主要是采用中医、西医、中西医结合及康复治疗等综合疗法，中医药治疗手段结合西药。

1. 中医药辨证治疗

由于颈椎病的类型多，临床表现复杂，中药治疗应以中医理论为依据，进行分型辨证论治，临床大多可收到很好的治疗效果。

1）风寒湿痹证

症见：颈、肩、上肢串痛麻木，以痛为主，头有沉重感，颈部僵硬，活动不利，恶寒畏风。舌淡红，苔薄白，脉弦紧。

治则：疏风解表，散寒通络。

方药：羌活胜湿汤加减。羌活15g、独活15g、藁本15g、防风15g、甘草6g、川芎10g、蔓荆子10g。

2）气滞血瘀证

症见：颈肩部、上肢刺痛，痛处固定，伴有肢体麻木。舌质暗，脉弦。

治则：活血止痛，舒筋通络。

方药：血府逐瘀汤加减。柴胡6g、枳壳6g、赤芍15g、甘草6g、桃仁15g、红花10g、生地黄15g、当归10g、川芎6g、牛膝10g、桔梗6g。

3）痰湿阻络证

症见：头晕目眩，头重如裹，四肢麻木不仁，纳呆。舌暗红，苔厚腻，脉弦滑。

治则：健脾和胃，祛风化痰。

方药：半夏白术天麻汤或温胆汤加减。法半夏15g、白术10g、姜天麻15g、茯苓15g、陈皮10g、甘草6g、远志10g。

4）肝肾不足证

症见：眩晕头痛，耳鸣耳聋，失眠多梦，肢体麻木，面红目赤。舌红少津，脉弦。

治则：平肝潜阳通络。

方药：天麻钩藤饮加减。姜天麻15g、钩藤15g（后下）、牛膝15g、石决明15g（先煎）、杜仲15g、黄芩6g、栀子6g、益母草10g、桑寄生15g、夜交藤10g、茯神15g。

5）气血亏虚证

症见：头晕目眩，面色苍白。心悸气短，四肢麻木，倦怠乏力。舌淡苔少，脉细弱。

治则：益气养血，舒筋通络。

方药：人参养荣汤或归脾汤加味。党参15g、茯苓15g、白术10g、甘草6g、熟地黄15g、白芍15g、当归6g、川芎6g、黄芪15g、肉桂2g（焗服）、远志10g、五味子10g、陈皮10g、鸡血藤15g、大枣10g、生姜10g。

在辨证论治的基础上可根据病情，选择性使用具有通络止痛作用的中药注射液，如丹参川芎嗪注射液、参芎葡萄糖注射液、注射用丹参多酚酸盐、血栓通注射液等静脉滴注处理。

2. 药物治疗

1）口服药物

非甾体抗炎药物、营养神经药物、扩张血管药物、利尿脱水药物及骨骼肌松弛类药物等有助于缓解症状。

（1）非甾体抗炎药物可在颈部疼痛时使用。①塞来昔布0.2g，每天2次。②布洛芬0.3g，每天2次。③双氯芬酸钠25mg，每天3次，或缓释片75mg，每天1次。④尼美舒利0.1g，每天2次。⑤美洛昔康片7.5mg，每天1次。⑥非甾体抗炎药外用剂型的应用，如扶他林乳胶、法斯通凝胶等。

（2）神经营养药物如维生素B族、甲钴胺、神经妥乐平、单唾液酸四己糖神经节苷脂、鼠神经生长因子等。

（3）扩张血管及改善供血药物。①地巴唑10mg，每天3次。②复方血栓通胶囊2片，每天3次。③甲磺酸阿米三嗪萝巴新1片，每天2次。

（4）利尿脱水药物如甘露醇50mL，每天2次。

（5）骨骼肌松弛类药物如盐酸乙哌立松50mg，每天3次。

（6）抗眩晕药物。①盐酸氟桂利嗪（西比灵）5～10mg，每天1次。②甲磺酸倍他司汀片（敏使朗）6mg，每天3次；或12mg，每天2次。③盐酸地芬尼多片（眩晕停）25～50mg，每天3次。④地西泮（安定）10mg或盐酸异丙嗪（非那根）25～50mg。

（7）止呕吐药物。①吗丁啉10mg，每天3次。②胃复安10mg，每天2～3次。

2）外用药

可选用我院院内制剂温性经筋通贴膏、跌打祛风膏外敷。或用温通膏、筋骨疗伤膏、健步消肿止痛油外搽，亦可用热熨药，如五子散热熨患处。

3. 手法治疗

可予适度手法治疗，但应慎重操作。手法治疗颈椎病（特别是旋转手法）有造成脊髓损伤的风险，故脊髓型颈椎病严重者不可行手法治疗。

1）松解类手法

（1）基本手法。如头颈部一指禅推法、点按法、滚法、拿法、揉法、推法、叩击法等，可选择上述手法一种或几种放松颈项部的肌肉。

（2）通调督脉法。患者俯卧位，医生以大拇指指端按顺序分别点按风府、大椎、至阳、命门，点揉第1胸椎至第12胸椎两侧夹脊穴、膀胱经腧穴，反复3次，力量以患者出现局部温热、酸胀、传导为度。

（3）间歇拔伸法。患者仰卧位，一手托住颈枕部一手把住下颌，纵向用力拔伸，持续2～3min，可反复3～5次。

（4）牵引揉捻法。患者坐位，医生站在患者身后，双手拇指置于枕骨乳突处，余四指托住下颌。双前臂压住患者双肩，双手腕立起，牵引颈椎，保持牵引力，环转摇晃头部3～5次，然后保持牵引力，做头部前屈后伸运动各1次，然后医生左手改为托住下颌部，同时用肩及肘部顶在患者右侧颞枕部以固定头部，保持牵引力，用右手拇指按在右侧胸锁乳突肌起点处（或痉挛的颈部肌肉处），右手拇指沿胸锁乳突肌自上而下做快速的揉捻，同时将患者头部缓缓向左侧旋转，以颈部的基本手法结束治疗。

（5）拔伸推按法（以右侧为例）。患者坐位，医生站在患者右前方，右手扶住患者头部，左手握住患者右手2～5指，肘后部顶住患者肘窝部，令患者屈肘，然后医生右手推按患者头部，左手同时向相反方向用力。

2）调整类手法

（1）旋提手法。嘱患者颈部自然放松，主动将头部水平旋转至极限角度，并做最大限度屈曲，达到有固定感。医生以肘部托住患者下颌，轻轻向上牵引3～5s后，用短力快速向上提拉，常可听到“喀”的弹响声。扳动时要掌握好发力时机，用力要快而稳。

（2）定位旋转扳法（以向右旋转为例）。患者坐位，医生站于患者后方，以左手拇指指腹推定在患者病变颈椎棘突（或横突）旁，用右手（或肘窝）托住患者下颌部。嘱其颈项部放松，低头屈曲15°～30°，然后嘱患者顺着医生的右手在屈曲状态下向右慢慢转头，当旋转到最大限度而遇有阻力时，医生顺势施以快速的向右扳动，同时，推顶棘突的左手拇指向右用力推压，两手协调动作，常可听到“喀”的弹响声，有时医生拇指下也有轻微的位移感。

（3）旋转法。上颈段病变，要求患者将头颈屈曲15°；中段病变，将颈椎置于中立位；下段病变，将颈椎屈曲30°～45°。嘱患者头部向一侧旋转，旋转至极限角度（约80°），达到有固定感，同时迅速、准确地做同向有力旋转，操作成功可以听到弹响声。

4. 牵引疗法

颈椎牵引可以使头颈部肌肉松弛，解除痉挛，降低椎间盘内压，利于突出的椎间盘还纳，并可使椎间孔扩大，减轻神经根的受压和刺激，促使病变组织的水肿、充血减轻和消退。牵引的方式有坐位牵引、卧位牵引和携带式牵引3种。常用方式为坐位牵引，用枕颌带套住下颌和枕部做牵引，头向前倾15°～20°，牵引力线与头所指的方向一致，重量用5～7kg，持续时间20～30min，每天1～3次；卧位牵引重量2～2.5kg，做持续牵引；携带式牵引可用充气颈圈戴在颈上，然后泵气，至感到舒适为止，持续0.5～1h，每天1～3次，可在家里进行。

5. 制动疗法

颈椎病急性发作期应佩戴颈托（颈围）固定或石膏围领固定制动，限制颈椎活动和保护颈椎，可以使颈部肌肉得到休息，缓解痛性肌肉痉挛，并可减轻神经根的损伤，减少椎间关节创伤性反应，有利于组织水肿的消退，缓解症状，巩固疗效。脊髓型颈椎病应采用颈托（颈围）固定或石膏围领固定，但其制动作用只达到正常运动的30%（而牵引的制动作用可达到90%），效果较差。只作为牵引疗法间歇期间的补充疗法和牵引停止的后继治疗，也是颈椎病手术后的治疗措施之一。一般用至病情稳定后即可停止。如使用时间过长，可引起颈部肌肉萎缩，关节僵硬。

6. 物理治疗

理疗可以缓解肌肉痉挛，改善血液循环，增进肌肉的张力，延缓关节及韧带的钙化或骨化进程。常用的理疗方法有中频电疗、超声酸离子导入、低频脉冲、电磁疗法、中药封包、蜡疗、水疗等。酸离子导入后，可使局部组织形成酸性环境，有助于炎症消退，防止钙离子在肌腱、韧带、关节囊处沉着。中频电疗可产生深部透热作用，能促进局部血管扩张，增加血液循环。

7. 针灸、拔火罐及穴位封闭疗法

针灸以局部取穴为主，远部取穴为辅，可选用运动针灸、电针、头皮针、平衡针、腹针、头针、手针、火针、铍针等特色针刺疗法。如取穴合谷、曲池、肩髎、后溪、肩井、天柱、风池，留针10～20min，或加用电针，每天1次，10次为1疗程；拔火罐选用天柱；穴位封闭选用风池、合谷、曲池、天柱等，药物有丹参注射液、当归注射液、麝香注射液、5%葡萄糖注射液等，每次选用1～2穴，隔天1次，10次为1疗程。

8. 艾灸治疗

直接灸、艾条灸、督灸等。

9. 其他外治法

中药涂擦治疗、耳针治疗、穴位敷贴、刮痧等。

（五）颈椎病的手术治疗

1. 手术适应证

颈椎病经确诊后，下列几种情况需考虑手术治疗。①经系统非手术疗法无效者。②患者的脊髓压迫症状进行性加重，影响工作和生活者。③症状突发，经短期非手术治疗无效者。各型颈椎病的具体手术指征如下。

（1）神经根型颈椎病。①经非手术治疗半年无效者。②临床症状与影像学检查神经定位相一致，疼痛剧烈，有急性肌肉萎缩者。③非手术治疗有效，但病情反复发作者。

（2）脊髓型颈椎病。①有急性进行性脊髓受压症状，经椎管造影或核磁共振检查证实者。②有轻度脊髓受压症状，经短期非手术治疗无效者。③有脊髓受压症状不到两年，进行性加重或突然加重者。

（3）椎动脉型颈椎病。①有颈性眩晕，甚至摔倒，经非手术治疗无效者。②经椎动脉造影证实椎动脉受压或扭曲者。

（4）交感型颈椎病。①经硬膜外封闭试验证实交感神经症状有明显改善者。②X线片显示颈椎有节段性不稳或椎间盘退行性改变者。③症状严重，影响患者生活，经非手术治疗无效者。

2. 手术禁忌证

（1）年老体弱者。

（2）有严重内脏器官功能不全者。

（3）有严重神经症及精神病患者。

（4）病情严重，病程超过2年，估计手术疗法效果不佳，有严重四肢广泛肌肉萎缩，有完全性脊髓功能障碍者。

3. 手术方式

目前临床上有前路手术、后路手术、前后联合入路3种方式，选择入路需考虑众多因素。有学者认为需考虑致压物位置及大小、颈椎曲度、颈椎是否不稳、是否有轴性疼痛、年龄及医院条件等。现介绍主要的手术方式。

1）前路手术

适应证：单双节段的椎间盘突出及骨赘，颈椎失稳，局限性椎管狭窄、小节段后纵韧带骨化。

术式：颈椎前路手术具有创伤小，减压彻底和有效恢复颈椎生理曲度等优点。临床上主要应用的术式有前路椎间盘切除减压融合术（anterior cervical discectomy and fusion，ACDF）、前路椎体切除减压融合术（anterior cervical corpectomy and fusion，ACCF）、零切迹颈前路椎间融合（zero-profile anterior cervical interbody fusion cage，Zero-PACIF）、人工椎间盘置换（artificial cervical disc replacement，ACDR）。

2）后路手术

适应证：大于或等于3节段的椎间盘突出、广泛椎管狭窄、长节段的后纵韧带骨化、多节段骨赘，黄韧带肥厚等。

术式：颈椎后路手术通过扩大椎管容积，利用“弓弦原理”使脊髓向后方漂移，间接解除脊髓前方压迫，较前路安全。目前有椎板成形术和椎板切除术两大类，即单开门/双开门椎管扩大椎板成形术、椎板切除术。

3）前后联合入路手术

分为一期或分期联合手术。常见前后联合手术方案：ACDF或ACCF联合单开门椎管扩大成形术。前后联合手术具有减压充分和坚强固定的优势，同时兼顾单纯前路和后路的不足。

黄宏兴教授认为，颈椎病手术治疗时必须严格掌握手术的适应证，在适当的时候行微创治疗（如髓核溶解、经皮切吸、PLDD、射频消融等）。

4. 围手术期的康复治疗

颈椎病围手术期的康复治疗，有利于巩固手术疗效，弥补手术的不足，以及缓解手术所带来的局部和全身创伤，从而达到恢复患者身心健康的目的。围手术期治疗的基本方法既离不开颈椎病相关的康复治疗（如中药、理疗、体育疗法、高压氧治疗等），又不能忽视一些新的病理因素，如手术给患者带来的忧虑、恐慌等精神负担，又如手术的创伤及术后体质虚弱。

（六）练功

颈椎病患者需要适当休息，同时应进行合理的练功锻炼作为一种运动疗法。练功的主要目的是调整颈椎和周围软组织的关系，缓解脊髓及神经根的病理刺激，改善血液循环，松弛痉挛肌肉，增强肌力和颈椎的稳定性，缓解颈椎病的症状和减少复发。

在颈椎病的急性发作期应以静为主，以动为辅。在缓解期可做颈前屈、后仰、左右旋转及左右侧屈等活动锻炼，动作要柔和、缓慢、到位。但椎动脉型颈椎病患者不宜做颈部的旋转活动。此外，现代推荐的运动疗法为：①颈椎功能训练，以颈部伸肌训练、柔韧性与系统性训练为主要目的的各类功法操。②现代康复训练，运用神经肌肉反馈重建（Neurac）技术加强颈椎稳定性；运用弹力带加强颈部肌肉力量训练。另外，我院的“颈椎病康复保健操”用于颈椎病的预防和辅助治疗，也可以有计划推广到社区，体现出康复预防的学术思想。

（七）调护

平时注意合理用枕，选择合适的高度与硬度，保持良好睡眠体位。颈部外伤后要做早期治疗，长期伏案工作者，应注意经常做颈项部的练功活动，以避免颈项部长时间处于某一低头姿势而发生慢性劳损。急性发作期应注意休息，以静为主，以动为辅，也可用颈围或颈托固定1～2周。慢性期以练功锻炼为主。颈椎病病程较长，非手术治疗症状易反复，患者往往有悲观心理和急躁情绪，因此要注意心理调护，以科学的态度向患者进行宣传和解释，帮助患者树立信心，配合治疗以早日康复。

（八）典型病例

病例一

叶某，男，56岁，2019年8月初诊。

主诉：颈项不适伴右上肢放射痛1年余，加重1周。

诊见：颈部疼痛，伴左上肢放射痛。颈椎屈伸活动轻度受限，屈曲10°，后伸15°，右侧弯30°，左侧弯15°，颈4～颈6棘突压痛（+），左侧棘旁压痛（+），左侧斜方肌压痛（+），舌淡红，苔薄，脉浮紧。

一周前外院颈椎正侧双斜位X线片示颈椎退行性改变。

诊断：项痹，风寒湿痹证。

治则：疏风通络。

方用羌活胜湿汤加减。葛根20g，羌活15g，独活15g，藁本15g，防风15g，甘草6g，川芎10g，蔓荆子10g，桂枝15g，威灵仙15g，鸡血藤15g，半枫荷15g，甘草泡地龙15g，甘草5g。共7剂，每天1剂，水煎服，分早晚两次，饭后温服。嘱其避风寒，可热水袋外敷颈部。

二诊：2019年8月8日。患者颈部活动明显改善，无明显疼痛，右上肢放射较前缓解，但是偶有左上肢放射痛，患者诉胃部略有不适，舌红，苔薄，脉细，予上方去桂枝、当归，加杜仲15g、砂仁10g。

按语：颈椎病的发病因素既有外因，也有内因，还有损伤等因素。内因多属肝肾不足，外因则多因风寒湿外邪侵袭，或留注经络，或结凝骨节，气血不得通畅。长期伏案工作等强制性体位，使血脉不和，颈部韧带、肌肉、关节囊产生疲劳，或因各种扭挫伤，均可造成本病的发生。本例患者致病因素是外感风寒湿邪，黄宏兴教授认为风寒湿邪是引起项痹的一个常见原因，如《仙授理伤续断秘方》所说："痛久不愈者，风盛也，"都属此类。因经络空虚寒湿气乘隙侵袭而得，而致颈项、四肢酸痛麻木，得热则缓，遇寒则增，甚至痿痹，功能丧失，治则应用疏风解表、散寒通络。

病例二

符某，男，48岁。初诊时间：2019年11月。

主诉：颈部酸痛伴行走不利3年。

诊见：颈部酸痛不适，双下肢沉重麻木，伴行走不利，双脚有踩棉花感。颈椎后伸明显受限，左右侧屈稍受限，两手霍夫曼征阳性，肌力尚可，无明显骨间肌萎缩，两膝反射亢进，跟腱反射亢进，以左侧明显，行走不稳，需用拐杖，行走时左足不易抬起。舌暗红，苔薄白，有裂纹，脉弦。

检查：曾在外院MRI检查示C3/C4、C4/C5、C5/C6、C6/C7椎间盘后突。

诊断：项痹，气滞血瘀证。

治则：益气活血，通络止痛。

方用血府逐瘀汤加减。枳实15g，赤芍15g，党参15g，丹参20g，川芎10g，甘草泡地龙10g，黄芪30g，葛根20g，桑枝10g，牛膝15g，甘草5g。共7剂，每天1剂，水煎服，分早晚2次，饭后温服。

一周后复诊，患者诉颈部不适明显缓解，双下肢麻木症状减轻，自觉行走较前有力。舌暗红，苔薄白，脉弦。门诊继续随症加减治疗2周后，症状明显减轻，可缓慢行走。

按语：颈椎病分为颈型、神经根型、脊髓型和其他型。脊髓型颈椎病在颈椎病中最为严重，亦称瘫痪型颈椎病。多由于颈椎椎管本身狭窄，加之退变突出的椎间盘、骨赘、后纵韧带钙化及黄韧带肥厚等前后方压迫因素造成椎管的继发性狭窄而发病。若合并椎节不稳，更增加了对脊髓的刺激或压迫。一旦延误诊治，常发展成为不可逆性神经损害。西医一般主张手术治疗，但是手术后效果也不一定理想。

黄宏兴教授认为，本病中医同样也有方法治疗，重点还是辨证施治。本例患者为气滞血瘀，黄芪、地龙、丹参、川芎补气活血，但是加入平肝柔肝之品，以其筋之痉挛和萎缩兼见。葛根、桑枝舒筋通络，是颈椎病的常用药对。手法治疗有很好的辅助疗效，但需要注意不能暴力扭转颈项，肩背四肢的手法治疗对于功能恢复还是必要的。

三、肩痹

（一）概述

1. 概念

肩痹，属于五体痹之一，作为一个独立的病名，首见于宋代王执中的《针灸资生经》。肩痹属于现代医学中的肩周围关节炎，简称肩周炎（frozen shoulder），是指肩关节及其周围的肌腱、韧带、腱鞘、滑囊等软组织的急、慢性损伤，或退行性变，致局部产生无菌性炎症，从而引起肩部疼痛和功能障碍为主症的一种疾病。通常认为肩周炎有一定自愈倾向，但自然病史长达6个月至3年，甚至更长。肩周炎有狭义和广义之分。狭义指冻结肩，是指中年以后突发性的肩关节疼痛及关节挛缩症，普遍具有患肩关节僵硬的特点。广义肩周炎是指发生于肩关节复合体的病症，包括肩峰下滑囊炎、冈上肌腱炎、肩袖撕裂、肱二头肌长头腱鞘炎、喙突炎、冻结肩、肩锁关节病变等多种疾患。根据临床表现及古籍描述，又称“肩凝症”或“冻结肩”等，因为其多发生在50岁左右的患者中间，故又被称为“五十肩”。

2. 病因

（1）西医方面认为肩周炎的发病机制尚未完全明确，且有众多发病学说。ISAKOS委员会认为肩周炎的发病因素可归纳为4类：①关节内病因包括软骨损伤、关节盂唇撕裂、关节内滑膜炎、关节内游离体，上述病因均可通过手术进行处理，如肩关节镜下进行清创或修复。②关节囊病因包括肩关节长期制动或损伤后的关节囊挛缩。可通过切开手术或肩关节镜下进行关节囊的松解或切除解决，如果是单纯的关节囊病变，其预后良好。③关节外病因包括肌肉紧张、异位骨化、烧伤后的肩部皮肤挛缩。可行局部病损组织切除或松解，其预后通常较好。④神经异常性病因需要对原发性神经系统疾病进行治疗。此外，流行病学调查发现糖尿病、Dupuytren挛缩（掌筋膜挛缩）、甲状腺功能减退和帕金森病均为原发性肩周炎的高危因素。糖尿病患者因血管病变影响肩关节周围血供，导致其发生挛缩和痉挛。

（2）中医认为肩痹外因是邪客于经脉经络等，内因是营卫失调、气血虚弱。由于风、寒、湿、热等邪气闭阻经络，影响气血运行，导致肩关节周围处发生疼痛、重着、酸楚、关节屈伸不利等症候的一种疾病。

风、寒、湿三邪合而为痹，留滞经脉，闭阻气血。邪气太盛或平素体虚，阳气不足，卫外不固，则腠理空虚，易为风、寒、湿之邪乘虚侵袭，闭阻筋脉、肌肉、骨节、而致营卫行涩，经络不通，发生疼痛、酸楚、麻木、或肢体活动不灵。

外伤及其他原因跌扑造成的体内出血，或气滞而血行不畅等种种原因致使瘀血内积，气血运行受阻，不通则痛。

3. 肩周炎的临床表现

（1）疼痛：起初肩部呈阵发性疼痛，多数为慢性发作，以后疼痛逐渐加剧或钝痛，或刀割样痛，且呈持续性，气候变化或劳累后常使疼痛加重，疼痛可向颈项及上肢（特别是肘部）扩散，当肩部偶然受到碰撞或牵拉时，常可引起撕裂样剧痛，肩痛昼轻夜重为本病一大特点，若因受寒而致痛者，则对气候变化特别敏感。

（2）肩关节活动受限：肩关节向各方向活动均可受限，以外展、上举、内旋、外旋更为明显，随着病情进展，由于长期废用引起关节囊及肩周软组织的粘连，肌力逐渐下降，加上喙肱韧带固定于缩短的内旋位等因素，使肩关节各方向的主动和被动活动均受限，特别是梳头、穿衣、洗脸、叉腰等动作均难以完成，严重时肘关节功能也可受影响，屈肘时手不能摸到同侧肩部，尤其在手臂后伸时不能完成屈肘动作。

（3）怕冷：患者肩部怕冷，不少患者终年用棉垫包肩，即使在暑天，肩部也不敢受风吹。

（4）压痛：多数患者在肩关节周围可触到明显的压痛点，压痛点多在肱二头肌长头肌腱沟处、肩峰下滑囊、喙突、冈上肌附着点等处。

（5）肌肉痉挛与萎缩：三角肌、冈上肌等肩周围肌肉早期可出现痉挛，晚期可发生失用性肌萎缩，出现肩峰突起，上举不便，后伸不能等典型症状，此时疼痛症状反而减轻。

4. 肩痹的分型

根据患者不同病情状况，可将本病分为急性期、慢性期和功能恢复期。

（1）肩周炎急性期：起病急骤，疼痛剧烈，肌肉痉挛，关节活动受限。夜间剧痛，压痛范围广泛，喙突、喙肱韧带、肩峰下、冈上肌、肱二头肌长头腱、四边孔等部位均可出现压痛。急性期可持续2~3周。X线片检查一般呈阴性。

（2）肩周炎慢性期：疼痛相对减轻，但压痛仍较广泛，关节功能受限发展到关节僵硬，梳头、穿衣、举臂托物均感动作困难。肩关节周围软组织呈冻结状态。年龄较大或病程较长者，病期可持续数月乃至1年以上。

（3）肩周炎功能恢复期：患者肩关节隐痛或不痛，功能可恢复到正常或接近正常。

5. 影像学检查

本病主要采用X线检查和肩关节MRI检查。

1）X线检查

（1）早期的特征性改变主要是显示肩峰下脂肪线模糊变形乃至消失。所谓肩峰下脂肪线是指三角肌下筋膜上的一薄层脂肪组织在X线片上的线状投影。当肩关节过度内旋位时，该脂肪组织恰好处于切线位，而显示线状。肩周炎早期，当肩部软组织充血水肿时，X线片上软组织对比度下降，肩峰下脂肪线模糊变形乃至消失。

（2）中晚期，肩部软组织钙化，X线片可见关节囊、滑液囊、冈上肌腱、肱二头肌长头腱等处有密度淡而不均的钙化斑影。在病程晚期，X线片可见钙化影致密锐利，部分病例可见大结节骨质增生和骨赘形成等。此外，在肩锁关节可见骨质疏松、关节端增生或形成骨赘或关节间隙变窄等。

2）肩关节MRI检查

肩关节MRI检查可以确定肩关节周围结构信号是否正常，是否存在炎症，可以作为确定病变部位和鉴别诊断的有效方法。

3）其他

关节镜可以发现肩肱关节囊纤维化、增厚等异常，是肩关节周围炎的检查手段之一。

6. 诊断

按照国家中医药管理局颁布的《中医病症诊断疗效标准》中“肩周炎”诊断标准为：①好发年龄 50 岁左右，女多于男，右肩多于左肩，多为慢性发病。②肩周疼痛以夜间为重，常被疼醒，但很少见肿胀；肩关节活动受限明显，甚至肩臂肌肉萎缩。查体可见肩峰下广泛压痛，肩关节外展上举、外旋、后伸、后背上抬动作受限，不能脱衣、梳头等。③有慢性劳损、感受风寒或外伤史。④X线片多为阴性。临床上重点与其他疾病区分开来，如颈椎病引起肩关节疼痛、肩袖损伤、盂肱关节病变等，在明确诊断的前提下辨证施治，以期提高疗效。

（二）治疗

1. 药物治疗

常用药物有非甾体抗炎药及类固醇类激素类药物。

2. 中医辨证论治

1）寒湿痹阻证

症见：肩部窜痛，遇风寒痛增，得温痛缓，畏风恶寒或肩部有沉重感。舌质淡，苔薄白或腻，脉弦滑或弦紧。

治则：祛风通络，散寒除湿。

方药：蠲痹汤加减。独活20g，羌活20g，秦艽15g，木香15g，当归

12g，川芎12g，乳香12g，桑枝12g，海风藤12g，甘草6g。

2）气滞血瘀证

症见：肩部肿胀，疼痛拒按，以夜间为甚。舌质暗或有瘀斑，舌苔白或薄黄，脉弦或细涩。

治则：舒筋通络，行气活血。

方药：身痛逐瘀汤加减。桃仁15g，红花15g，当归 12g，川芎12g，地龙12g，香附12g，羌活20g，秦艽12g，灵芝12g，没药12g，牛膝12g，甘草6g。

3）气血亏虚证

肩部酸痛日久，肌肉萎缩，关节活动受限，劳累后痛重，伴头晕目眩、气短懒言、心悸失眠、四肢乏力。舌质淡，苔少或白，脉细弱或沉。

治则：益气补血，疏经通络。

方药：独活寄生汤加减。人参12g，茯苓15g，当归12g，川芎12g，熟地黄12g，芍药12g，肉桂15g，独活20g，防风15g，牛膝15g，桑寄生15g，甘草6g。

3. 外用药

可选用我院院内制剂温性经筋通贴膏、跌打祛风膏外敷。或用温通膏、筋骨疗伤膏、健步消肿止痛油外搽。

4. 手法治疗

手法早期应以舒筋通络，祛瘀止痛，加强筋脉功能为主；晚期则以剥离粘连、滑利关节、恢复关节活动功能为主。

1）施术部位及取穴

患侧肩关节周围，肩胛部及上臂。取穴肩髃、肩贞、肩井、肩三俞（肩中俞、肩外俞、肩内俞）、天宗、秉风、缺盆、极泉、巨骨、曲池。

2）手法操作

患者取坐位（体虚者可取卧位），术者立于患侧进行。常规手法分6个步骤，每次治疗25min，每天1次，手法治疗时，会引起不同程度的疼痛，要注意手法的力度，刺激量应因人、因症而定。

（1）分推抚摩肩部法：术者以双手大鱼际或掌部着力，在患肩周围做前后、内外分推及抚摩数十遍。

（2）揉攘肩周上臂法：术者用单、双手掌或多指揉肩关节周围及上臂数分钟；然后用左手握伤肢前臂并托起肘部，将上臂外展并前后活动肩关节，同时用右手小鱼际或掌指关节在肩部周围及上臂施滚法5min左右。

（3）揉拨肩胛周围法：术者一只手固定肩部，另一只手鱼际或掌根部自肩胛骨脊柱缘由上而下揉数遍，拇指拨2～3遍；而后，以示、中、环三指从肩胛骨脊柱缘插入肩胛骨前方，拨理肩胛下肌3～5遍，拇指或大鱼际揉、拨肩胛骨腋窝缘数遍。

（4）按摩腧穴痛点法：术者用双手拇指按压中府、天宗、肩贞、肩内俞，拇指重揉压肩外俞、秉风、巨骨、缺盆、肩髃，揉拨极泉及肩部痛点各30s左右。

（5）被动运动肩部法：根据肩关节不同方向的运动障碍，可选用下列方法：①拉肘内收法，术者立于健侧后方，一只手推住健侧肩部（固定），另一只手从健侧胸前托其伤侧肘部，缓缓牵拉使其内收，在极度内收位用体侧抵住健侧肩后部，一只手空拳叩击患侧肩部周围数遍。②前屈后伸捏筋法，术者立于伤侧，一只手托握患肢肘部，使上臂前屈后伸，另一只手在上臂后伸拉捏拿前筋，前屈位捏拿肩后筋。③扣肩揉搓扛动法，术者于患侧半蹲式，用肩扛住患肢上臂，双手置于肩部前后，进行协调的揉搓动肩，以肩部温热感为度。④下拉上提牵伸法，术者立于患侧，用一前臂插入患肢腋下向外上方托扳，同时另一手握患肢腕部，托起前臂（嘱患者配合），做顺时针或逆时针方向最大限度的环转活动。⑤环转活动肩部法，患者取低坐位。术者立于患侧后方，用一只手固定肩部，另一只手握拿患肢腕部，托起前臂（嘱患者配合），做顺时针或逆时针方向最大限度的环转活动。

（6）拍打患臂拿肩法：术者立于患侧，用双掌或空拳由肩部至前臂往返拍打（掌拍拳打），双手掌相对往返舒搓患肢数遍，牵拉患肢；继之，双手拇指、示指捏肩井，多指捏拿肩部结束。

对长期治疗无效、冻结期、肩关节广泛粘连、虽疼痛消失但仍伴活动障碍的患者，可运用扳动手法松解肩关节的粘连。但此法必须在臂丛麻醉或者全身麻醉下进行。对于合并肩关节半脱位、高龄或严重骨质疏松症的患者应禁用或慎用。在麻醉下是肌肉充分放松，然后对患肩有序地进行前屈、后伸、内外旋和外展动作，让原本粘连的软组织撕开，使之与健侧肩关节达到相同的活动范围，恢复至正常。

5. 针灸治疗

针灸提倡分期辨证施治。

1）急性期

条口透承山：选取条口，透刺，行泻法，强刺激，配合运动针法。

操作方法：患者取坐位，取条口，常规消毒针刺部位，针尖对准承山方向直刺入条口，行捻转泻法，予强刺激，得气；行针的同时嘱患者先主动活动患侧肩关节5min，再在医生或家属的协助下做被动前屈、背伸、外展、上举、内旋运动5min，活动范围越大越好。留针20～30min，每10min行针1次，行针时配合运动。

局部邻近穴配合条口：选取远端腧穴条口针刺治疗的同时，可根据疼痛部位及压痛点所属经络分别选用相应经络局部及邻近腧穴。

主穴选取：肩髃、肩髎、臂臑、阿是穴、条口。

根据疼痛部位取穴。手太阴肺经：配尺泽、孔最；手阳明大肠经：配肩井、曲池、合谷；手少阳三焦经：配清冷渊、外关；手太阳小肠经：配天宗、秉风、肩贞、支正。条口穴仍采用透刺承山。

2）慢性期（冻结期）和功能恢复期

采用毫针或配合电针，以局部取穴为主，配合循经及辨证取穴。

毫针刺法：肩髃、肩髎、臂臑、阿是穴。

辨证配穴。①风寒湿型，配大椎、阴陵泉；②气滞血瘀型，配间使、三阴交；③气血亏虚型，配足三里、合谷。

根据疼痛部位配穴。手太阴肺经配尺泽、孔最；手阳明大肠经配肩井、曲池、合谷；手少阳三焦经配清冷渊、外关、中渚；手太阳小肠经配天宗、肩贞、养老。

针刺作为祖国医学的常用方法之一，能够疏通经络，推拿运用各种手法对病变部位进行直接刺激，起到松解挛缩和痉挛的软组织，从而祛除病根；黄宏兴教授认为临床上应两者结合治疗肩周炎，这样比单用针刺或推拿效果更佳。

6. 针刀治疗

针刀法以中医针法为基础，结合西医解剖学知识，在盲视下对粘连的组织进行切割剥离，以达到疏通经络、恢复人体整体动态平衡和促进局部血液循环、加速炎性因子的吸收，从而阻断疼痛的恶性循环。

7. 封闭疗法

对疼痛明显且有固定压痛点的患者可做痛点封疗法，将局麻药和类固醇药物注射到痛点使肩部软组织无菌性炎症得到直接治疗，起到较好的消炎镇痛作用。有下列症状者应禁用或慎用：①局麻药过敏者；②全身极度衰竭者；③严重肝、肾功能障碍者；④全身有急性感染者；⑤封闭部位皮肤或深部组织有化脓性感染灶者。

8. 物理疗法

肩周炎患者可采用超短波、微波、红外线照射、中频等物理治疗，一般都有改善血液循环，增强组织的代谢和营养，促进炎性水肿吸收，松解粘连的作用，并可缓解肌肉痉挛，减轻疼痛，促进恢复。

9. 手术

尽管保守治疗为治疗肩周炎的主要手段，但对于难治性的肩周炎患者，应考虑关节镜下行关节囊松解术；在保守治疗6~12个月仍无效，即可考虑行松解术治疗；术后应行早期被动活动、主动活动、抗阻力锻炼、肌肉力量恢复锻炼以满足患者个人功能恢复。

（三）练功

练功疗法是治疗肩周炎过程中必不可少的重要步骤，黄宏兴教授认为应鼓励患者做上肢外展、上举、内旋、外旋、前屈、后伸等运动。锻炼要量力而行、循序渐进、持之以恒。主要的练功方式有以下几点。

（1）体后拉手法：自然站立，在患侧上肢内旋并向后伸的姿势下健侧手拉患侧手或腕部，逐步拉向健侧；另外，还可以在身体正面，用正常上肢辅助患肢抬上臂。

（2）大鹏展翅法：手心向下平举双上肢，抬举30°左右，放平后再抬举。

（3）头枕双手法：站立或仰卧，双手十指交叉，放在头后部（枕部），先使两肘尽量内收，然后再尽量外展。

（4）爬墙法：离墙一尺侧身站立，患肢从低往高向上爬墙，还可以站立在门或单杠旁，尽量抬臂，双手往上够。

（5）背后伸拉：自然站立，两手相扣，掌心相对，一伸一拉（如果做不到这个动作，可以拿一条毛巾，双手拽住毛巾的两端），反复做30次。

（四）调护

肩周炎是自限性疾病，其自然转归多在数月至3年左右，以肩部疼痛及功能障碍为主，肩周炎的自然病程长、疗效慢、痛苦较大。因此要鼓励患者树立信心，配合治疗，加强自主的功能锻炼，以增加疗效，缩短病程。平素要嘱咐患者注意肩部的保暖，切勿受风寒湿邪等侵袭，同时要坚持合理的运动，以增强肩部肌肉和肌腱的强度。

（五）典型病例

病例一

黄某，男，50岁，2020年10月初诊。

主诉：右肩疼痛不适伴活动受限1周。

诊见：右肩疼痛不适，右肩活动受限，无右上肢放射痛和麻木感，休息后不能缓解，夜间痛剧，纳可，眠一般，二便正常。右肩软组织未见明显肿胀，肩周广泛压痛，无明显纵轴叩击痛，job（+-），Hawkin（+-），肩关节各向活动均受限，远端感觉活动血运正常。舌暗红，苔薄黄，脉弦。

肩关节X线片提示：右肩退行性改变。

诊断：肩痹，气滞血瘀证。

治则：舒筋通络，行气活血。

方用身痛逐瘀汤加减。桃仁15g，红花15g，当归10g，地龙10g，川芎10g，香附10g，羌活20g，秦艽10g，没药10g，川牛膝15g，夜交藤10g，远志10g，甘草6g。每天1剂，水煎服，分早晚两次，饭后温服，共6剂。辅以筋骨疗伤膏外擦右肩，西药以醋氯芬酸缓释片消炎止痛。

按语：肩痹，属于五体痹之一，作为一个独立的病名，首见于宋代王执中的《针灸资生经》。肩痹属于现代医学中的肩周围关节炎，简称肩周炎，是指肩关节及其周围的肌腱、韧带、腱鞘、滑囊等软组织的急、慢性损伤，或退行性变，致局部产生无菌性炎症，从而引起肩部疼痛和功能障碍为主症的一种疾病。通常认为肩周炎有一定自愈倾向，但自然病史长达6个月至3年，甚至更长。该患者运动后出现右肩疼痛不适，夜间痛剧，查体右肩软组织未见肿胀，右肩各向活动均受限，肩周广泛压痛，右肩X线片提示右肩退行性改变。符合中医“肩痹”和西医“肩关节周围炎”的诊断。

黄宏兴教授认为本例患者因运动损伤肩关节，气滞而血行不畅，不通则痛。舌暗红，苔薄黄，脉弦，为气滞血瘀证；治法当予舒筋通络、行气活血，予身痛逐瘀汤加减，方中红花、桃仁、川芎、当归活血祛瘀，为君药；羌活、秦艽祛风除湿，没药、香附行气活血止痛，为臣药。牛膝、地龙疏通经络以利关节，为佐药；甘草调和诸药，是为使药，加远志宁心安神助眠，诸药合用以达舒筋通络、行气活血之功。

病例二

李某，女，49岁，2021年2月初诊。

主诉：左肩疼痛不适伴活动受限1月。

诊见：患者左肩疼痛不适，左肩上举、背伸困难，肩部沉重，无左上肢放射痛和麻木感，遇寒加重，热敷后可缓解，症状反复，纳眠可，二便正常。左肩肤色、肤温无异常，软组织无肿胀，肩周压痛广泛，肩关节各向活动均受限，远端感觉活动血运正常。舌淡，苔白腻，脉弦滑。

X线片提示：左肩退行性改变。

诊断：肩痹，寒湿痹阻证。

治则：祛风通络，散寒除湿。

方用蠲痹汤加减。独活20g，羌活20g，秦艽15g，木香15g，当归12g，赤芍10g，川芎12g，乳香12g，黄芪20g，白术15g，甘草6g。每天1

剂，水煎服，分早晚2次，饭后温服，共7剂。辅以温性经筋通贴膏、温通膏外用祛风散寒，舒筋活络。

一周后复诊：左肩关节疼痛较前明显缓解，左肩关节活动较前改善，纳眠可，二便调。舌淡，苔白，脉弦滑。中药守原方7剂继续治疗。

按语：黄宏兴教授认为，本例患者由于受凉导致肩关节疼痛不适，风、寒、湿之邪乘虚侵袭，闭阻筋脉、肌肉、骨节、而致营卫行涩，经络不通，发生疼痛、酸楚、麻木、肢体活动不灵。遇寒加重，热敷后可缓解，舌淡，苔白腻，脉弦滑均可佐证，证属寒湿痹阻，治疗当以祛风通络，散寒除湿为法，方拟蠲痹汤加减，再加健脾祛湿之品。方中黄芪、甘草益气实卫；当归、赤芍、川芎活血和营；木香行气止痛；白术健脾祛湿；秦艽、羌活祛风除湿；乳香活血止痛，独活祛风散寒止痛。诸药合用，体现益气活血与祛风除湿同用，祛邪与扶正兼顾的配伍特点。

四、腰痛病

（一）概述

1. 腰痛病的概念

腰痛（low back pain，LBP）是指肋骨下缘、腰骶和骶髂部的疼痛，有时伴有下肢放射痛，是成年人普遍存在的健康问题。随着人们生活工作环境的改变、社会节奏的加快，腰痛的发病率呈现逐年增多的趋势。腰痛不仅影响患者的健康、生活质量与工作，并且给社会带来沉重的医疗成本与间接社会负担。腰痛一病在中医古代文献早有论述，目前多将其统称为“腰痛病”“腰腿痛”“腰脊痛”等。

2. 腰痛病的分型

长期以来对腰痛的分型，各家意见欠统一，有学者主张分为脊柱性、内脏病变性、肿瘤性、神经精神性腰腿痛；又有学者主张将外伤、炎症、肿瘤等原因引起的另作别论，而仅将原因不明，或是退行性病患者归入。黄宏兴教授认为临床上腰腿痛的患者很多，其所涉及的相关疾病非常广泛，若不加以明确区分极易造成混淆，黄宏兴教授在从事临床几十年的基础上参考国内外有关文献，认为腰痛疾病总结为以下分型方法。

（1）腰痛按病程可分为3期：急性腰痛（小于4周）、亚急性腰痛（4～12周）和慢性腰痛（大于12周）。

（2）腰痛按病因可分为：①非特异性腰痛（non-specific low back pain，NSLBP），指找不到确切的组织病理学结构改变，又不能通过客观检查明确其病因的腰痛，约占腰痛的85%；②特异性腰痛（specific low back pain），指某一特定的病因引起的腰痛，如腰椎不稳、感染、骨折、脊柱畸形和肿瘤等。综上分型方法，腰痛病涉及的病种都非常广泛、复杂，故在诊治过程容易造成误诊或漏诊。而黄宏兴教授在总结自己多年临床体会上，主要就特异性腰痛在临床上常见的椎间盘突出症、腰椎管狭窄症、腰椎滑脱症等涉及腰腿痛的疾病进行诊治的论述。

3. 腰痛病的病因病机

中医古籍对腰腿痛的记载较为丰富，早在《黄帝内经》就有了专门的论述，如《素问·刺腰痛论》为论述腰痛之专篇，认为是三阴三阳十二经八脉，有贯络于腰肾而痛者，并列答经中各种刺治之法；《黄帝内经》根据疼痛的部位和影响范围将之分为腰背痛、腰脊痛、腰椎痛、腰尻痛、腰肌痛、腰胁痛、腰腹痛；在病因方面则认为与损伤、肾亏、风寒湿邪有关。《素问·生气通天论》："因而强力，肾气乃伤，高骨乃坏。"《灵枢·五癃津液别论》："虚，故腰背痛而胫酸。"《亲问·脉要精微论》："腰者肾之府，转摇不能，肾将惫矣。"《素问·六元正纪大论》："悠于寒，则病人关节禁固，腰椎痛，寒湿推于气交而为疾也。"《灵枢·百病始生》："是故虚邪之中人也……留而不去，则传舍于输，在输之时，六经不通，四肢则肢节痛，腰脊乃强。"《金匮要略》之辨腰痛有肾虚、肾水、伏饮及虚劳，所制甘姜苓术汤、肾气丸，为历代医家所推崇。《诸病源候论》明确提出："夫腰痛有五，一曰阳气不足，少阴肾衰是以腰痛；二曰风痹风寒着腰而痛；三曰肾虚劳役伤肾而痛；四曰坠堕险地伤腰而痛；五曰寝卧湿地而痛。"并且首次提出了卒腰痛和久腰痛学说（即急、慢性腰痛）。《千金方》《外台秘要》多崇其说，并倡导引法和补养宣导。《三因极一病证方论》："夫腰痛虽属肾虚，亦涉三因所致。在外则脏腑经络受邪，在内则忧思恐怒，以致房室坠堕，皆能致之。”《仁斋直指方》强调：“肾气一虚，凡冲风受湿，伤冷蓄热，血涨气滞，水积堕伤，与夫失志作劳，种种腰痛，迭见而层出矣。”《丹溪心法》将腰痛归为“湿热、肾虚、瘀血、挫闪、痰积”五类。《景岳全书》指出辨证应知“表里寒热虚实之异”。《证治准绳》《医宗必读》《医学心悟》等均强调诸邪为标，肾虚为本。《普济本事方》《证治百问》有灸、熨法治腰痛的记载，《医宗必读》有“外用摩腰膏”，《医学入门》有“屈伸导法”等记载。

黄宏兴教授认为腰腿痛发病的病因跟外伤、感受风寒湿邪、劳损、体虚等因素有关，其发病机制总结起来大致为两种观点，一种是指因虚致病，肾主骨、肝主筋、筋附骨，中年以上，肝肾渐衰，肾虚则骨失所养，肝虚则筋失滋荣，加之外伤及风寒湿邪侵袭及外伤瘀血可诱发或加重病情；另一种是指因病致虚，既病之后，风寒湿邪及瘀血留着不去，经络不通，气血痹阻，脏腑失荣，久则肝肾亏虚。本病多为本虚标实证，以虚为本，责之于肝肾；以实为标，主要责之于风寒湿邪及外伤瘀血。虚、瘀相夹，久则骨失滋养而发病；此外，寒湿之邪最易伤肾，寒湿内侵，久久留舍，骨失所养，则骨质变形，节挛筋缩而发病。

（二）常见腰腿痛疾病的诊断

1. 腰椎间盘突出症

腰椎间盘突出症是临床上最常见的疾患之一，多发生在L4/L5和L5/S1，在此间隙发生的占90%～96%，多个间隙同时发病者仅占5%～22%。患病的年龄多在20～50岁，约占80%，20岁以下的发病者仅有6%，青少年得此病者多为急性创伤，老年人则多因椎间盘退变引起，有明显外伤史者占30%～40%，半数以上患者无明显外伤史，但有长期的积累性劳损史。有人统计500例的腰腿痛的患者中，腰椎间盘突出症占18.6%。

1）主要症状

（1）腰痛：95%患者有此症状，以持续性腰背部钝痛为多见，平卧位减轻，端坐、站立则加剧，一般情况下可以忍受，并允许腰部适度活动及慢步行走，此主要是机械压迫所致，持续时间少则2周，长则可达数月，甚至数年之久；另一类疼痛为腰部痉挛样剧痛，不仅发病急骤突然，且多难以忍受，非卧床休息不可，此主要是由于缺血性神经根炎所致，即髓核突然突出压迫神经根，致使根部血管受压而呈现缺血、瘀血、缺氧及水肿等一系列改变，并可持续数天至数周（而椎管狭窄者亦可出现此症，但持续时间甚短，一般为数分钟），卧硬板床、硬膜外封闭等可缓解症状。

（2）下肢放射痛：腰椎间盘突出症患者多数开始有腰痛，不久腰痛减轻，下肢出现放射痛，这是因为当髓核进一步突出后，原来处于紧张状态的纤维环破裂，使其上的痛觉神经纤维张力减低，故疼痛减轻；也可因髓核进一步突出，经过后纵韧带直接压迫神经根，故腿痛加重。轻者表现为由腰部至大腿及小腿后侧直达足底的放射性刺痛或麻木感，一般可以忍受；重者则表现为由腰至足部的电击样剧痛，且多伴有麻木感。疼痛轻者仍可步行，但步态不稳，跛行，腰部多取前倾状或以手扶腰以缓解对坐骨神经的张应力；重者需卧床休息，并喜采取屈髋屈膝侧卧位。凡增加腹压的因素均可使放射痛加剧。由于屈颈可通过对硬膜囊的牵拉使脊神经刺激加重，以致患者头颈部喜仰伸位。放射痛多为一侧，少数中央型或游离型者表现为双下肢症状，严重者压迫马尾神经而表现为马鞍区麻木、大小便失禁等。

（3）主观麻木感：病程较久的患者，常有主观的麻木，多局限于小腿、足背外侧、足跟和足底外侧，多与前者伴发，单纯表现为麻木而无疼痛者仅占5%，此主要是脊神经根内的本体感觉和触觉纤维受刺激之故。

2）体征

（1）步态：急性期或对神经根压迫明显者，患者可出现跛行，一手扶腰或患足，怕负重及呈跳跃式步态等，而症状较轻者与常人无异。

（2）腰椎侧弯畸形：多数患者向患侧突（突出物位于神经根外侧），少数患者向健侧突（突出物位于神经根内侧）。此外尚有腰椎生理前突减少、消失，甚至后突。

（3）压痛：压痛点基本上与病变的椎节相一致，重压后可沿坐骨神经向下肢放射。

（4）直腿抬高试验：直腿抬高试验阳性是本病的最重要的体征之一，在正常情况下，下肢抬高可达90°以上，年龄大者，角度略下降，因此抬举角度越小其临床意义越大，但必须与健侧对比，双侧者一般以60°为正常和异常的分界线，＜60°为阳性，＜30°为强阳性60°～90°为弱阳性。有时可出现假阳性或假阴性，如缺乏锻炼的人腘绳肌紧张，正常时直腿抬高试验达不到90°；而武术爱好者及运动员，即使已患椎间盘突出症，其直腿抬高往往也可达90°，故临床检查时应细心加以分辨。

（5）屈颈试验：阳性率达95%以上。其机理主要是由于屈颈的同时，硬脊膜随之向上移位，以致与突出物相接触的脊神经根遭受牵拉。

（6）股神经牵拉试验：阳性，提示L3～L4椎间盘突出。

（7）伸踇试验：伸踇肌力减弱，提示L4～L5椎间盘突出。

（8）腱反射：膝腱反射减弱或消失提示L3～L4椎间盘突出；跟腱反射减弱或消失提示L5～S1椎间盘突出，而L4～L5椎间盘突出，膝反射、跟腱反射往往正常。

（9）下肢触痛觉检查：受累脊神经根所支配区域感觉异常，早期多表现为皮肤过敏，渐而出现麻木、刺痛及感觉减退，感觉完全消失者并不多见，因受累神经根以单节单侧为多，故感觉障碍范围较小，但如果马尾神经受累（中央型及中央旁型者），则感觉障碍范围较广泛。

3）影像检查

（1）X线片：侧位片显示腰椎生理前突减少、消失或后突，正位片显示腰椎侧弯，弯度最大点常与突出间隙相一致。患椎间隙前后等宽，后宽前窄或前后径均变窄，椎体后缘臀样增生等。

（2）脊髓造影：阳性准确率达90%以上，硬膜囊受压征象表现为弧形压迹，造影剂中断或密度降低，神经根受压征象表现为神经根袖缩短或消失，神经根袖变扁或变粗，神经根袖抬高压尖等。

（3）CT：此种检查可同时获得三维影像技术，直接征象为向椎管内呈丘状突起的椎间盘阴影，或为软组织肿块影；硬膜囊受压变形或移位，椎间盘与硬膜囊之间的脂肪组织层不对称或消失；神经根增粗，受压或淹没；继发征象如黄韧带肥厚，椎体后缘骨质增生，小关节增生，侧隐窝狭窄，椎板增厚，中央椎管狭窄等。

（4）MRI：此种检查也可同时获得三维影像的新技术，不仅可用于诊断（阳性率可达98%以上），更为重要的是用于定位及分辨“退变”“膨出”“突出”“脱出”“游离”。

一般情况下腰椎间盘突出症的诊断要依据病史、临床症状和体征作出印象诊断；再依靠特殊检查作出初步诊断；最后要做好鉴别诊断，除外其他疾病，才可明确诊断。

2. 腰椎管狭窄症

腰椎管狭窄症是一种临床综合征，对其要领的理解以及分类方法争议较多，定义也没有统一的认识。随着CT扫描技术的应用，现普遍认可的定义是指除外导致椎管狭窄的独立的临床疾病以外的任何原因引起的椎管、神经根管、椎间孔等的任何形式的狭窄，并引发马尾神经或神经根受压迫的综合征，称之为腰椎管狭窄症。

1）主要症状

本病多数起病缓慢，有明显腰腿痛症状和间歇性跛行，多发生于50岁以上。腰痛主要在下腰部及骶部，腰痛的特点多显现于站立位或走路过久时，若躺下或蹲位及骑车时，疼痛多能缓解或自行消失，局部多呈现酸胀疼痛，没有固定的压痛点，常强迫于屈位姿势。腿痛主要因腰骶神经根受压所致，常累及两侧，亦可单侧或左右交替出现。腰腿痛多因腰后伸、站立或行走而加重，卧床休息可减轻或无任何症状，在站立或行走时，可出现腰腿痛，患侧或双下肢麻木无力。若继续行走，可有下肢发软或迈步不稳。当停止行走或蹲下休息时，疼痛亦随之减轻或缓解。若再行走时，症状又重新出现。病情严重者，可引起尿急或排尿困难，双下肢不全瘫，马鞍区麻木，肢体感觉减退。

2）体征

本病常无明显体征，因卧床检查时，症状已缓解或消失，症状和体征不一致是本病特点之一。本病最典型的体征是腰后伸试验阳性，此外，临床检查可发现感觉变化以L5、S1神经支配区为主，足趾背伸力减弱或消失，直腿抬高试验阴性。

3）影像检查

X线片：腰椎正位片示小关节肥大，椎间隙狭窄；侧位片显示椎体后缘有骨刺形成，椎间关节肥大，椎弓根变短，椎间孔前后径变小（一般认为<15mm即有神经根管狭窄的可能）。腰椎椎管矢状径<15mm为不正常，<12mm为狭窄，<10mm为绝对狭窄。

脊髓造影：碘柱可出现部分梗阻或完全梗阻。腰椎后伸时，可完全梗阻；前屈时又可通畅，碘柱的前后径常<3mm，在两三个椎间盘水平位和黄韧带处有较大的充盈缺损，充盈缺损位于后方时多为椎板增厚及黄韧带肥厚，位于前方者可能为椎体后缘骨质增生。如缺损在椎间盘平面则多为椎间盘突出或膨出，位于侧方者可能是关节突肥大增生，也可能是侧方黄韧带肥厚，椎板增厚或较大的一侧椎间盘突出。

CT及MRI：可显示椎管断面形态及大小，可测量椎管矢状径及横径，并能显示椎间盘脱出、黄韧带肥厚或后纵韧带钙化，以及关节突增生情况。

慢性腰痛及单侧或双侧根性坐骨神经痛，直立行走时加重，腰后伸试验阳性，弯腰、蹲下、屈膝侧卧时可缓解，骑自行车时不痛；有典型的间歇性跛行，而足背动脉、胫后动脉搏动良好；症状较重而体征较少，即可初步诊断为腰椎管狭窄症。中央椎管狭窄者有上述典型症状，侧隐窝或神经根管狭窄者多数为单侧严重的根性坐骨神经痛，直腿抬高试验可为阳性，下肢有感觉迟钝、肌力及反射改变，其表现类似腰椎间盘突出症，结合影像检查加以确诊。

3. 腰椎滑脱症

腰椎滑脱症是指椎弓崩裂或后关节突因退变所引起的椎体向前移位并伴有临床症状者。前者引起的称为真性滑脱，后者引起的称为假性滑脱。黄宏兴教授认为引起腰椎滑脱症的病因是由于发育不良、机械性损伤、疲劳或应力骨折及局部构造薄弱所致，特别是腰椎前凸加大（即腰椎后伸）会使椎弓峡部应力增大导致峡部裂。峡部裂可因局部疤痕、骨痂等使椎管侧方狭窄压迫神经根，也可因椎管折曲造成椎管矢状径狭小而压迫硬脊膜及马尾神经，滑脱也可对神经根造成牵扯。

1）主要症状

腰骶部疼痛：疼痛在劳累后加重或一次扭伤后持续存在，站立、弯腰时加重，卧床休息后减弱，但不能完全缓解；疼痛多半由脊柱不稳或因局部结构紊乱、牵拉、劳损所致，故常表现为钝痛。

下肢放射痛或麻木感：峡部断裂处的增生组织可压迫或刺激神经根，滑脱也可牵扯神经根，这样就产生了坐骨神经受累症状，但坐骨神经痛不如腰椎间盘突出症局限。

2）体征

局部触诊时可发现患椎棘突处压痛，有滑脱时可能出现上一个棘突前移，局部形成台阶感——下腰段有前凸增加或保护性强直的表现。直腿抬高试验可有一侧或两侧阳性，但较腰椎间盘突出者疼痛轻。

3）影像检查

X线检查是本病诊断的关键。

正位片：多不易显示，阳性率不高。有时可在椎弓根处见到一密度减低的斜形裂隙，如有明显滑脱，则脱位的椎体下缘模糊不清，局部密度增深。

侧位片：有80%左右可见到裂隙，并可确定滑脱的程度，但不易鉴别是一侧还是双侧滑脱。在侧位片上还可辨别真性滑脱与假性滑脱。真性滑脱时脊椎前后径增加，而假性滑脱时脊椎前后径不变。

斜位片：这是诊断峡部缺损最好的摄片体位。可全部显示其裂隙，在斜位X线片上，椎弓附件可呈现一猎狗形图案。狗头表示同侧横突，狗耳为上关节突，眼睛为椎弓根的纵切面影，狗颈为峡部，狗体部为椎板，前后腿为同侧和对侧的下关节突。当椎弓崩裂时，在狗颈（椎弓峡部）可见一带状的裂隙。

4）根据滑脱的程度分级

腰椎滑脱的程度分级有多种，常用的为Meyerding分级，即用侧位X线片对腰椎滑脱的椎体对应其下一椎体滑移的百分比分。Ⅰ度腰椎滑脱<25%，Ⅱ度腰椎滑脱介于25%～49%，Ⅲ度腰椎滑脱介于50%～74%，Ⅳ度腰椎

滑脱介于75%～99%，Ⅴ度腰椎滑脱，指椎体滑移至下一椎体水平以下，即所谓的完全滑脱。

5）腰椎过伸过屈位X线片

对了解假性腰椎滑脱更加重要，临床上应作为常规检查。

本病依靠临床体征与X线检查一般都可作出诊断，如棘突压痛，推挤痛，椎旁压痛、后伸腰痛的部位，以及下肢神经功能障碍的定位与病椎滑脱的部位相一致，结合X线片、CT和MRI等就可作出明确诊断。

（三）腰痛病的非手术治疗

1. 中医药辨证论治

黄宏兴教授根据其症状的演变提出腰痛病的3种分期及4种不同证型的辨证用药。

疾病分期如下。

急性发作期：有明显外伤史，腰腿痛剧烈，活动受限明显，不能站立、行走，肌肉痉挛。

症状缓解期：腰腿疼痛缓解，活动好转，但仍有痹痛，不耐劳。

基本恢复期：腰腿痛症状基本消失，但有腰腿乏力。

辨证论治如下。

1）湿痹型

主证：素有慢性腰腿痛及间歇性跛行，因受外邪侵袭而致症状突然加重，腰部冷痛，转侧不利，虽卧床休息但症状不减，酸胀重着，拘急不舒，阴雨天腰痛加重，得温痛减，舌苔薄白，脉沉细。风邪偏重者，痛无定处，痛多抽搐，上连脊背，牵引腿足，脉多浮弦。寒邪胜者，腰冷如冰，喜热恶寒，得热痛减。湿邪偏重者，腰背痛且有沉重麻木感，阴雨天更重，神情疲惫，腰如坐水中。

治则：温阳化气，祛湿通络。

方药：我院湿痹方加减，药用独活10g、桑寄生20g、杜仲20g、牛膝15g、细辛3g、秦艽10g、茯苓20g、肉桂5g、防风10g、川芎10g、党参15g、甘草5g、当归10g、芍药15g、熟地黄10g、鹿角胶10g（烊化）；偏热者，加黄柏10g、知母10g、银花藤30g。

2）瘀痹型

主证：平时有慢性腰腿痛及间歇性跛行，因劳累或扭伤而致疼痛突然加重，疼痛拒按，转身不便，站立行走困难，舌紫暗，脉弦涩。

治则：行气活血，化瘀止痛。

方药：我院瘀痹方加减，药用桃仁10g、红花10g、延胡索10g、柴胡10g、枳实12g、杏仁10g、牛膝10g、川杜仲10g、桑寄生20g、甘草6g。

3）虚痹-肾阳虚型

主证：腰部隐痛，间歇性跛行，腰酸无力，喜按喜揉，腿膝无力，遇劳加重，休息缓解，身体疲惫，面色㿠白，气短，手足不温，小便频，舌淡，脉沉细弱。

治则：温补肾阳，活血化瘀通脉。

方药：我院虚痹方（阳虚）加减，药用鹿角胶（烊化）10g、淫羊藿10g、熟地黄20g、黄芪20g、当归5g、细辛5g、红花10g、莪术10g、车前草10g、甘草5g、蜈蚣2条、全蝎10g、薏苡仁30g。

4）虚痹-肾阴虚型

主证：慢性腰腿痛，间歇性跛行，心烦不眠，口燥咽干，面颊潮红，五心烦热，耳鸣耳聋，舌红，脉细数无力。

治则：滋阴清热，化瘀通脉。

方药：我院虚痹方（阴虚）加减，药用鹿角胶（烊化）10g、淫羊藿10g、熟地黄20g、黄芪20g、当归5g、细辛5g、红花10g、莪术10g、车前草10g、甘草5g、薏苡仁30g、蜈蚣2条、全蝎10g、龟板（先煎）30g、知母10g。

2. 药物治疗

药物干预按作用机制可分为非甾体抗炎药物、营养神经、扩张血管、利尿脱水、骨骼肌松弛类、其他机制类药物，可根据患者具体病情选择使用；部分患者还可以选择性使用具有通络止痛作用的中药注射液，如丹参川芎嗪注射液、参芎葡萄糖注射液、注射用丹参多酚酸盐、血栓通注射液等静脉滴注处理，或予利多卡因、普鲁卡因、激素等药物在痛点进行局部注射治疗。

（1）非甾体抗炎药物主要在疼痛时用。①塞来昔布0.2g，每天2次。②布洛芬0.3g，每天2次。③双氯芬酸钠25mg，每天3次；或缓释片75mg，每天1次。④尼美舒利0.1g，每天2次。⑤非甾体抗炎药外用剂型的应用，如扶他林乳胶等。

（2）神经营养药物如维生素B族、甲钴胺、神经妥乐平、单唾液酸四己糖神经节苷脂、鼠神经生长因子等。

（3）扩张血管及改善供血药物如地巴唑10mg，每天3次。

（4）利尿脱水药物如甘露醇50mL，每天2次。

（5）骨骼肌松弛药物如盐酸乙哌立松50mg，每天3次。

3. 外用药

可选用我院院内制剂温性经筋通贴膏、跌打祛风膏外敷。或用温通膏、筋骨疗伤膏、健步消肿止痛油外搽，亦可用热熨药，如五子散热熨患处。

4. 手法治疗

手法治疗对腰腿痛疾病具有较好的疗效，只要手法运用得当，一般患者都适宜行推拿治疗。施行手法时医生应做到全神贯注，意到手到，由浅入深，由轻到重，缓中有力，外柔内刚。一般而言，推拿手法无副作用，故亦无绝对禁忌证，其慎用及禁忌证有以下情况。①影像学示巨大型、游离型腰椎间盘突出症，或病情较重，神经有明显受损者，慎用手法治疗。②严重腰椎管狭窄症。③重度脊柱骨质疏松者。④患有精神失常、严重高血压、心脏病者。⑤严重饥饿、过度疲劳、低血糖、低血压等。⑥体质较弱、孕妇等。⑦体表皮肤破损、溃烂或皮肤病患者。⑧有出血倾向的血液病患者。常用手法有以下几种。

（1）松解手法，此类手法主要是松弛腰腿部的肌肉，疏通经脉，促进血运，包括掌揉法、按压法、㨰法、㨰摇法、拍打法、叩击法等放松肌肉类手法，适用于急性期或者整复手法之前的准备手法。松解类手法要求是均匀、持久、有力、柔和、深透，要做到“柔中有刚、刚中有柔”。

掌揉法：患者俯卧，术者以双拇指或手掌沿足太阳膀胱经自上而下揉摩腰背，下至足部，重复数次。

按压法：术者双手交叉，以手掌自第一胸椎起沿督脉向下按至骶部，反复3次。用拇指点按腰阳关、肾俞、命门、环跳、委中、承山等穴。

㨰法：术者用小鱼际于腰背部沿督脉和膀胱经自上而下施行㨰法，直至承山穴以下，反复3遍。

拍打法：以虚掌轻轻拍打腰背部软组织，速度均匀，不宜过快。

㨰摇法：患者仰卧，双髋膝屈曲，使膝尽量贴近腹部，术者一手扶双膝，一手挟双踝，将腰部旋转滚动，再将双下肢用力牵拉，使之伸直。

叩击法：以虚拳之背侧轻轻叩击腰背部，上下来回数次。

（2）整复类手法，此类手法是治疗的关键手法，合适的手法选择和正确的操作是疗效的基本保证。包括牵引按压法、俯卧拔伸法、斜扳腰椎法、抖法等适用于缓解期及康复期。可根据患者具体情况及耐受性，以及医师的治疗体会可单项或者多项组合各类整复手法。急性期可根据医师的经验以及患者的具体情况慎重选择整复类手法，否则不但事倍功半，甚至还会加重病情。

牵引按压法：患者俯卧，双手拉住床头，令两助手分别握腋窝和踝部进行对抗牵引，持续5min后，术者用双拇指按压腰部棘突旁压痛点，力度由轻到重。

俯卧拔伸法：术者一只手按压腰部，另一只手托住对侧腰部，使该下肢尽量后伸，左右侧各做一次。

斜扳腰椎法：患者侧卧，卧侧下肢伸直，另一下肢屈曲放于对侧小腿上，术者一只手按肩前方，另一只手按髂棘后方，双手同时用力推肩向后，骨盆向前，使脊柱发生旋转，此时可听到后关节摆动的“咔嗒”声音，此法可使椎间隙产生负压，利于髓核还纳。

抖法：患者俯卧，胸部垫以软枕，两手把住床头。术者立于足侧，双手握住踝部，再用力牵引的同时进行上下抖动，重复数次。

（3）麻醉下手法大推拿（三位八法）。适合腰椎间盘突出症（中央型、游离型者除外）青壮年患者，年老骨质疏松者症除外。一般将患者送手术室由麻醉师做硬膜外麻醉加硬膜外封闭，效果满意后先行电动骨盆牵引约20min，牵引重量约与体重等同或稍大。

A. 仰卧位

拔伸牵引手法：若无电动骨盆牵引，可令患者仰卧，两名助手分别握腋部和踝部做对抗牵引，持续5～10min。

屈髋屈膝：患者仰卧，术者一只手握患者踝部，另一只手扶患者膝部，以爆发力将髋膝关节急速屈曲到最大限度，再快速伸直下肢，左、右侧各做8次。

直腿抬高：将下肢做直腿抬高，达到最高位置时再将踝关节强力背屈，使坐骨神经受到牵拉，左、右腿各做8次。

B. 侧卧位

伸腰拉腿：患者侧卧，术者一只手按住腰骶关节，另一只手握踝部，迅速拉腿向后，同时用力把腰推向前突。左、右侧各做8次。

斜扳腰椎法：患者侧卧，卧侧下肢伸直，另一下肢屈曲放于对侧小腿上，术者一只手置肩前部，另一只手按髂翼，双手同时用力推肩向后，骨盆向前，使脊柱发生扭转，此时可听到小关节摆动的“咔嗒”声音，左、右侧各做1次。

C. 俯卧位

抬腿运腰：患者俯卧，术者用一只手臂托起患者双腿，另一只手按患者腰部，使腰部过伸，将双下肢按顺时针方向各转8圈。

按压：患者俯卧，胸部和骨盆下各垫一枕，使腰部腾空，可令两名助手分别握患者腋部和患者踝部做对抗牵引，术者双掌重叠，快速用力按压椎间盘突出部位，持续2min。

抖腰：患者俯卧，双手把住床头，胸部垫枕，术者立于患者足侧，双手握患者踝部，在用力牵引的同时，进行上下抖动，持续1～2min。

大推拿术后，要求患者绝对卧床2～3周，在卧床期间可鼓励患者做腰背伸、直腿抬高、双腿蹬车等功能锻炼。

5. 腰痛病常用牵引法

电动骨盆牵引：采取间断或持续的电动骨盆牵引，牵引力为体重的1/5～1/4，每天1次，每次10～20min，适合于非急性期患者。急性期慎用牵引。若牵引后有症状反而加重者，则不宜继续牵引，可能因其神经根粘连严重或突出物在神经根内侧。

其他牵引：腰椎土法牵引或三维多功能牵引床牵引等。

6. 针灸疗法

根据腰骶部经络分布选用与腰骶部有关的经络依次为手阳明、足阳明、足太阴、足太阳、足少阴、督脉和带脉。这些经络可产生“脊痛”“腰、尻痛”，甚至发生“腰似折”“脊反折”“脊强而厥”等症。

（1）主要穴位采用腰椎夹脊穴、膀胱经穴和下肢坐骨神经沿线穴位，可辅助电针治疗。急性期每天针灸1次，以泻法为主；缓解期可隔天1次，以补法泻法相互结合，配合患者证型辨证取穴。推荐针刺方案如下。

主穴：肾俞、委中。

随证配穴：风湿型腰痛配阴陵泉、地机、阿是穴，风寒型腰痛配腰阳关、委阳、阿是穴，湿热型腰痛配承山、志室、阴陵泉、长强、膀胱俞、京门，血瘀型腰痛配肝俞、上髎、血海、水沟、大椎、支沟、阳陵泉，肾阳虚型腰痛配太溪、命门、次髎，肾阴虚型腰痛配太溪、志室、承山。

（2）腹针及平衡针治疗，根据急性期、缓解期、康复期辨证取穴。

（3）灸法，如火针、温针灸、麦粒灸、督灸等。

7. 中药熏洗和热熨法

局部使用中草药，如熏洗、热熨等可以起到活血祛瘀、疏通经络，又有热疗作用，以促进局部血液循环和组织水肿充血的消退。

（1）熏洗方。大黄30g，桂枝30g，生草乌30g，生川乌30g，当生尾30g，鸡骨草30g，两面针30g。用水3 000mL煎煮沸15min，熏洗腰腿部，洗完后，保留药水药渣，可反复使用，每天熏洗3～4次。

（2）热熨方。吴茱萸60g，白芥子60g，菟丝子60g，莱菔子60g，苏子60g，生盐1 000g。用上药混合置锅内炒热，至生盐变黄色为止，用布包热熨患处，施治时应注意热度避免烫伤，若过热可裹上数层布垫，反复使用，每天3～4次。

8. 封闭疗法

将局部麻醉药和类固醇药物注射到痛点或硬膜外腔使神经根无菌性

炎症得到直接治疗，起到较好的消炎镇痛作用。

一般腰腿痛疾病均可应用封闭疗法，但封闭之前应充分估计及衡量封闭疗法对患者镇痛的疗效。其禁忌证及慎用症有以下情况。

（1）普鲁卡因过敏者。

（2）全身极度衰竭者。

（3）严重肝、肾功能障碍者。

（4）全身有急性感染者。

（5）封闭部位皮肤或深部组织有化脓性感染灶者。

常用封闭疗法有以下几种。

椎板封闭：适用于病椎棘突旁有明显压痛点者，常用1%～2%普鲁卡因1～3mL加醋酸强的松龙2mL或得宝松注射液1mL，每周注射1次，全疗程不超过3次。

硬膜外腔封闭法：将药物注射到硬膜外腔，常用1%～2%普鲁卡因5～10mL、醋酸强的松龙1.5～2mL［或复方倍他米松注射液（得宝松）1mL］、维生素$B_6$100～200mg、维生素B_{12}500～1 000μg，每周注射1次，全疗程不超过3次。

骶管注射疗法：患者取俯卧屈髋位，以骶管裂孔为中心，常规局部皮肤消毒，抽取得宝松1mL、2%利多卡因5mL及0.9%生理盐水20mL备用（下称配制药液）。在骶管裂孔处以2%利多卡因行局部麻醉，麻醉满意后，与皮肤成45°角缓慢进针，在骶管裂孔处穿刺。穿刺成功后，阻力消失，然后仔细反复回抽，无出血及脑脊液，证实进入骶管。缓慢注射上述配制药液（注意观察患者反应），嘱患者术后保持俯卧位30min，24h内尽量卧床休息。

9. 物理治疗

临床上物理治疗种类很多，一般都有改善血液循环，增强组织的代谢和营养，促进炎性水肿吸收及血肿消散，松解粘连的作用，并可缓解肌肉痉挛、改善小关节功能。常用方法有超短波、经皮神经电刺激、超激光、红外线照射、中频等物理治疗，可根据患者情况每天予单项或者多项治疗。

10. 拔罐疗法

拔罐疗法有疏通气血，消散瘀滞，温通经络，祛风除湿，散寒活血，舒筋止痛等作用。

1）拔火罐方式

留罐：在治疗部位上留置一定时间，一般留罐10～15min，大而吸力强的火罐5～10min，小而吸力弱的时间宜长些。

闪罐：火罐吸住后，立即拔下，反复多次，以皮肤潮红为度。

走罐：在治疗部位和火罐口的边缘，薄薄地涂一层凡士林、油类或水，火罐吸住皮肤后，一手扶罐底，一手扶罐体，在皮肤上、下、左、右慢慢移动，至皮肤潮红或出现瘀血时停止。

针罐：即扎上针后再拔罐，以增强疗效。

2）禁忌证

（1）年老体弱、消瘦及皮肤失去弹性者。

（2）全身性剧烈抽搐者。

（3）患有出血性疾病者。

（4）孕妇。

（5）水肿患者。

（6）恶性肿瘤及局部皮肤有破损之处。

3）注意事项

（1）火罐口不能过热，防止烫伤。

（2）如皮肤起泡或破皮，应注意护理，预防感染。

（四）腰痛病的手术治疗

1. 腰椎间盘突出症

手术的适应证：①非手术疗法无效，症状继续加重者；②首次剧烈发生，患者因疼痛难以行动及入眠，患者被迫处于屈髋屈膝侧卧位者；③患者出现单根神经麻痹或马尾神经麻痹；④中年患者病史较长，影响工作和生活者；⑤经脊髓造影、CT、MRI检查；⑥保守疗法有效，但症状反复发生，且疼痛较重者；⑦椎间盘突出合并腰椎管狭窄者。

常用手术方式：①后路髓核摘除术；②内镜下髓核摘除术；③人工

髓核置换术；④侧路经皮髓核摘除术；⑤前路经腹膜或腹膜外髓核摘除术；⑥人工椎间盘置换术；⑦小切口椎间盘切除术等。

2. 腰椎管狭窄症

手术的适应证：①发育性腰椎管狭窄症；②括约肌功能障碍者；③神经根传导功能严重丧失，有明显感觉缺失者；④反复发作影响工作和正常生活者。

常用的手术方式：①减压术；②减压加融合术。

3. 腰椎滑脱症

保守疗法无效，或有神经损伤的患者，可施行手术治疗。根据手术适应证，可选用后路减压植骨融合内固定术。

（五）练功

练功可明显增强患者腰腹肌肌力和腰部协调性，增加腰椎的稳定性，有利于维持各种治疗的疗效。急性期过后，即开始腰背肌练功运动，主要练功方式有以下方式。

游泳疗法：可每天游泳20～30min，注意保暖，一般在夏季执行。

仰卧架桥：仰卧位，双手叉腰，双膝屈曲至90°，双足掌平放床上，挺起躯干，以头后枕部及双肘支撑上半身，双足支撑下半身，呈半拱桥形，当挺起躯干架桥时，双膝稍向两侧分开。每天两次，每次重复10～20次。

“飞燕式”：患者俯卧。依次做以下动作：①两腿交替向后做过伸动作；②两腿同时做过伸动作；③两腿不动，上身躯体向后背伸；④上身与两腿同时背伸；⑤还原，每个动作重复10～20次。

部分患者可由治疗师予运动治疗，如麦肯基疗法。

（六）调护

随着人类平均寿命的延长，因腰腿痛而就诊的患者有逐年增多的趋势。引起腰腿痛的因素十分广泛、复杂，本着“防治结合，预防为主”的指导思想，把预防工作放在首要位置，才能大大降低发病率、提高治愈率，并巩固其疗效。黄宏兴教授认为，提高患者对腰腿痛的认识，使之很好地掌握运用有关的预防措施，是临床治疗中的一个很重要的环节，应加以重视。加强腰腿痛疾病知识的宣传，纠正日常工作或生活中长期不良的体位、姿势；日常活动注意护腰，减少外伤；加强功能锻炼，增强腰背肌力，维持脊柱平衡。

病例一

刘某，女，66岁，2018年05月初诊。

主诉：反复腰痛1年余，加重3天。

诊见：1年余前出现腰背部疼痛，间歇性跛行，无明显外伤史，迁延不愈，近3日因劳累后腰痛症状突然加重，疼痛剧烈，如刀刺，不能行走。胃纳一般，睡眠尚可，二便正常，偶有夜尿；舌紫暗，脉沉弦。

诊断：腰痛，瘀痹型。

治宜行气活血，化瘀止痛。方选我院瘀痹方加减。药用桃仁10g，红花5g，醋延胡索10g，柴胡10g，枳实15g，北杏仁10g，牛膝15g，盐杜仲15g，桑寄生20g，甘草5g。7剂，每天1剂，水煎服，分早晚两次，饭后温服。西药予塞来昔布消炎止痛，配合祛瘀消肿膏外用，嘱患者注意保暖，避免劳累，加强腰背肌功能锻炼。

1周后患者复诊，诉腰部疼痛较前明显好转，舌淡暗，脉沉细。考虑患者年老，病程日久，治宜标本同治，予温补肾阳，活血化瘀通脉。

处方：杜仲15g，淫羊藿10g，熟地黄20g，黄芪20g，当归5g，细辛5g，红花10g，莪术10g，补骨脂10g，甘草5g，蜈蚣3g，薏苡仁30g。

后复诊，诉偶有腰部隐痛，不影响日常生活。

按语：临床上腰腿痛疾病的患者非常多，有老多青少、损多伤少、女多男少的特点。本案患者平素慢性腰痛病史，劳累后诱发腰部剧痛，舌紫暗，脉弦涩。属腰痛，瘀痹型，治疗宜急则治其标，予桃仁、红花、延胡索、柴胡、枳实活血化瘀，行气止痛，牛膝、川杜仲、桑寄生强腰膝，壮筋骨，止痹痛；后患者症状减轻，考虑患者慢性病程，加上年老肾气亏虚，治则应改为温补肾阳，活血化瘀通脉，固本培元。黄宏兴教授在治疗此类增龄性骨骼肌肉疾病时，采用“补肾、健脾、活血”这一异病同治的方法，在补肾固本的同时，常配合健脾、消导类药物以及虫类藤类等通络药物的应用，辨病与辨证相结合，其疗效显著。

病例二

陈某，男性，28岁，2012年11月初诊。

主诉：反复腰痛伴右下肢痹痛1年。

诊见：1年前出现腰痛伴右下肢痹痛，病程迁延日久。今因户外工作，淋雨受寒，翌日即感腰部冷痛，夜难寐，卧床腰痛症状不缓解，酸胀重着，拘急不舒，得温痛减。食纳不佳，二便可。舌淡苔白腻，边有齿印，脉沉细。患者为重体力劳动者，平素气短、多感疲惫。

检查：腰椎正侧位X线片提示腰椎骨质、椎体形态未见异常，腰椎MRI提示L4/L5、L5/S1椎间盘突出。

诊断：腰痛，辨证湿痹型。

治宜温阳化气，祛湿通络。方选我院湿痹方加减。独活15g，桑寄生20g，杜仲20g，牛膝15g，细辛3g，秦艽10g，茯苓20g，蜈蚣3g，防风10g，川芎10g，黄芪20g，甘草5g，鸡血藤20g，薏苡仁20g。

按语：湿邪侵犯人体，病程迁延，故患者腰痛反复发作，伴右下肢痹痛，感寒诱发，腰部冷痛，卧床症状不缓解，酸胀重着，拘急不舒；脾气亏虚，则气短、疲惫，脾气虚无以运化，湿困愈重。湿邪侵犯人体，脾气亏虚故舌淡苔白腻，边有齿印，脉沉细。肾为腰府，本方以独活、桑寄生、杜仲、牛膝补肝肾、强腰膝，细辛、秦艽、温阳合用温阳化气、祛风除湿，防风、川芎祛风通络、活血止痛，鸡血藤养阴柔筋，患者兼脾虚，党参、茯苓、薏苡仁健脾利湿。全方配伍得当，共奏温阳化气、祛湿通络之功效。

五、膝痹

（一）概述

1. 概念

膝痹病，即膝骨关节炎，中医属“痹症”“膝痹”“骨痹”范畴，是一种以关节软骨磨损退变、周围继发骨质增生为病变特征的慢性进展性疾病。

临床一般分为原发性和继发性两类。多发于中老年女性。40岁以上人群原发性骨关节炎患病率达46.3%，60岁以上的人群中患病率可达50%，75岁的人群则达80%。该病的致残率可高达53%。而广州地区调查显示，40岁以上人群，症状性的膝骨关节炎发病率高达15%[1]。

2. 病因病机

本病的主要病机特点是本虚标实。以肝肾亏虚为其根本，以风寒湿、湿热、瘀血等为标。肝主筋，肾主骨，由于中年以后，肝肾亏损，肝虚则血不养筋，肾虚则髓减，致使筋骨均失其所养；《素问·痹论篇》记载："风寒湿三气杂至，合而为痹。"或因机体外感风寒湿邪，痹阻经脉；或因机体外感风湿热之邪气，或病变日久，郁而化热；或因长期劳损或外伤，致使瘀血内阻，筋骨受损，均可引起骨痹的发生。

就原发性膝骨关节炎来说，其病因尚未完全阐明，也可能是多因素相互作用结果。目前认为的主要机制有：①软骨营养代谢异常学说；②累积性微损伤学说；③软骨基质酶降解学说；④生物化学改变学说；⑤应力负载增加学说等。继发性膝骨关节炎可发生于青壮年，可继发于创伤、炎症、关节不稳定、慢性反复的积累性劳损或先天性疾病等[2]。

3. 诊断

临床上膝骨关节炎多起病缓慢，可有疼痛、肿胀及关节畸形的表现，初期疼痛多为间歇性疼痛或酸痛不适，上下楼梯或下蹲则加重，休息后多可缓解；中后期出现膝关节不稳畸形，疼痛呈持续性，休息仍不能缓解。

临床体征可有局部压痛，髌骨下摩擦感，磨髌试验阳性，关节肿胀时浮髌试验可阳性，晚期可呈内外翻畸形，伴有屈曲挛缩畸形。

影像学检查一般行常规X线检查，注意需拍负重位片方能更好显示膝关节实际病变情况，主要表现为关节间隙非均匀变窄（负重区）、软骨下骨硬化和/或囊性变、关节缘骨赘形成及出现力线改变，膝关节内外翻畸形。

参照美国风湿病学会1995年提出的诊断标准。

（1）近1个月内反复膝关节疼痛。

（2）X线片（站立或负重位）示关节间隙变窄、软骨下骨硬化和/或囊性变、关节缘骨赘形成。

（3）关节液（至少2次）清亮、黏稠，白细胞＜2000个/mL。

（4）中老年患者（年龄≥40岁）。

（5）晨僵≤30min。

（6）活动时有骨摩擦音（感）。

符合（1）、（2）或（1）、（3）、（5）、（6）或（1）、（4）、（5）、（6）即可诊断。

X线检查的Kellgren和Lawrence分级如下。

0级：正常。

Ⅰ级：可能有骨赘，关节间隙可疑变窄。

Ⅱ级：有明显骨赘，关节间隙可疑变窄。

Ⅲ级：中等量骨赘，关节间隙变窄较明确，有硬化性改变。

Ⅳ级：大量骨赘，关节间隙明显变窄，严重硬化性病变及明显畸形。

MRI检查的Recht分级如下。

0级：正常软骨，软骨弥漫性均匀变薄但表面光滑。

Ⅰ级：软骨分层结构消失，软骨内出现局灶性低信号区，软骨表面光滑。

Ⅱ级：软骨表面轮廓轻至中度不规则，软骨缺损深度未及全层厚度50%。

Ⅲ级：软骨表面轮廓中至重度不规则，软骨缺损深度达全层厚度50%以上，但未完全脱落。

Ⅳ级：软骨全层缺损、剥脱，软骨下骨质暴露，有或无软骨下骨骨质信号改变。

（二）治疗手法

整体辨证与局部施术相结合，可分为放松、点穴、理髌、调筋、活动关节等手法，具体有推揉点按、拔伸屈膝、摇转屈膝、拿捏弹拨等理筋、整骨多种手法[3-4]。

1. 放松类手法

揉法：用左手或右手掌根或大鱼际部着力，在股四头肌上自上而下做有节律的螺旋形（正、反均可）运动，反复操作3～5遍，切忌用力过大。

拿法：医者双手拇指与其余四指罗纹面着力，将股四头肌、腓肠肌群上下垂直捏住并提起，再慢慢放松，由近端向远端反复操作3～5遍，力量以患者耐受为度，切忌用力过大。

㨰法：医者右手背尺侧着力，贴于股四头肌上，通过腕关节屈伸和前臂旋前旋后的连续运动做来回滚动，以频率约120次/min，自上而下，反复操作3～5遍。

2. 点穴类手法

医者拇指或示指端着力，点按在膝关节周围的梁丘、血海、鹤顶、内犊鼻、外犊鼻、阳陵泉、足三里及阿是穴缓慢加力，持续5～10s，用中指或示指勾点委中、承山5～10s，以患者感觉酸胀疼痛忍受为度，切忌用力过大。

3. 理髌类手法

提髌法：用一手五指协同用力抓住髌骨，另一手辅助固定，最大限度将髌骨向上提起，使之离开股骨髁关节面，反复操作3～5次。

揉髌法：医者用掌心按压在髌骨上做顺或逆时针环旋揉动，反复操作5～10次。

4. 调筋类手法

分筋法：以拇指爪甲部抵住膝关节周围的髂胫束、内侧副韧带、外侧副韧带，沿着纤维走行方向刮动3～5次。

拨筋法：双手中指指腹分别置于腓肠肌内外侧头和腘绳肌处，做横向往返拨动3～5次。

5. 活动关节手法

屈伸牵抖膝关节：医生一手握住患者踝部，另一手扶住膝关节，做最大限度屈伸膝关节2～3次，然后顺势快速地牵抖膝关节。

展筋法：医者一手握住患者足部，使踝关节背伸，另一手用稳力按压使膝关节伸展至患者能忍受的最大限度，并保持5～10s[3]。

（三）药物

1. 中药治疗

骨性关节炎属痹症，中药治疗骨性关节炎既能缓解局部症状，又能调节全身功能。按中医辨证将骨性关节炎分为四型论治。

1）内服药

（1）风寒湿痹证：治宜除风散寒、蠲痹止痛，用蠲痹汤加减。

组成：羌活15g、独活15g、桂枝10g、秦艽10g、海风藤15g、桑枝15g、当归20g、川芎15g、乳香10g、木香15g、甘草5g。

功效：祛风除湿，蠲痹止痛。

主治：中风身体烦痛，项背拘急，手足冷痹，腰膝沉重，举动艰难。

（2）风湿热痹证：治宜清热通络、祛风除湿。用宣痹汤加减。

组成：防己15g、杏仁15g、滑石15g、连翘9g、山栀9g、薏苡仁15g、法半夏（醋炒）9g、晚蚕沙9g、赤小豆9g。

功效：清化湿热，宣痹通络。

主治：湿热痹证。湿聚热蒸，阻于经络，寒战发热，骨节烦疼，面色萎黄，小便短赤，舌苔黄腻或灰滞，面目萎黄。

（3）瘀血闭阻证：治宜活血化瘀、通经活络止痛，用身痛逐瘀汤加减。

组成：秦艽3g、川芎6g、桃仁9g、红花9g、甘草6g、羌活3g、没药6g、当归9g、灵脂（炒）6g、香附3g、牛膝9g、地龙6g。

功效：活血祛瘀，祛风除湿，通痹止痛。

主治：瘀血挟风湿，经络痹阻，肩痛、臂痛、腰腿痛，或周身疼痛、经久不愈者。

（4）肝肾亏虚证：治宜滋补肝肾、蠲痹止痛，用独活寄生汤加减。

组成：独活20g、桑寄生10g、杜仲10g、牛膝10g、细辛3g、秦艽10g、茯苓10g、肉桂10g、防风10g、川芎10g、党参20g、甘草5g、当归10g、芍药10g、生地黄10g。

功效：祛风湿，止痹痛，益肝肾，补气血。

主治：痹证日久，肝肾两虚，气血不足证，腰膝疼痛，痿软，肢节屈伸不利，或麻木不仁，畏寒喜温，心悸气短，舌淡苔白，脉细弱。

2）外用药

外用药种类很多，包括各门各类的中药外敷熏洗剂、酊剂、膏药等。我院制剂101、制剂102、四黄药膏、关节炎巴布剂、健步止痛油、舒筋外洗颗粒局部外用可取得较好的疗效。

2. 西药治疗

控制症状药物：①镇痛剂，如对乙酰氨基酚、曲马多等。②非甾体抗炎药，如塞来昔布、双氯酚酸钠、美洛昔康等。③糖皮质激素。

改善病情药物及软骨保护剂：常用的有玻璃酸钠注射液、口服硫酸氨基葡萄糖、口服盐酸氨基葡萄糖等。

3. 手术治疗

针对中晚期膝骨关节炎患者，根据病变情况，选择阶梯手术治疗，包括修复性手术及重建手术两大类。

修复性手术中，如半月板撕裂、游离体机械卡压，可选择关节镜微创清理；软骨修复方面，软骨剥脱可选择软骨移植术，还有微骨折等技术，此外还有一些促软骨修复技术，如干细胞治疗、富集血小板血浆（PRP）等；力线不佳可选择膝周截骨技术，包括胫骨高位截骨（HTO），股骨髁上截骨（DFO），胫骨结节截骨等。

重建手术有部分关节置换，包括内外侧单髁及髌股关节；针对晚期关节炎可选择全膝关节置换[5]。

（四）练功

通过练功达到改善肌力、增强关节稳定性，松解粘连，提高关节活动度，并抑制炎症，调节代谢，达到减轻疼痛、改善膝关节功能和生活质量等目的。可包括中医导引练功、有氧锻炼、肌力锻炼、关节ROM锻炼和神经肌肉训练等。

有氧运动：全身大肌群均参与的耐力运动，可选择游泳、快走等方式，不宜登山、爬楼梯等过度负重的运动。

肌力锻炼：为下肢肌群的力量练习，推荐以非负重肌力锻炼为主，可进行股四头肌多角度收缩练习，使整个ROM内肌群均得到增强；也可仰卧位进行直腿抬高运动。

关节ROM锻炼：骨关节炎患者的ROM锻炼分为主动锻炼和被动锻炼。主动锻炼指患者不借助任何外力，依靠自己肌力进行膝关节屈伸锻炼，被动锻炼则是在其他人帮助下进行屈伸锻炼。

神经肌肉训练：通过改善感觉运动控制来建立下肢动态稳定并强调尽量恢复中立位下肢动态力线[6]。

（五）调护

膝关节是人体负重关节，要控制体重，预防肥胖，避免膝关节负担过重。平素注意保暖，注意姿势动作，避免下蹲、跪起等。适当体育锻炼并做好准备活动，避免持续高强度的劳动及运动。许多膝骨关节炎患者常合并有骨质疏松，需注意预防。

（六）典型病例

病例一

梁某，女，67岁，2018年3月初诊。

主诉：双膝关节疼痛2年余。形体偏胖，精神疲倦，面色㿠白，双膝疼痛，局部压痛，酸软无力，活动后加重，口干，胃纳尚可，睡眠稍差，夜尿2～3次，小便清长，大便烂，舌淡，苔薄而干，脉细弱。

膝关节X线片提示：双膝关节退行性改变。

诊断：膝痹，肝肾亏虚证。

治宜补益肝肾，健脾活血。方用独活寄生汤加减。盐杜仲15g，续断片15g，淫羊藿15g，黄芪20g，丹参20g，桂枝15g，独活15g，羌活15g，两面针15g，防风10g，盐牛膝15g，甘草片5g。

西药以氨基葡萄糖营养保护软骨。嘱患者注意膝盖保暖，减少进食生冷及寒凉食物。

按语：膝骨关节炎是一种严重影响中老年人生活质量的慢性退行性疾病，属中医“膝痹”范畴，其危险因素主要有增龄、肥胖、女性等，此例患者为老年女性，体形偏胖，正是此病的好发人群。黄宏兴教授根据异病同治理论，采用滋补肝肾，健脾活血之法，于独活寄生汤加减而得，杜仲、续断、牛膝、淫羊藿等补益肝肾，黄芪、丹参、川芎等补气养血活血来达到通络止痛之效，配羌活、独活、桂枝、防风等驱散风邪，两面针止痛，甘草调和诸药。诸药合用，补肝肾、强筋骨，经络疏通，营卫调和，则筋骨得以温养，诸症自可痊愈。

病例二

谭某，女，59岁，2019年5月初诊。

主诉：双膝关节疼痛4年余。体形肥胖，精神疲惫，双膝关节肿痛，右膝为甚，畏风足冷，口不干，不喜饮水，胃纳一般，睡眠尚可，二便正常，脉弱，舌淡红，苔薄白，微腻。

膝关节X线片提示：双膝骨性关节炎，骨质疏松。

诊断：膝痹，风寒湿痹证。

治以祛风除湿，蠲痹止痛。方用蠲痹汤加减。羌活15g，桂枝10g，秦艽10g，制川乌10g，丹参20g，黄芪20g，半枫荷15g，牡丹皮15g，两面针15g，茵陈20g，鸡血藤20g，威灵仙15g，甘草5g，蜈蚣3g。

外用院内制剂祛瘀消肿膏。

按语：膝部劳损是目前较为常见的疾病，膝关节在日常活动中承受很大的压力，极易使膝部劳损，尤以中老年人为多见。在这些过程中，运动量过大、动作不慎又会形成损伤，加上气血失和，风寒湿邪外袭，阻留于局部，造成酸痛时发，遇寒更甚。故治疗这类疾病时多采用温经散寒、舒筋活血及健壮筋骨之法来取得疗效。

本病采用补益肝肾、祛风除湿、蠲痹止痛之法，黄芪、威灵仙等补益肝肾，羌活、桂枝、秦艽等祛风止痛之效，川乌、两面针止痛，牡丹皮、丹参、鸡血藤、威灵仙养血活血通络，配伍蜈蚣濡润筋骨，甘草调和诸药。诸药合用，使风寒湿邪得以祛除，经络疏通，营卫调和，则筋骨得以温养，诸症自可痊愈。

参考文献:

[1] 中华医学会. 痛风及高尿酸血症基层诊疗指南（2019年）[J]. 中华全科医师杂志，2020（04）：293-303.

[2] 曾小峰，陈耀龙. 2016中国痛风诊疗指南[J]. 浙江医学，2017，39（21）：1823-1832.

[3] 曾学军.《2015年美国风湿病学会/欧洲抗风湿联盟痛风分类标准》解读[J]. 中华临床免疫和变态反应杂志，2015，9（04）：235-238.

[4] 王雪强，陈佩杰，矫玮，等. 运动疗法治疗腰痛的专家共识[J]. 体育科学，2019，39（03）：19-29.

[5] 黄桂成. 中医筋伤学[M]. 北京：中国中医药出版社，2016.

[6] 邓晋丰，许学猛. 中医骨伤证治[M]. 广州：广东人民出版社，2000.

[7] 田伟. 实用骨科学[M]. 北京：人民卫生出版社，2016.

第四章 基础实验研究

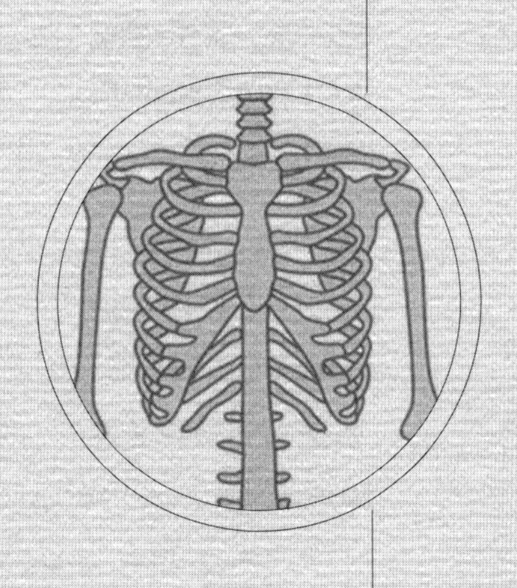

第一节　动物实验

一、骨伤科常用动物模型与研究方法

动物模型

随着老龄化社会的到来，老龄性退化性疾病发病率日渐增长，在骨伤科中常见疾病如骨质疏松症、膝骨关节炎等疾病近年来发病率持续上升，影响患者的生活质量，并为家庭及国家带来沉重的经济负担，故寻求有效的治疗手段、开展更多有效的研究在目前显得极其重要。而开展骨伤科研究，需要建立一个理想的骨伤疾病动物模型。

1. 骨质疏松症动物造模方法

目前常用来诱发骨质疏松模型的动物有大鼠、小鼠、兔、羊、猪、狗和非人类灵长类动物等[1]。按骨质疏松症发病原因，可把造模模型分为绝经后骨质疏松症模型、老年性骨质疏松症模型、失用型骨质疏松症模型、糖皮质激素相关性骨质疏松症模型[2]。各种模型的介绍如下。

1）绝经后骨质疏松症模型

绝经后卵巢功能下降，体内雌激素分泌减少，从而造成骨吸收增强，导致快速的骨丢失，进而导致骨质疏松症。绝经后骨质疏松症模型最常选用的动物是小鼠、大鼠、羊及非人类灵长类动物。研究发现，大鼠被切除卵巢14天后胫骨近心端骨量丢失最明显，30天时股骨颈骨量丧失最多，60天时腰椎椎骨骨量丢失达到高峰[3-5]。在切除卵巢后的90～120天时，可以观察到皮质骨厚度变薄和骨髓腔扩大的现象[6]。研究证实，切除羊卵巢3个月后骨吸收达到峰值，4个月时骨形成达到峰值。去势手术6个月后，皮质骨表面空隙、类骨质增多，粗糙度增加，然而松质骨无明显改变[7]。

2）糖皮质激素相关性骨质疏松症模型

糖皮质激素相关性骨质疏松症是继发性骨质疏松症最常见的类型。

接受糖皮质激素治疗的患者，最开始出现骨密度快速下降是由于骨吸收增强，紧接着骨密度下降速度减缓，则是由于新骨形成减少。该类型骨质疏松症中主要出现松质骨丢失，因此骨折好发于富含松质骨的部位，例如椎骨和股骨颈[8]。糖皮质激素相关性骨质疏松症的研究常选用小鼠、大鼠、兔、犬和羊等作为实验动物模型。

3）老年性骨质疏松症模型

老年性骨质疏松症是由于年龄的老化引起的骨质疏松症。SAMP6可作为老年性骨质疏松症模型，它是目前仅有的一种能证明增龄性骨脆性骨折的动物。SAMP6在4月龄时骨量达到峰值，之后骨量逐渐丢失，并且上述变化在雌雄之间无差异，与老年性骨质疏松症患者的病理变化相似[9]。

4）失用型骨质疏松症模型

机体长期无负重、制动或长期卧床会导致失用型骨质疏松症的发生，通常见于长期卧床不起的患者或失去自主活动能力的老年人。通常使用坐骨神经切除法、脊髓半横断、石膏固定、悬吊法、套筒法等方法建立失用型骨质疏松症模型[10]。

2. 造模方法

造模方法包括手术造模法、药物致骨质疏松造模法、营养性骨质疏松造模法、失用性骨质疏松造模法、基因造模法、联合造模法。

1）手术造模法

（1）手术去势法：是指利用外科手术的方式切除动物生殖系统使其丧失性功能以达到动物造模的方法。1969年Saville[11]通过手术切除雌性大鼠卵巢，首次建立绝经后骨质疏松动物模型。现在去卵巢造模方法被广泛认为是绝经后骨质疏松症造模的金标准。切除雄性动物睾丸亦能用于构建骨质疏松模型，已被用于男性骨质疏松的研究。此外，老龄猕猴、小型猪也可以用去势法成功造模。手术去势法造模因素单一、模型效果稳定、可复制性好、实验结果可信度大，能很好地模拟绝经后骨质疏松骨代谢的特点。

（2）药物去势法：是指不切除性腺，仅通过给予抑制动物雌激素分泌的药物从而造成骨量丢失的造模方法。常用药物有促黄体激素释放激素受体激动剂、促性腺激素释放激素激动剂、雌激素受体拮抗剂、非类固醇类雄激素拮抗剂、芳香化酶抑制剂等。药物去势虽然避免了手术创伤刺激对检测指标的干扰，但药物的不良反应以及药物与抗骨质疏松药物之间的相互作用也会在一定程度上降低实验的可信度。

2）药物致骨质疏松造模法

在药物致骨质疏松造模中，糖皮质激素应用最广泛，其他还有视黄酸、环磷酰胺、乙醇等。临床中，最常见的是使用糖皮质激素引起的骨质疏松症。

3）营养性骨质疏松造模法

营养是影响骨密度的众多因素之一，通过限制饮食中的钙、维生素D、蛋白质等的摄入可以成功建立营养缺乏型骨质疏松模型，该模型对研究因营养缺陷引起的骨质疏松有重要意义。但由于饲料配方复杂，且影响因素较多，普及推广困难。同时，因为单独应用营养法建模耗时长且成功率低，故常作为一种辅助方法。

4）失用性骨质疏松造模法

失用性骨质疏松造模法是指由于运动受阻或者功能障碍引起骨代谢异常、骨量丢失的一种造模方法，多由失重状态、长期卧床或制动等因素导致。常用方法有机械固定法、悬吊法、腱切除法、坐骨神经切除法等[12]。该模型对防治瘫痪、骨折、术后长期卧床的患者及航空人员出现的骨质疏松的研究有重要现实意义[13]。

运用手术去势法构建骨质疏松症模型的具体方法：SPF级SD大鼠饲养至6月龄，在大鼠腹腔注射麻醉药5min后，SD大鼠完全麻醉，采用背侧入路双侧卵巢摘除手术造模。大鼠俯卧位，在肋弓下第3腰椎处，去毛，消毒，切皮，切口一般为1cm，钝性分离至肌肉层，腰椎左侧0.5cm钝性分离肌肉，小心剪开腹膜，组织镊深入伤口，小心提起腹腔脂肪，轻手翻开脂肪，找到桑葚状的卵巢，用1号无菌丝线结扎，用眼科剪从输卵管剪断分离卵巢，压迫止血后，将脂肪小心放入腹腔，分层缝合肌肉筋膜；同样的方法，切除右侧卵巢，伤口内滴入少量青霉素水溶液，缝合皮肤，消毒伤口。饲养12周后进行离体骨密度和骨矿含量测量，应用双能X线骨密度仪小动物专用扫描和分析软件（美国HOLOGIC公司生产，型号：Discovery A，变异系数CV值：BMD=0.816%、BMC=1.117%、AREA=0.505%），对各组大鼠左侧股骨进行离体BMC和BMD测量，确定是否造模成功。

3. 膝骨关节炎动物造模方法

可以用来塑造人类骨关节炎模型的动物有小鼠、大鼠、豚鼠、兔、狗、羊、马、灵长类[14]。模型种类可分为自发模型、非手术模型、手术模型关节内手术（Hulth模型，半月板或前交叉韧带切除）、关节外手术（卵巢切除法，干扰关节血液循环，臀肌切断法）。其中关节腔内手术法有很多经典的模型，如Hulth模型、前交叉韧带切T（anterior cruciate ligament transection，ACLT）模型、半月板部分或全部切除模型、内侧半月板撕裂模型、关节刻痕法等。

Hulth模型是最经典的一种，由于该方法成模率高、成模时间短，被相关研究广泛运用。主要方法是在实验动物麻醉后，打开膝关节，然后将内侧副韧带、前后交叉韧带切断，再把内侧半月板一同完整切除，通过改变关节的稳定性和力学环境形成KOA。经典的Hulth模型更接近于临床上中晚期的病理组织变化，因此有很多学者为了研究早期KOA会对其进行改良，一方面可以控制模型的进展速度，另一方面也可以减少对动物的创伤，降低动物死亡率[15]。另外，ACLT模型也是非常经典的手术造模方法，相比于半月板切除模型，ACLT模型发病过程较为缓慢[16-17]。主要方法是将实验动物麻醉后，无菌条件下在膝关节内侧取一纵切口，打开膝关节，将前十字交叉韧带进行横切，从而造成膝关节生物力学稳定性改变。此造模方法已被广泛用于多种实验动物，但是在所有实验动物中羊动物模型是最好的。因为羊的关节腔较大，其关节间隙足够大以便完成实验操作，最重要的一点是羊与人膝关节的解剖结构比较接近。造模方法优点是采用无菌技术在动物手术中诱导，结果可重复度高且造模成功时间较短。缺点就是需要对实验动物进行手术操作，对动物造成的创伤较大，易出现术后感染，有一定的风险。此类模型需要在关节腔内进行手术操作，因此容易在手术过程中出现创伤性关节炎、滑膜炎症，影响实验结果[14]。

二、模型动物研究

（一）体质量与骨密度

1. 体质量

在生命活动中，骨组织不断自我调整和自我更新以适应不断变化的力学环境和修复已缺损的内部结构，这就是骨塑建和骨重建。当体质量变化时，力学环境发生变化，可引起骨量的重新分布，以使骨组织适应新的力学环境[18]。

目前研究认为体质量与骨质疏松症的相关性呈两极性[19]，有学者提出体质量与骨密度之间存在一定的关系，体质量较大的人有较高的骨密度，体质量与骨密度呈正相关[20-21]，Coin等[22]提出体质量增加有利于防止骨丢失。主要机理为，体重较大者骨骼负荷大，利于刺激骨形成，减少骨吸收，从而提高骨密度；雌激素主要来自脂肪细胞，因此肥胖者雌激素水平较高，有利于骨密度提高[23]。而另一项研究认为SD大鼠的体质量与骨密度无相关关系[24]。

在松质骨和皮质骨与骨量关系方面研究表明[25]，切除卵巢后，小鼠随即出现松质骨减少，但是皮质骨没有明显变化；切除卵巢后14天胫骨近心端骨量丢失最明显，30天时股骨颈骨量丧失最多，60天时腰椎椎骨骨量丢失达到高峰。在切除卵巢后的90～120天时，可以观察到皮质骨厚度变薄和骨髓腔扩大的现象，这可能是因为骨吸收主要发生于骨内膜，而新骨形成主要发生在骨膜，导致骨髓腔扩大。羊切除卵巢3个月后骨吸收达到峰值，4个月时骨形成达到峰值。去势手术6个月后，皮质骨表面空隙、类骨质增多，粗糙度增加，然而松质骨无明显改变[7]。猴切除卵巢3个月后可以观察到快速的骨转化和骨量丧失，相关研究已经应用于许多骨质疏松症新药研究中[2]。

在前期研究中发现去势大鼠的体质量呈大幅度增长，增长的幅度和速度均明显大于正常组，两者做相关性分析显示了体质量和骨密度存在着负相关关系，原因可能是：①雌激素水平下降导致内分泌紊乱，影响物质代谢。②骨量与体质量成反比，去势后，骨量丧失，机体代偿性增加体质量，以拮抗骨丢失但仍不能完全恢复骨量。而当用中药和激素治疗后，大鼠的体质量增加速度减慢，骨密度值提高，说明体质量与骨密度存在着负相关关系[8]。

2. 骨密度

骨密度指骨骼单位面积或体积中矿物质的含量，能够反映骨质量，是判断骨丢失的敏感指标及骨质疏松症的常用指标。骨含量，是单位长度骨段内矿物质的含量[26]。动物模型的骨密度（bone mineral density，BMD）和骨含量（bone mineral content，BMC）是2个经常被用来评价骨量的指标。可以采用单光子吸收法和双光子吸收法、双能X线吸收法（dual energy X-ray absorptiometry，DXA）、定量CT（peripheral quantitative computerized tomography，pQCT）等方法测量[27]。双能X线吸收法作为诊断骨质疏松的“金标准”[28]，其优点在于能消除周围软组织及骨内脂肪对测量值的影响，具有较高的灵敏度与准确度。其不足在于无法区分皮质骨和松质骨，测量结果是上述皮质骨和松质骨骨量的总和[29]。在骨质疏松症早期，无法敏感地反映出松质骨骨量变化，因此DXA无法发现模型早期松质骨的变化。显微CT（micro computerized tomography，μCT或MicroCT）是一种分辨率更高的扫描技术。其分辨率能达到一根骨小梁水平（1～100μm）。显微CT不仅能通过三维图像得到体积骨密度，而且还能像组织形态计量学技术一样测量骨小梁厚度、骨小梁面积、骨小梁数量及骨小梁间隙等，可以评价骨的连续性及弹性性能[30]。显微CT图像技术突破了传统横断面的局限，可以通过计算机软件程序实现任意平面的重建，可按不同密度将组织着色或配以不同透明度，呈现骨表面与深部的立体结构[31]。显微CT可以如实反映骨骼内部细微结构，得到其精确的结构参数，为研究骨质疏松发生发展机制及药物疗效评价提供了强有力的依据[32]。显微CT的不足：由于X线照射剂量偏高，显微CT在临床上尚未广泛展开[33]。

本课题组发现中药复方能明显提高大鼠骨密度，并减缓了体质量的增加，说明了补肾中药能有效地提高骨量，其作用机制可能是含有类雌二醇样物质[31-32]，具有性激素样作用，提高大鼠体内的雌激素水平。

（二）雌激素与微量元素

骨质疏松症（osteoporosis，OP）是一种与年龄、性别、环境、遗传等因素相关的退行性疾病。女性绝经后患骨质疏松症的概率要远大于男性，主要是雌激素缺乏所导致[34]。去卵巢后大鼠所引起的生理学上的变化与绝经后妇女相似，而这一变化主要是由于体内雌激素缺乏所致。据此，越来越多学者通过摘除卵巢的方法来制备骨质疏松症动物模型[35-36]。有研究表明，当雌激素缺乏时会引起骨中钙的结合能力减弱，导致破骨细胞的吸收作用增强，骨质丢失速度加快，引起骨量减少[37]，最终导致骨质疏松症的发生，而这些也是导致绝经后女性人群骨质疏松症高发的一个重要原因。1972年Aitken等[38]就在动物模型中尝试使用雌激素治疗骨质疏松症，发现雌激素能够促进新骨的形成。现代医学认为绝经后骨质疏松症是因雌激素匮乏导致骨重建失衡引起的高转换型代谢性骨疾病。

越来越多研究表明[39]，雌激素缺乏可导致成骨细胞和破骨细胞的比例失衡，骨吸收作用增强，骨形成减少，最终导致骨量丢失。雌激素对提高骨密度和防止骨矿物盐流失具有极大的促进作用，其影响骨代谢可以总结为以下途径：①雌激素与成骨细胞及破骨细胞上的受体结合，直接抑制破骨细胞的溶酶体活性，并降低其在骨切片上发生凹陷的能力，调节成骨细胞产生细胞素而改变破骨细胞的功能。②雌激素缺乏时，甲状旁腺功能亢进，甲状旁腺素的敏感性增加，加速骨吸收，使骨质吸收速度快于骨生成圈。③雌激素可促进甲状腺分泌降钙素，降钙素是一强有力的骨质吸收抑制物，对骨骼起保护作用[40]。④雌激素低下时，肾上腺皮质激素的影响相对增强，骨形成进一步延迟并使肠钙吸收减少；尿钙排出增加，肾重吸收钙减少；这些变化最终导致骨吸收与骨生成平衡被打破，造成骨微结构破坏、骨量减少、骨强度下降，从而导致骨质疏松症。

本课题组研究雌激素治疗后发现大鼠与骨吸收相关标志物TRAP-5b水平显著下降，骨形成标志物ALP则升高，说明雌激素治疗可以通过阻止去势骨质疏松症大鼠骨骼钙的流失，从而促进骨形成。OPG/RANKL/RANK信号系统是破骨细胞分化成熟过程中的调控枢纽和关键的信号途径[41]，

RANK和RANKL结合可导致破骨细胞前体分化和成熟，而OPG能够和RANK竞争性地结合RANKL，间接地降低破骨细胞的活性和分化，在骨量调节中起着重要的作用[42-43]，故我们认为雌激素能够提高OPG蛋白表达，有利于与RANKL竞争性结合，降低破骨细胞的活性和分化，对抑制骨质疏松的形成起着重要作用，但仍需要更多的探索[44]。

微量元素[45]

骨质疏松与某些矿物质摄取不足、过量或不平衡有关。研究表明，骨骼的正常代谢涉及多种微量元素，它们或是骨骼生长发育所必需的，或是与骨营养素相互作用，因此微量元素在骨质疏松的病理、诊断和治疗中也有很重要的作用。

氟是人体必不可少的微量元素之一。机体正常的钙、磷代谢离不开适量的氟。在一定的酸碱值条件下，氟有助于钙和磷形成羟磷灰石，促进成骨过程。羟磷灰石中的羟基可被氟取代形成氟磷灰石，不易被破骨细胞溶解吸收。体外实验证实，氟直接刺激成骨细胞的增殖，增加胶原的产生、钙的沉积和碱性磷酸酶的活性。氟对骨具有双重作用，适量的氟有利于骨钙化，增加骨强度，从而降低骨折的危险性；过量的氟则影响钙化，类骨质增多，骨质变得松脆[46]。

铜是许多氧化酶的组成成分，如单胺氧化酶、赖氨酸氧化酶、细胞色素氧化酶、抗坏血酸氧化酶等。大鼠骨中铜的含量显著降低。在骨质疏松患者中，可见血清尿铜排泄量显著增加。Strain等人研究表明绝经后妇女雌激素水平降低影响血浆铜蓝蛋白水平，长期使用糖皮质激素治疗导致体内铜水平降低。雷艳霞等人通过用原子吸收法对比测定视黄酸所致骨质疏松模型大鼠血中铜的变化，发现骨质疏松大鼠铜含量显著增高，而用雌激素治疗后血铜仍处于较高水平。张矢远等人报道过量铜干扰骨代谢，给培养的鸡胚股骨加入2.5μmol/L铜，可抑制胶原的合成，导致骨干和骨骼的胶原减少。关于铜在骨质疏松中的作用还有待进一步研究[47-49]。

硼对维持骨正常代谢方面有重要作用。研究表明补充硼可显著降低尿钙排泄、提高血清17β-雌二醇浓度和血清钙浓度。补充硼还可明显降低血清降钙素和血清骨钙素水平。有研究表明：补硼可使男性和未治疗的绝经妇女血清降钙素和骨钙素接近用雌激素治疗的绝经妇女水平，提示硼有雌激素类似作用。动物实验观察到缺硼可减少鸡软骨蛋白的多糖和胶原蛋白的合成；骨关节病患儿关节液中硼的含量减低，补硼后关节症状明显减轻；大骨节病患儿硼含量也低。现有研究发现使维生素D_2、维生素D_3转变成相应1，25二羟基衍生物和胆固醇转变成雌二醇所需的羟化酶严格的依赖硼酸盐离子，所以硼可能是绝经后妇女骨质疏松的保护因子。

锰是许多酶的组成部分或是活化中心。锰参与软骨和骨骼形成所需的糖蛋白的合成， 在黏多糖的合成中需要锰激活葡糖基转移酶。硫酸软骨素就是对于软骨和骨骼发育重要的黏多糖。缺锰时出现骨端软骨的骨化异常、生长发育障碍。老年骨质疏松症患者BMD与血清微量元素研究表明：锰、锌的缺乏也可能是老年骨质疏松症发生、发展的一个间接因素。

骨是铅的主要蓄积部位，由于骨是铅毒作用的靶组织，因而铅被认为是骨质疏松的潜在危险因素。铅与骨质疏松可能机理是：改变峰值骨密度、改变老年人的骨吸收率、改变骨结构的完整性。大量体内和体外实验表明铅对骨细胞功能有复杂的影响。铅可以改变血清调钙激素的水平，主要是1，25VD、甲状旁腺激素（PTH），而间接影响骨细胞的分化和功能；铅可以干扰激素对骨细胞的调控过程，如通过干扰钙调控及其他信号传导系统，影响骨基质蛋白的合成，直接影响细胞的功能；铅对BGP的抑制，使羟基磷灰石结晶核心的形成受阻，加快生长软骨的矿化速率，骨钙化程度上升，骨形成的速率下降；铅还可通过化学阻碍有关的酶，改变细胞中的能量代谢，而直接干扰细胞的功能。

人体95%的铝结合在血浆中，随后蓄积于骨、肝、脾、脑等器官，受累最严重的是骨。进入骨中的铝沉积于骨基质中，蓄积于矿化骨表面，且存在于成骨细胞的线粒体中，使成骨细胞合成胶原及骨样组织形成减少。铝通过多种可能的途径影响骨代谢。铝可能通过骨细胞影响钙、磷转运，而通过抑制类骨质矿化而对骨直接作用；也可直接影响成骨细胞的数量和功能。铝可在成骨细胞囊泡内沉积，从而影响细胞内代谢，已发现来源于成骨细胞的碱性磷酸酶活性与胎儿骨培养中的铝浓度呈强相关。对老年骨质疏松症患者血清微量元素水平及与骨密度的相关研究表明，体内铝的积蓄可能是骨质疏松的致病因素之一。有学者认为，老年人肾排泄功能较差，故易造成高血铝及铝体内积蓄增加，进而影响磷在体内的吸收，干扰磷化物代谢，导致骨矿化障碍。国外研究发现，摄入过量铝时，血清中磷酸腺苷降低，可影响甲状旁腺激素的活性，最终直接影响骨的吸收和骨质形成。

镉的毒效应之一为骨软化、骨质疏松。实验研究发现镉染毒大鼠的成骨细胞功能受到抑制、骨钙化程度下降、骨质丢失，造成骨质疏松和骨软化。一般认为：镉所致的骨毒性继发于肾损伤，肾脏对钙、磷的重吸收率下降，使维生素D的代谢异常。但也有研究表明：在镉引起肾脏损伤前，就可出现尿钙排泄增加。近来的研究表明：镉亦可以损伤成骨细胞和软骨细胞，骨损伤时所需的组织镉的含量远远低于镉致肾损伤时的阈值。故镉可直接或间接影响骨代谢。目前研究结果认为镉引起骨代谢紊乱，引起骨质疏松，主要有六种不同的潜在机制：增加尿钙的排泄；抑制肾1α-羟化酶的活性；干扰PTH在肾细胞内对维生素D的活化作用；减少肠道对钙的吸收；干扰骨细胞钙化；抑制胶原代谢，即干扰正常钙化所必需的正常胶原结构。研究发现女性骨骼对镉的骨作用比较易感，尤其在怀孕、哺乳及卵巢切除后，因此有人认为镉与雌激素缺乏在骨质疏松中可能有协同作用。总之，镉可直接或间接影响骨代谢。

锌的主要生理功能是参与许多金属酶的构成，是金属酶的辅助因子。骨中锌的含量分布与钙化部位的分布非常类似，骨愈合的部位锌摄取增加。有人发现：骨结构脆弱与骨锌含量低下有关，全身骨矿含量与尿锌排泄量呈负相关。锌既是骨的组分，参与骨的代谢过程，又是成骨细胞分化标志性酶-碱性磷酸酶的辅基，补锌可增加ALP活性。锌具有稳定肥大细胞和抑制内源性肝素颗粒释放的作用，而内源性肝素与骨质疏松病理过程有关。

硒与健康的关系密切，缺硒会引起大骨节病等骨代谢疾病，亚硒酸可防治克山病。硒在体内的活性形式有含硒酶和含硒蛋白，谷胱甘肽过氧化物酶GSH-Px）是含硒酶的一种，是体内的一种预防性的抗氧化剂，主要作用是阻断自由基的生成。硒也具有保护细胞、增强细胞膜功能，从而保护细胞间紧密结构，减少铝的吸收而促进排泄，同时促进钙的吸收[50]。

本课题组曾用原子吸收分光光度计测定铜、锰、铬、锌、铁、钴、镍、钡、磷、镁、钙等元素浓度；用电感耦合高频等离子体发射光谱仪测定钼、硼、钒、锶、铅、镉等元素含量。氟的测定采取氟离子选择电极检测。结果发现雌激素治疗组大鼠骨骼中钙的含量较低，而氟的含量上升：而与模型组比较，铜、锰、钒、铁、氘、锶、锌、碳和硼、铬、钼、氟、镁、钙、磷等元素在雌激素治疗组的大鼠胫骨中的含量上升。表明骨骼中大部分微量元素的含量变化与体内雌激素水平密切相关。一般认为在正常情况下微量元素在骨骼中的转移是很困难的，目前并没有足够的研究能说明骨骼中的微量元素的代谢方式，因此雌激素可能通过影响骨骼细胞的新陈代谢而促进了这些微量元素在骨骼中的储存，从而也影响了骨密度的变化。

（三）运动与骨量计量学

运动作为影响骨质疏松的一种重要因素，对绝经后骨质疏松发生有一定预防作用[51]。运动可以促进机体的血液循环，使骨骼系统拥有良好血供，促进骨骼系统的新陈代谢和营养的供给，还可通过调节机体神经－内分泌系统正常运行，达到对骨转换相关调节激素浓度的良性调整作用[52]。与人体内其他组织系统[53]相比较，骨骼系统的首要功能是满足机体的生物力学需要， 其次才是满足机体代谢需要。骨组织的形状、骨量和内部结构的变化取决于力学环境的改变， 控制这些变化的主要因素只能是外力作用（生物力学因素），而其他的非生物力学因素则起辅助作用。有关研究显示，运动能有效干预绝经后骨质疏松症的形成。本课题组研究发现运动能起到增强成骨活性和抑制骨吸收的双重作用，有效纠正去卵巢大鼠骨重建负平衡，疗效与雌激素的治疗效果相近。

骨组织形态计量学是一种应用数学和几何的方法研究骨组织水平的质（骨结构）和量 （骨量）等形合学静态特性测量技术。由于荧光标记剂的应用和细胞染色技术的发展，骨组织计量学还被用来测量骨组织形态细胞水平的动态特性，如成骨面积的大小、骨矿化沉积速率、成骨速率、骨单位激活频率、骨转换的速率、骨吸收时间、成骨时间和骨重建时间等重要参数，这些参数可以使我们有根据地探讨代谢性骨病的病理部位，如松质骨、皮质骨、组织水平的病理特性（骨量或骨质—骨结构的变化）和细胞水平的病理特性（破骨细胞或成骨细胞功能变化）；这些参数还可以使我们有根据地探讨代谢性骨病的药物治疗后的主要治疗部位（松质骨或皮质骨）、组织水平的疗效（骨量或骨质—骨结构的变化）的大小，以及疗效的细胞水平机理（破骨细胞或成骨细胞功能变化）等[54]。

骨质疏松骨形态的改变是功能改变的基础，功能改变也反作用于形态；骨折是骨质疏松症的严重并发症，也是骨质疏松症致残率、致死率居高不下的重要原因。骨密度能够反映骨强度，骨强度和刚度决定了骨的脆性与韧性，是发生骨折与否的关键。所以骨组织形态是研究骨质疏松症的重要指标。有实验显示摘除卵巢后大鼠的骨密度下降，骨组织呈现骨质疏松状态[55]，骨组织形态计量学指标中松质骨各静态参数描述了骨量的多少和骨小梁的形态结构。本课题组实验结果显示去卵巢造模后，卵巢切除组的骨小梁面积百分比明显减少，反映卵巢切除后骨量明显减少。由于骨小梁数目和骨小梁厚度减少，骨小梁间隙显著增大，可导致骨组织结构退化。骨组织形态计量学指标中松质骨各动态参数可以动态了解骨骼的变化，本课题组前期实验显示去卵巢大鼠骨形成参数升高（反映成骨细胞的数量增加），而MAR下降（表明成骨细胞的活性下降）；BFR BV增加（表明成骨细胞的功能活跃）。实验结果显示骨吸收参数单位骨表面破骨细胞数增加，反映破骨细胞活性增加。说明卵巢切除后成骨作用与破骨作用均增强，卵巢切除后骨重建较不切除卵巢时活跃。分析其原因可能是卵巢切除术后因雌激素缺乏使骨吸收增加，骨小梁变薄变细所致。而中药骨康治疗后，荧光标记周长百分数具有明显的下降趋势，降低骨转换，可改善骨结构，提高骨质量，加强骨的机械强度。同时，骨康治疗组中与成骨有关的参数较卵巢切除组增高，与破骨有关的参数较卵巢切组减少，导致骨量明显上升，骨小梁数目增多，骨小梁分离度下降，骨重建负平衡被纠正。由此证实中药骨康治疗骨质疏松症的同时具有增强成骨活性和抑制骨吸收的双重作用[56]。

（四）中药复方对模型动物的影响

中药复方是以“方从法出，法随证立”为主要立方思路，以中医“七情合和”为基本用药原则，依据“药有个性之特长，方有合群之妙用”的用药理念，按照“君臣佐使”关系配伍形成的复杂体系。作为传统中医药临床治疗疾病的主要形式之一，在中医药临床应用中具有不可或缺的重要地位[57]。祖国医学把骨质疏松症归为“骨痿”范畴，认为其病位在肾，发病关键是“肾虚”。随年龄增长，肾中精气由充盛转为逐渐衰败，性腺功能亦随之渐渐衰退。特别是妇女绝经后肾气更加衰弱。肾精空虚则骨髓化源不足，骨骼失养而致骨质疏松症。妇女有“经、孕、胎、产”的生理特点，较男子更早、更易致肾虚。治疗上注意补肾填精、早期防治是减少骨质疏松症发病的重要环节。

骨质疏松症也与脾胃功能关系密切。脾为后天之本，肾为先天之本，肾精依赖脾精的滋养才能不断得以补充。若脾不运化，脾精不足，则肾精乏源，导致肾精亏损，骨骼失养，终致骨骼脆弱无力，而发生骨痿。因而治疗上应重视顾护后天。

对于女性患者而言，骨质疏松症与肝脏的关系较男性更为密切。绝经后女性多有情志不遂而致肝郁，气郁而化火，易灼伤肝阴而致肝阴不足。若肝藏血功能失调，或肝血衰少，因精血互生又可致精虚，精虚则不能灌溉四末，血虚则不能营养筋骨，官窍筋脉失养，从而导致衰老。肝主疏泄、肾主封藏，二者相互制约，相反相成；肝主筋，肾主骨，筋骨相连。肝虚时，阴血不足，筋失所养，肢体屈伸不利，肾精亏损，髓枯筋燥，痿废不起，则肝虚致骨痿。因此在处理绝经后骨质疏松症患者时，疏肝与养肝并用。

血瘀是衰老性疾病重要的病理因素之一。原发性骨质疏松症属于骨衰老，与血瘀也有着不可分割的关系。产生血瘀的主要因素有：虚致瘀，肾阴、肾阳的偏衰，脾虚气血生化乏源，气虚统摄无力。而瘀血作为致病因素，又会加重脾肾的虚衰，使精微不布，而致“骨不坚”，促进骨质疏松的发生。此外，骨质疏松最常见的症状是腰背痛，表现为疼痛持久，痛处固定不移，符合血瘀疼痛的特点，因此活血化瘀应贯穿防治原发性骨质疏松症的始终。

根据传统中医理论，结合临床体会，本课题组认为骨质疏松症的发生主要与肾虚、脾虚、血瘀有关，其中肾虚是本病的主要病因，脾虚是本病的重要病因，血瘀是本病的病理产物也是致病原因。并由此系统提出了骨质疏松症的中医治则，即补肾壮骨、健脾益气、活血通络。补肾健脾活血方（骨康）正是在这一中医治则指导下，针对骨质疏松症“多虚多瘀”的病机特点，筛选补骨脂、淫羊藿、肉苁蓉、熟地黄、白芍、黄芪、菟丝子、丹参、当归、大枣等十味中药组成的具有补肾壮骨、益气健脾、活血通络之功效的制剂。骨康方以补骨脂补肾助阳壮骨，为君药；辅之肉苁蓉、淫羊藿、菟丝子加强其补肾壮阳之功，为臣药；同时配以黄芪补中益气；丹参、当归活血通络，熟地黄、白芍滋阴益精，此乃“善补阳者，必于阴中求阳”和“壮水之源，以制阳光”之意，此五味药既培补后天生化之源以充肾精，又达到补中寓通，补而不滞的目的，共为佐药。再以大枣调中和胃为使药。另外，方中黄芪、当归合用补气生血，可助菟丝子、熟地黄、白芍补精血之力，大枣可助黄芪健脾益气之功。故本方具有补肾壮骨、健脾益气、活血通络的作用。

通过对骨质疏松症大鼠动物模型的实验研究，本课题组已证实本方治疗骨质疏松症具有疗效可靠、作用全面、无明显毒副作用等特点。

1. 骨密度

既往研究显示，补肾中药能提高成骨细胞钙离子摄取能力，刺激OB增殖分化，增加成骨细胞钙化结节的形成；同时补肾中药还可降低破骨细胞培养上清中的TRACP活性，减少骨吸收陷窝面积及数目，抑制骨吸收。在研究中发现中药组能明显提高大鼠骨密度，并减慢了体质量的增加。说明了补肾中药提高骨量。研究表明骨康可明显抑制去睾大鼠造成的骨质丢失，提高去睾大鼠的骨密度和骨矿含量，改善骨质疏松大鼠的骨生物力学状态， 从而提高骨骼抗外力冲击的能力，避免骨折的发生。并可改善骨质疏松大鼠骨的韧性和抗扭转效能，提示补肾活血法在防治男性骨质疏松症及其骨折方面有良好的前景[58]。

2. 激素水平

本课题组通过建立切除卵巢诱发的绝经后骨质疏松症动物模型，采用放射免疫法对大鼠血清中雌二醇（E2）、降钙素（CT）、骨钙素（BGP）三种激素水平进行测定。结果表明骨康能提高血清中雌二醇、降钙素、骨钙素三种激素水平含量，尤其是实验动物组，说明骨康能够改善大鼠体内由于肾虚引起的内分泌功能衰退，纠正去势大鼠体内雌二醇、降钙素、骨钙素水平较低的状况。这种作用可能是通过下列途径实现：①促进肾上腺皮质分泌雌激素以代偿由于切除卵巢引起的雌激素水平较低的状况。②骨康中有类雌激素样作用物质存在，能补充体内雌激素，对绝经后骨质疏松症有一定治疗作用。雌二醇的作用是抑制破骨细胞的活性，抑制骨吸收，但由于雌二醇的分泌受血中雌激素水平的调节，雌二醇的减少可导致降钙素水平的降低，加速骨质疏松症的发展。骨钙素能促进成骨细胞的生成数量，反映成骨细胞活性，促进骨形成。③雌二醇可减少破骨细胞前体细胞的形成，抑制破骨细胞的活性，从而抑制骨的吸收，促进降钙素分泌。因而可以断骨康能够通过体内调节和多方位的作用，刺激体内雌二醇、降钙素、骨钙素的分泌而达到抑制骨吸收和促进骨形的双重作用，因而是治疗绝经后骨质疏松症的较理想药物[18, 59]。

3. 微量元素

中草药中含有丰富的微量元素，不同功效的中草药其微量元素具有特征性分布的特点。目前研究表明中药的性味归经和微量元素有直接的关联，在补肾药中锌和锰的含量较高，补血药中含铁较高，补气药中富含锌、锰、锶，活血药中富含铁、硒。由于不同的组织器官对不同的微量元素具有选择性的亲和性，因而微量元素及其配体对组织器官的亲和性可能是中药归经的基础。以补肾药为例，各个内分泌腺和神经介质合成的部位以及下丘脑有很强的摄取锰的能力，特别肾上腺、甲状腺和垂体更显著；而锌是肾上腺皮质激素的固有成分和功能单位，并富集于性腺和生殖器官中，同时下丘脑-垂体的内分泌腺关系密切，因而锌、锰参与调节下丘脑-垂体系统及其所属的3个靶腺系统的功能，当缺乏锌、锰时将导致内分泌功能低下或腺体萎缩，从而引起生长缓慢、阳痿、不孕、习惯性流产等，这些与现代医学对中医肾虚的实质在生理、生化、分子生物学等方面的研究相符。目前通过对中药中微量元素检测发现，微量元素的数量和含量的分布是与中药的阴阳寒凉属性相关的。尽管如此，由于微量元素的分布有地域性差异，不同部位的药材微量元素的分布也有差异，目前的研究尚不能将不同中药的性味明确与微量元素规律化。但是在中药的治疗作用中微量元素是以络合物的形式发挥功能的，而中药复方通过煎煮后，微量元素存在的形式不是单味药的叠加，中药中其有机成分和无机成分都发生了变化，因而中药的治疗作用不应是单纯的微量元素的补充，通过人体吸收后，通过一系列的生化反应，参与人体免疫系统、内分泌系统等的代谢而发挥治疗作用。在对骨康口服液微量元素的检测中我们发现铜的含量极少，铁、锌、锰、铬、钼的含量最高，表明骨康口服液可能通过参与对人体酶系统的调节而发挥作用。另外发现骨康方干预后大鼠脑组织中钒、钙的含量上升，钼、锌的含量下降；肝组织中铜、锰、镍、磷、钙、锌、铁的含量上升，钼的含量下降。骨康治疗组大鼠的脑组织、肝组织中各组织的微量元素的含量改变并不完全一致，且对钼、锌在脑组织中含量的调节较为明显，而钼和锌在脑组织中与神经系统的关系较为密切，可能说明中药骨康对绝经后骨质疏松症患者的精神状态有一定的调节作用[60]。

中药骨康根据骨质疏松症的中医肾血瘀脾虚的病机特点以补肾活血健脾为法组方。方中以补肾中草药为主，没有矿物质药物及动物药，突出中医复方治疗主要是通过全面调节机体机能，提高机体免疫力，这进一步证明中医整体观念、辨证论治的重要性和实用价值。

4. 生物力学

骨是由羟基磷灰石和胶原纤维组成的复合材料，从生物力学的角度来看，骨组织是双相性的组合材料。从功能上看，骨最重要的机械性能是其强度和硬度。骨的内部结构的变化，影响着骨的抗折能力。骨质疏松时，骨密度明显降低，其最初表现在松质骨量减少，随后皮质骨量减少，皮质骨变薄，骨髓腔增大，骨总量的减少使骨的强度和刚度减弱，导致骨抵抗外力作用的能力下降。

本课题组使用中药骨康口服液防治的中、低剂量组去势大鼠最大扭矩高于模型组，而对扭转刚度无明显影响。故我们推测骨康口服液能促进去势大鼠骨结构的再建，改善骨的内部构造，从而提高大鼠骨的弹性变形能力，使骨组织的承载能力增强。我们后续发现使用骨康口服液（中、低剂量组）防治的去势大鼠骨的韧性优于模型组，可改善骨质疏松大鼠骨的韧性和抗扭转效能，提示中医补肾活血法在防治骨质疏松骨折方面，具有较好的前景[61]。骨组织形态计量学指标中松质骨各动态参数可以动态了解骨骼的变化，本课题组前期动物实验结果显示去卵巢造模后，OVX组的骨小梁面积百分比［Tb.Ar（trabecular area）］明显减少，反映卵巢切除后骨量明显减少。由于骨小梁数目［Tb.N（trabecular number）］和骨小梁厚度［Tb.Th（trabecular thickness）］减少，骨小梁间隙［Tb.Sp（trabecular spearation）］显著增大，可导致骨组织结构退化；骨吸收参数单位骨表面破骨细胞数［Oc.Nmm（osteoclastper mm）］增加，反映破骨细胞活性增加。说明卵巢切除后成骨作用与破骨作用均增强，卵巢切除后骨重建较不切除卵巢时活跃。其原因可能是卵巢切除术后因雌激素缺乏使骨吸收增加，骨小梁变薄变细所致。骨康治疗后，荧光标记周长百分数具有明显的下降趋势，提示骨转换降低，骨结构改善，骨质量提高，骨的机械强度增强。同时，骨康治疗组中与成骨有关的参数较OVX组增高，与破骨有关的参数较OVX组减少，导致骨量明显上升，骨小梁数目增多，骨小梁分离度下降，骨重建负平衡被纠正。故我们认为中药骨康是以“肾主骨”理论为指导，结合“脾肾相关论”“血瘀论”，针对骨质疏松症“多虚多瘀”的病机特点，选用补骨脂、淫羊藿、黄芪、丹参等药组成，具有补肾壮骨、益气健脾、活血通络之功，同时具有增强成骨活性和抑制骨吸收的双重作用。

5. 线粒体

老年人骨骼肌肉系统的退行性改变会造成骨量减少，主要是因为老年人的肌力呈衰退状态，骨强度大于肌力，骨骼处于相对废用状态。骨以废用性再建为主时，骨转换加快，骨吸收大于骨形成，骨量减少，从而引起骨质疏松。现代医学认为，肌肉衰退的主要原因是细胞的凋亡。

细胞内有三条凋亡途径，即外源性途径、内源性途径和内质网途径，这三条凋亡途径都是通过活化胱天蛋白酶（cysteine aspartic acid specific protease，caspase），最终集中到线粒体来执行凋亡过程[62-63]。线粒体外膜通透性增加是细胞死亡的关键步骤。因此，线粒体通透性转换孔（mitochondrial permeability transition pore，MPTP）的开放意味着外膜通透性的增加，其开放的结果是线粒体跨膜电位的下降和线粒体呼吸抑制。此时，由于线粒体内膜的通透性增加，质子梯度消失，ATP 生成减少，线粒体肿胀，线粒体去极化导致线粒体跨膜电位下降，随着内膜的去极化，进而细胞色素c、procaspase2、procaspase3、procaspase9被释放。细胞色素c和细胞质中的Apaf-1结合成凋亡小体，激活Caspases，启动凋亡反应。对于凋亡模式，可以分为三个过程[64]：①信号传递级联和损伤通路激活的前线粒体阶段（发动阶段）。②MPT段（决定/影响因子阶段）。③线粒体释放出的凋亡相关因子激活蛋白酶和核酶的后线粒体阶段（降解阶段）。

中医认为肌肉的衰退主要是脾虚，脾的运化功能是否正常，必然影响肌肉的功能。若脾气健旺，输送营养充足，则肌肉丰满，四肢轻劲，灵活有力。反之，若脾失健运，营养缺乏，则可导致四肢倦怠无力，甚至肌肉萎软。这种生理功能与线粒体的功能特点有很多共通之处，其氧化磷酸化产能过程与脾主运化功能相吻合。而骨质疏松症的病机主要与肾虚、脾虚和血瘀有关。因此防治骨质疏松症的原则为补肾壮骨、健脾益气、活血通络。本研究据此原则组方，研制出防治骨质疏松症的补肾健脾中药复方。本课题组在先前的研究中已发现骨质疏松症大鼠骨骼肌 MPTP的通透性高于非骨质疏松症，采用补肾健脾中药和雌激素分别干预去势大鼠，检测两个时间段的骨骼肌MPTP变化，发现两种药物组的值高于模型组，但只有雌激素组与模型组有统计学意义[65]。在后续研究中，发现中药复方与戊酸雌二醇均能抑制骨骼肌线粒体通透转换孔的活性，两者作用相当，且补肾健脾中药复方能在一定程度抑制骨骼肌细胞的凋亡[66]。

现代研究发现Bcl-2家族蛋白（Bcl-2 family of proteins，pBcls）在程序性细胞死亡中起关键作用，这些蛋白通常定位于线粒体膜、内质网膜及外核膜上。研究[67]发现Bcl-2家族蛋白可以分成2类：第1类是抑制细胞凋亡蛋白，主要为Bcl-2亚家族，有Bcl-2、Bcl-xL、Bcl-W和Mcl-1等；第2类是促进细胞凋亡蛋白，主要为Bax亚家族，有Bax、Bak、Bok、Bik、Blk、Bad和Bid等。Bcl-2蛋白是Bcl-2家族中抗凋亡蛋白的代表。本课题组在前期的研究基础上继续深入挖掘凋亡与骨质疏松症的关系，发现去势大鼠的血清中Bcl-2含量下降，Bax含量上升，经过药物干预后，补肾健脾中药复方和雌激素均能提高Bcl-2含量，同时降低Bax含量，这说明了补肾健脾中药复方可以在一定的程度上抑制去势大鼠细胞的凋亡，其机制可能与雌激素的作用一致。结合补肾健脾中药复方可以提高去势大鼠的骨密度值，我们认为补肾健脾中药复方可以达到治疗骨质疏松症的效果[68]。

BMP-2/Smad信号通路能调控成骨细胞的全部过程，其功能障碍可引起骨量降低及骨形成减少，导致骨质疏松症。BMP-2具有促骨形成和异位成骨的生物特征，是经典BMPs/Smad 通路的重要配体，BMP-2与细胞表面的受体BMPRⅠ、BMPRⅡ结合形成复合物，Ⅱ型受体自身磷酸化激活后，再激活Ⅰ型受体，活化的Ⅰ型受体与Smad1/5/8结合使其磷酸化，p-Smad1/5/8再与Smad4相结合形成三聚体复合物入核，结合到靶基因上从而调控靶基因的转录和表达。本科课题组研究发现去卵巢大鼠的BMP-2、p-Smad1蛋白表达明显降低，补肾健脾活血方既能上调BMP-2基因和蛋白的表达，又能上调Smad1基因和活性形式的p-Smad1蛋白的表达，说明补肾健脾活血方可从BMP-2，Smad1两个靶点调控BMPs/Smad信号通路及下游Runx2的表达。OPG是成骨细胞分泌的，与核因子κB受体活化因子（RANK）竞争性结合RANK配体（RANKL），阻止RANKL与RANK之间的结合，抑制破骨细胞的分化。我们研究发现补肾健脾活血方能提高OPGmRNA和蛋白水平。综上所述，补肾健脾活血方既能通过调控BMP-2/Smad通路的信号转导上调Runx2基因的表达促进成骨细胞分化，又能通过上调OPG的表达抑制破骨细胞分化。这可能是补肾健脾活血方防治绝经后骨质疏松症的机制[68]。

参考文献：

[1] 李延红，党晓谦，龚福太，等. 骨质疏松动物模型的研究进展及文献回顾[J]. 中国组织工程研究，2018，22(12)：1956-1961.

[2] 张悦，李运峰. 骨质疏松症动物模型研究进展[J]. 中国骨质疏松杂志，2020，26(01)：152-156.

[3] Li M. SHEN Y，WRONSKI TJ. Time course of femoral neck osteopenia in ovariectomized rats[J]. Bone，1997，20(1)：55-61.

[4] WRONSKI TJ，CINTR6N M，DANN LM. Temporal relationship between bone loss and increased bone turnover in ovariectomized rats[J]. Calcif Tissue Int，1988，43(3)：179-183.

[5] WRONSKI TJ，DANN LM，HORNER SL. Time course of vertebra losteopenia in ovarieclomized rats[J]. Bone，1989，10：295-301.

[6] DANIELSEN CC，MOSEKILDE L，SVENSTRUP B. Cortical bone mass，composition，and mechanical properties in female rats in relation to age，long-term ovariectomy，and estrogen substitution[J]. Calcif Tissue Int，1993，52(1)：26-33.

[7] CHAVASSIEUX P，GARNERO P，DUBOEUF F，et al. Effects of a new selective estrogen receptor modulatoron cancellous and cortical bone in ovariectomized ewes：a biochemical，histomorphometric，and densitometric study[J]. J Bone Miner Res，2001，16(1)：89-96.

[8] CANALIS E，MAZZIOTTI G，CIUSTINA A，et al. Glucocorticoid-induced Osteoporosis：pathophysiology and therapy[J]. Osteoporos Int，2007，18：1319-1328.

[9] MANOLAGAS SC. Birth and death of bone cells：basic regulatory mechanisms and implications for the pathogenesis and treatment of osteoporosis[J]. Endocr Rev，2000，21(2)：115-137.

[10] SUN LW，FAN YB，LI DY，et al. Evaluation of the mechanical properties of rat bone under simulated microgravity using nanoindentation[J]. Acta Biomater，2009，5(9)：3506-3511.

[11] SAVILLE PD. Changes in skeletal mass and fragility with castrationin the rat: a model of osteoporosis [J]. J Am Geriatr Soc, 1969, 17 (2): 155-166.

[12] GIANGREGORIO L, BLIMKIE CJ. Skeletal adaptations to alterations inweight-bearing activity: a comparison of models of disuseosteoporosis [J]. Sports Med, 2002, 32 (7): 459-476.

[13] 谭雄进，王前，郑磊，等. 不同年龄尾吊鼠负重骨骨代谢及力学性能变化 [J]. 中国骨质疏松杂志，2003，9 (1): 6-8.

[14] 陈志达，林瀚洋，余志毅，等. 膝骨关节炎动物模型研究进展 [J]. 风湿病与关节炎，2016，5 (01): 67-70.

[15] 李军，彭峥，刘兆丰，等. 膝骨关节炎动物模型研究进展 [J]. 西部医学，2019，31 (12): 1962-1965，1981.

[16] CHANG NJ, SHIE MY, LEE KW, et al. Can early rehabilitation prevent posttraumatic osteoarthritis in the patellofemoral joint after anterior cruciate ligament rupture? Understanding the pathological features [J]. Int J Mol Sci, 2017, 18 (4): E829.

[17] ROMAN-BLAS JA, MEDIERO A, TARDIO L. et al. The combined therapy with chondroitin sulfate plus glucosamine sulfate or chondroitin sulfate plus glucosamine hydrochloride does not improve joint damage in an experimental model of knee osteoarthritis in rabbits [J]. Eur J Phannacol, 2017, 794: 8-14.

[18] 庄洪，李颖，黄宏兴，等. 去卵巢大鼠体质量和骨密度的相关性分析 [J]. 中国组织工程研究与临床康复，2008 (24): 4655-4658.

[19] 陈梦阳. 电针配合游泳运动对去卵巢骨质疏松症大鼠骨密度及RANKL/RANK表达的影响 [D]. 湖南中医药大学，2019.

[20] FELSON DT, ZHANG Y, HANNAN MT, et al. Effects of weight and body mass index on bone mineral density in men and women: theFramingham study [J]. J Bone Miner Res, 1993, 8 (5): 567-573.

[21] KHOSLA S, ATKINSON EJ, RIGGS BL, et al. Relationship between body composition and bone mass in women [J]. J Bone Miner Res, 1996,

11（6）：857-863.

[22] COIN A，SERGI G，BENINC À P，et al. Bone mineral density and body composition in underweight and normal elderly subjects [J]. OsteoporosInt，2000，11（12）：1043-1050.

[23] 张岩，邵进，刘树义，等. FRAX及OSTA指数在绝经后骨质疏松风险评估中的作用 [J]. 临床和实验医学杂志，2017，16（03）：243-246.

[24] 邓小戈，杨川，廖二元，等. 去卵巢SD大鼠骨丢失模型的研究 [J]. 中国现代医学杂志，2001，11（8）：6-8.

[25] 石舵，刘晶，李振彪，等. 氨基酸螯合钙对去势大鼠骨质疏松症模型的影响 [J]. 解放军药学学报，2015，31（02）：151-154.

[26] 虞惊涛，马信龙，马剑雄. 骨质疏松动物模型评价方法 [J]. 中华骨质疏松和骨矿盐疾病杂志，2014，7（01）：66-70.

[27] 丁宏，徐秋贞，邓钢，等. 影像学与骨质疏松症关系的研究进展 [J]. 实用老年医学，2011，25：280－283.

[28] ACOBSON B. X-ray spectrophotometry in vivo [J]. Am JRoentgen，Am J Roentge，1964，91：202 －210.

[29] 程晓光，闫东. 影像学进展与骨质疏松研究 [C]. 中华医学会放射学分会. 中华医学会第16次全国放射学学术大会论文汇编. 中华医学会放射学分会：浙江省科学技术协会，2009：123-126.

[30] GENANT HK，JIANG Y. Advanced imaging assessment ofbone quality [J]. Ann NY Acad Sci，2006，1068：410-428.

[31] GENANT HK，ENGELKE K，PREVRHAL S. Advanced CT bone imaging in osteoporosis [J]. Rheumatology（Oxford），2008，47 Suppl 4：9-16.

[32] LIU SP，LIAO EY，CHEN J，et al. Effects of methylpred nisolone on bone mineral density and microarchitecture of trabecular bones in rats withadministration time and as sessed by micro-computed tomography [J]. Acta Radiol，2009，50：93-100.

[33] 李冠武，汤光宇. Micro-CT及1H-MRS在骨质疏松骨质量研究中的应用 [J]. 国际医学放射学杂志，2010，6：525-528.

[34] 王迎彬，黄秀峰，王金花．雌激素缺乏性骨质疏松症的骨代谢研究进展［J］．右江民族医学院学报，2016，176（1）：106-108.

[35] 屈墨瓅，胡静，李运峰．神经轴突导向分子Semaphorin3A对骨质疏松模型大鼠骨折愈合的影响［J］．广东医学，2016，37（2）：173-177.

[36] 苏麒麟，孙鑫，杨芳，等．补肾中药对绝经后骨质疏松症模型大鼠骨及肌肉组织Notch信号通路蛋白表达的影响［J］．中华中医药杂志，2016，31（8）：3208-3212.

[37] 鞠传广，马庆军．雌激素对骨重建过程的影响［J］．中国骨质疏松杂志，2002，8（4）：372-373.

[38] AITKEN JM，ARMSTRONG E，ANDERSON JB．Osteoporosis after oophorectomy in the mature female rat and the effect of oestrogen and-or progestogen replacement therapy in its prevention［J］．J Endocrinol，1972，55（1）：79-87.

[39] 蔡玉霞，张剑宇．补骨脂水煎剂对去卵巢骨质疏松大鼠骨代谢的影响［J］．中国组织工程研究，2009，13（2）：268-271.

[40] 王炳南，杜莹，庄洪，等．雌激素对去势大鼠骨骼中微量元素的影响［J］．中国骨肿瘤骨病，2003（02）：111-113.

[41] HAMDY NA．Targeting the RANK/RANKL/OPG signaling pathway：a novel approach in the management of osteoporosis．Curr Opin Investig Drugs，2007，8（4）：299-303.

[42] 李雪，周延民，马珊珊，等．RANK-RANKL-OPG信号通路在骨重建中的分子作用机制［J］．口腔医学研究，2016，32（6）：659-662.

[43] LI J，SAROSI I，YAN XQ，et al．RANK is the intrinsic hematopoieticcell surface receptor that controls osteoclastogenesis and regulation of bone mass and calcium metabolism［J］．Proc Natl Acad Sci USA，2000，97（4）：1566-1571.

[44] 许闫严，张克良，魏忠民，等．雌激素对去势骨质疏松症大鼠骨密度和骨代谢影响的实验研究［J］．中国骨质疏松杂志，2018，24（06）：776-780.

[45] 黄宏兴，黄红，赵宙，等．微量元素与骨质疏松的关系考辨［J］.中医药

学刊，2004（08）：1425-1427.

[46] 郭世绂，罗先正，邱贵兴. 骨质疏松基础与临床［M］. 天津：天津科学技术出版社，2001.

[47] 孙承琳，刘春梅. 糖皮质激素诱发的大鼠骨质疏松与微量元素关系［J］. 中国骨质疏松杂志，1996，2（2）：39-41.

[48] 雷艳霞，郭雄，赵俊杰，等. 大鼠骨质疏松治疗前后血清微量元素的变化［J］. 西安医科大学学报，2001，22（5）：415-417.

[49] 张矢远，莫晓燕. 软骨生化与骨软骨疾病［M］. 西安：陕西科学技术出版社，1996：153.

[50] 裴凌鹏，崔箭，尹霞，等. ICP-MS法测定骨质疏松症大鼠股骨7种金属元素的含量［J］. 中国民族医药杂志，2009，15（11）：58-60.

[51] 屈强，朱超，彭翠宁. 运动对去势雌性大鼠不同部位骨密度影响实验研究［J］. 陕西医学杂志，2014，43（11）：1462-1464.

[52] 湛洋. "肝肾同源"理论下骨碎补联合有氧运动对去势大鼠骨质疏松的防治作用［D］. 辽宁中医药大学，2018.

[53] 李爽，刘海全，罗毅文，等. 运动对去卵巢大鼠骨组织形态计量学的影响［J］. 中国康复理论与实践，2005（04）：245-246.

[54] 于顺禄，赵紫琴，徐丽娜. 骨单位重建与骨器官代谢的骨组织形态计量学［C］. 中国体视学学会. 第十六届中国体视学与图像分析学术会议论文集，2019：363-370.

[55] 范萍. 电针配合游泳运动对去卵巢骨质疏松症大鼠骨组织形态学及OPG表达的影响［D］. 湖南中医药大学，2019.

[56] 罗毅文，李爽，程英雄，等. 中药骨康对去卵巢大鼠腰椎骨形态计量学的影响［J］. 中国骨质疏松杂志，2006（02）：173-176.

[57] 谢静，李云鹃，缪兴龙，等. 基于代谢组学技术的中药复方药效物质基础与作用机制研究［J］. 药物评价研究，2020，43（07）：1439-1445.

[58] 邵敏，黄宏兴，庄洪，等. 中药骨康对去睾大鼠骨密度及股骨生物力学的影响［J］. 中药新药与临床药理，1999（06）：3-5.

[59] 黄宏兴，魏合伟，刘庆思，等. 中药骨康对去势大鼠血清激素水平变化的

影响 [J]. 广州中医药大学学报，1999（02）：3-5.

[60] 黄宏兴，王炳南，黄红，等. 骨康对绝经后骨质疏松症模型组织中微量元素的调节作用 [J]. 中国临床康复，2004（21）：4314-4317.

[61] 冯新送，邵敏，黄宏兴，等. 中药骨康对去势大鼠骨生物力学的影响 [J]. 广州中医药大学学报，1998（03）：3-5.

[62] FOSSATI S，CAM J，MEYERSON J，et al. Differential activation of mitochondrial apoptotic pathways by vasculotropic amyloid-beta variants in cells composing the cerebral vessel walls [J]. FASEB J，2010，24（1）：229-241.

[63] MACFARLANE M，WILLIAMS AC. Apoptosis and disease：a life or death decision [J]. EMBO Rep，2004，5（7）：674-678.

[64] LOEFFLER M，KROEMER G. The mitochondrion in cell death control：certainties and incognita [J]. Exp Cell Res，2000，256（1）：19-26.

[65] 李颖，白波，吴伙燕，等. 骨骼肌线粒体通透转换孔在骨质疏松症中的变化 [J]. 中华实验外科杂志，2011，28（7）：1071-1073.

[66] 李颖，吴伙燕，黄宏兴，等. 补肾健脾中药复方对去势大鼠骨骼肌线粒体通透转孔调控的研究 [J]. 中国骨质疏松杂志，2012，18（12）：1131-1134.

[67] HSU S Y，HSUEH A J. Tissue-specific Bcl-2 protein partners in apoptosis：An ovarian paradigm [J]. Physiol Rev，2000，80（2）：593-614.

[68] 柴爽，王吉利，黄佳纯，等. 补肾健脾活血方对去卵巢大鼠BMP2/Smad信号通路的影响 [J]. 中国实验方剂学杂志，2018，24（20）：129-133.

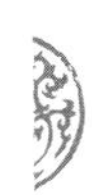

第二节　细胞实验-骨伤科研究常用细胞

一、骨髓干细胞

骨髓干细胞属于多能干细胞。成体骨髓中的干细胞主要为造血干细胞（hematopoieticstem cell，HSC）和间充质干细胞（mesenchymal stem cell，MSC）两种，最近还发现有胚胎干细胞样多潜能成体祖细胞（multipotent adult progenitor cell，MAPC）。它们各自的特点为：①造血干细胞来自胚胎期卵黄囊的中胚层，是血细胞的起源细胞。具有向造血系统细胞包括各髓系细胞和淋巴细胞发育的能力。②间充质干细胞来源于中胚层未分化的间质细胞，可表达多种表面标志物，如SH2、SH3、SH4、CD29、CD44、CD71等。③多潜能成体祖细胞有形成典型的内、中、外胚层来源细胞的能力，预示可以分化为多种类型的功能细胞[1]。越来越多的研究显示，在特定条件下，骨髓干细胞可以分化形成全身多个组织的细胞，如神经细胞、心肌细胞及肝、肺、骨、软骨、皮肤、血管。骨髓间充质干细胞（BMSC）的主要来源是骨髓和脂肪组织[2]，实验研究中的骨髓间充质干细胞多来源于骨髓。

骨质疏松症是一种以骨量减少、骨微结构破坏、骨脆性增高为特征的代谢性骨病，成骨细胞和破骨细胞的动态平衡是防治骨质疏松的关键。骨髓干细胞增殖能力下降会造成其成骨分化能力下降，成脂分化能力增强，骨矿盐沉积减少，进而导致骨细微结构破坏，演变为骨质疏松[3]。骨髓间充质干细胞的增殖及成骨分化研究成为防治骨质疏松的一个关键靶点。

BMSC细胞提取及培养方法

细胞生长培养基的制备：细胞生长培养基为培养基+10%胎牛血清，最后按1%体积分数加入双抗贮存液（青霉素+链霉素），使青霉素和链霉素的终浓度分别为100U/mL。

大鼠骨髓间充质干细胞的分离培养：取SD大鼠，颈椎脱臼法处死后立即用75%乙醇浸泡，无菌条件下分离出大鼠股骨和胫骨，剔除骨头表面肌肉，用磷酸盐缓冲溶液（PBS）溶液冲洗两遍。从中间剪断股骨和胫骨，用2mL无菌注射器吸取DMEM/F12溶液冲出骨髓细胞，再用针头吹打，吸管吸入离心管内，以1000转/min离心5min，弃上清，用PBS重悬细胞。缓慢将细胞悬液加入预先装有5mL淋巴细胞分离液的15mL离心管内，保持细胞悬液在淋巴细胞分离液上层，注意不要搅动液面，保持二者分层界面。以2000转/min离心15～25min，离心后溶液分4层，吸取中间骨髓基质细胞层（白色浑浊状），用PBS冲洗3次。用含15%胎牛血清及青链霉素的DMEM/F12以1×10^6个/mL的细胞浓度接种于25cm^2培养瓶中，置37℃的5%CO_2恒温培养箱中培养。24h后弃去培养液（看细胞贴壁情况），用PBS冲洗2～3次去除未贴壁细胞，加入培养液继续培养。以后每3天半量换液1次，一般10天细胞生长融合。经0.25%胰酶消化，1：2传代（接种密度$1\times10^5/cm^2$），其后一般3～5天传代1次，选取生长良好的第3代细胞进行后续实验。

1. BMSC细胞形态

骨髓间充质干细胞原代培养过程中，约24h即可出现贴壁生长，细胞呈圆形、梭形、三角形生长缓慢。换液后细胞增殖明显，出现以梭形为主的多种形态，10～14天70%～80%可融合达到传代标准。传代细胞形态单一，呈梭形或扁平形，增殖至细胞融合时呈漩涡状和放射状排列。

2. BMSC细胞分化

1）诱导成骨细胞

成骨细胞分化诱导：选择第3代骨髓间充质干细胞，细胞以1×10^4个/mL的密度接种6孔板，贴壁培养12h后更换培养液为成骨诱导液（DMEM高糖培养基含10%FBS、50μmol/L抗坏血酸、10mmol/L β-磷酸甘油和0.1μmol/L地塞米松），连续培养21天，每3天更换一次成骨诱导液[4]，以未加诱导培养液的细胞培养瓶作为对照，3周后茜素红染色检测。

2）诱导破骨细胞

破骨细胞分化诱导：将加有完全培养基的骨髓细胞于细胞培养箱孵育2h，收集非贴壁细胞，用台盼蓝排除法确定细胞的生存能力，按

1×10^6/mL浓度接种于细胞培养瓶内，加入含50ng/mLM-CSF的α-MEM完全培养基，每3天换液1次，1周后换为含50ng/mLM-CSF、25ng/mLRANKL、25ng/mLTNF-α的完全培养基，每周换液2次，以未加诱导培养液的细胞培养瓶作为对照，28天后用抗酒石酸酸性磷酸酶染色检测[5]。

3）BMSC相关信号通路

（1）RANKL/RANK/OPG信号通路。RANKL/RANK/OPG信号通路是调节BMSCs分化的重要信号通路，与成骨分化有密切联系。OPG是1997年由Simonet等[6]发现的一种由成骨细胞分泌的糖蛋白，属于肿瘤坏死因子受体超家族成员。RANK主要表达于破骨前体细胞，是RANKL的唯一受体。成骨细胞表达的RANKL与RANK结合，可促进破骨细胞分化成熟，而OPG又能通过与RANKL的结合减少破骨细胞的产生。研究发现，通过上调OPG表达可以激活RANKL/RANK/OPG信号通路，从而促进人骨髓间充质干细胞（hBMSC）的成骨分化，而下调核因子κB（nuclear factor kappa-B，NF-κB）表达可抑制hBMSC的成骨分化能力。由此可见，OPG与NF-κB是此条信号通路上参与BMSC成骨分化的关键因子。Chen等[7]也证明了RANKL信号传导通过抑制BMSCs的成骨分化和促进破骨细胞生成来调节破骨细胞和成骨细胞。

（2）Wnt/β-catenin信号通路。Wnt/β-catenin信号通路中的Wnt蛋白是细胞外富含半胱氨酸的糖蛋白大家族，其命名来源于果蝇Wingless基因和哺乳动物Int1基因的缩写[8]。Wnt信号通路是一条与细胞增殖、分化密切相关且高度保守的信号通路。目前已知的细胞膜外Wnt蛋白共有19个，其中Wnt1、Wnt3a、Wnt7a、Wnt7b等参与Wnt/β-catenin信号通路，又称经典Wnt通路；Wnt4、Wnt5a、Wnt5b、Wnt11等参与Wnt/Ca^{2+}通路和Wnt/PCP通路，又称非经典Wnt通路。通过上调Wnt3a、β-catenin、Wnt1等表达均可激活Wnt/β-catenin信号通路，增强hBMSC的成骨分化能力。Wnt5a通过激活非经典信号通路，降低细胞周期蛋白D1和Wnt3a表达，从而促进BMSC的成骨分化[9]，众多研究发现可通过Wnt/β-catenin途径刺激骨髓间充质干细胞的成骨分化[10-11]。

（3）MAPK信号通路。MAPK信号通路MAPK是细胞内的一类丝氨酸/

苏氨酸蛋白激酶，目前已知的MAPK信号通路有三条，包括经典的MAPK信号通路、ERK信号通路和非经典的MAPK信号通路（JNK/SAPK通路和p38MAPK通路），三条MAPK信号通路往往同时发挥作用。研究发现，雌激素可能通过同时激活JNK/MAPK和ERK/MAPK信号通路而增强大鼠颅面骨来源的BMSC成骨分化能力[12]。Zhao P等[13]研究也发现源自骨髓间充质干细胞的外泌体通过MAPK信号通路促进成骨细胞增殖来改善骨质疏松症。

（4）Smad信号通路。Smad信号通路中的Smad蛋白是一类与果蝇MAD蛋白、线虫Smad蛋白同源的蛋白质家族，BMP-2/Smad信号通路激活可促进BMSC的成骨分化[14]。研究表明，人参皂苷Rg1可通过BMP-2/Smad信号通路促进BMP-2诱导的hBMSC成骨分化[15]，此外，细胞外钙离子可以协同BMP-2磷酸化Smad1/5和ERK，共同促进BMSC成骨分化。来自线粒体基因组的多肽激素MOTS-c可通过TGF-β/Smad信号通路促进骨髓间充质干细胞的成骨分化来改善骨质疏松症[16]。代光明等[17]研究也发现下调骨细胞TGF-β/Smad4信号可抑制小鼠BMSC成骨及破骨分化。

（5）Notch信号通路。20世纪初期，Mohr等[18]首次在果蝇中发现Notch基因。Notch信号通路是高度保守的信号传导通路，有研究发现体外激活骨细胞Notch信号会抑制骨髓间充质干细胞的成骨分化[19]，这与Zanotti S等[20]研究结果一致，Notch信号传导对BMSC成骨分化具有抑制作用。Notch信号上调的hBMSCs可以通过影响M-CSF的表达和分泌来作用于破骨前体细胞并促进其增殖[21]。

4）BMSC的旁分泌作用

骨髓间充质干细胞能够分泌多种细胞因子和生长因子，如白细胞介素6、转化生长因子β、血小板源性生长因子、碱性成纤维细胞生长因子、骨形成蛋白、肝细胞生长因子以及血管内皮生长因子等，这些因子在各种生理活动中扮演着重要的角色，可以调节多种细胞的功能和活性[22]。有研究对骨髓间充质干细胞条件培养基进行蛋白组学分析，检测到69种蛋白，其中大部分是细胞因子、生长因子和免疫活性分子[23]。其中一些分子已经证明具有抗凋亡和刺激成骨细胞增殖分化作用，白细胞介素6能够促进成骨细胞分化，增加碱性磷酸酶和骨钙素的表达；胰岛素样生长因子1、碱性成纤维细胞生长因子能刺激成骨细胞增殖和基质合成[24]；血管内皮生长因子能促进成骨细胞增殖、迁移[25]；转化生长因子β能够增加成骨前体细胞的增殖、分化能力，促进骨基质蛋白如骨桥蛋白和Ⅰ型胶原的合成[26]。成骨细胞增殖、分化及基质的矿化在新骨形成和对骨质疏松的防治中起着关键作用。此外，有研究表明BMSC源性外泌体可调节宿主MSC表观遗传状态并持久调控细胞的功能，从而有效逆转骨代谢失衡状态[27]。

骨髓间充质干细胞对骨质疏松症的发生发展的影响仍需要更多的探索。

二、成骨细胞

（一）成骨细胞概述

1. 成骨细胞来源

成骨细胞（osteoblast，OB），又称为骨形成细胞，是形成骨的基本功能单位，分别来源于内外骨膜和脊髓基质内的间质细胞，经非对称分裂、增殖最终形成骨细胞，成骨细胞能特异性分泌多种生物活性物质，参与和调节骨的形成和重建。

2. 成骨细胞分化形态

在不同成熟时期，成骨细胞在体内表现为4种不同形态，即前成骨细胞（preosteoblast）、成骨细胞（osteoblast）、骨细胞（osteocyte）和队形细胞（boneslininingcell）。前成骨细胞是成骨细胞的前体，由基质干细胞分化，沿着成骨细胞谱系发育而成，位于覆盖骨形成表面的成骨细胞的外侧。成熟的成骨细胞是位于骨表面的单层细胞，承担着合成骨基质的重要功能。

3. 成熟成骨细胞分泌的物质

成骨细胞成熟后能够分泌骨特异性碱性磷酸酶（bone specific alkaline phosphatase，BALP）、骨钙素（osteocalcin，OCN或bone Gla protein，BGP）、Ⅰ型前胶原C-端前肽（Procollagen I C-terminal Peptide，PICP）、N-端前肽（PINP）、护骨因子（osteoprotegerin，OPG），其中骨特异性

碱性磷酸酶（BALP）与骨骼的正常生长发育密切相关。BALP合成于骨基质成熟阶段，与骨基质矿化密切相关，在碱性环境中骨矿化活跃，成骨细胞释放的血清碱性磷酸酶可水解无机磷酸盐，进而降低焦磷酸盐浓度，是成骨细胞熟和具有活性的标志，被认为是最精确的骨形成标志物[28]。骨钙素（BGP）是成熟成骨细胞分泌的一种特异非胶原骨基质蛋白，是成骨细胞的功能敏感标志。BGP主要功能是定位羟基磷灰石，作为羟基磷灰石沉积反应的依托和骨架，在骨形成和骨吸收时均释放BGP，因此，骨钙素反映了骨代谢的总体水平。BGP通常被认为是反映骨形成的生化指标[29]。PICP或PINP在血清中的含量反映成骨细胞合成骨胶原的能力。护骨因子（OPG）是破骨细胞分化因子（RANKL）的诱导受体，可以与RANKL结合，进而减少RANKL与RANK的结合，减少破骨细胞的产生[29]。

（二）激素与成骨细胞

1. 雌激素

雌激素（estrogen）又称雌性激素，天然的雌激素主要是雌二醇、雌酮、雌三醇。有研究表明[30]，雌二醇能够作用于小鼠双向分化潜能骨髓基质细胞，提高其碱性磷酸酶的活性，而抑制骨髓基质细胞向脂肪细胞分化，该效应能被雌激素受体拮抗剂拮抗，表明雌激素对成骨细胞和脂肪细胞的效应曲线呈明显的镜像关系。雌激素能够作用于骨髓间质细胞的雌激素受体，促进骨髓基质细胞向成骨细胞分化，同时抑制向脂肪细胞分化[31]。雌激素替代疗法能够预防绝经后妇女骨质疏松症，但是因为长期的雌激素治疗，会增加骨质疏松症患者罹患乳腺癌和上皮组织癌的概率，同时还会诱发心血管疾病、乳房胀痛、子宫出血等并发症，因此雌激素治疗骨质疏松症不作为首选方案[32]。

2. 甲状旁腺素

甲状旁腺激素（parathyroid hormone，PTH）是甲状旁腺主细胞分泌的碱性单链多肽类激素。其主要功能是调节体内钙和磷的代谢，当PTH浓度升高时，会促使血钙水平升高，血磷水平下降。Isogai等[33]实验发现，将PTH用不同接种密度作用于小鼠头盖骨成骨样细胞有不一样的结果，低密度接种时，碱性磷酸酶的活性呈剂量依赖性增高，而高密度接种，碱性磷酸酶的活性则受抑制，试验说明，持续使用PTH会导致骨量丢失，间断性小剂量使用PTH则促进骨的形成。PTH促进骨形成是通过促进成骨细胞分化的结果，研究发现PTH能促进骨形态发生蛋白2（BMP-2）的表达，BMP-2是成骨分化信号通路的重要因子[34-35]。

3. 雄激素

雄激素是C-19类固醇，由肾上腺和睾丸分泌，睾酮（T）是男性的主要性腺激素，T能够与性激素结合球蛋白和白蛋白结合，然后被5α还原酶不可逆地转化为5α-双氢睾酮（DHT），DHT较T活性更强[36]。雄激素受体能在成骨细胞上表达，并且雄激素受体mRNA受雄激素自身降调节和cAMP介导的升调节[37]。雄激素对成骨细胞的作用是通过雄激素与雄激素受体（AR）结合实现的，睾酮（T）、双氢睾酮（DHT）与雄激素受体有比较强的亲和力[38]。

（三）成骨细胞与信号通路

1. Wnt/β-catenin信号通路

Wnt蛋白家族由19种信号分子组成，广泛分布于组织和器官，在包括骨骼系统在内的各个系统均有表达[39]。Wnt信号通路目前已知有两种，一种是经典的Wnt/β-catenin信号途径，另一种是非经典的Wnt信号途径（Wnt/Ca^{2+}途径和PCP途径）[40]。在经典信号通路中，其关键作用的细胞内分子包括β-联蛋白（β-catenin）、胞质内散乱蛋白Dsh（disheveled）、支架蛋白（axin）、腺瘤息肉蛋白（APC）、糖原合酶激酶3β（GSK-3β）、酪蛋白激酶α（CKlα）等[40]。

经典Wnt/β-catenin信号通路的大致过程是，当Wnt蛋白与受体复合物，Wnt/β-catenin信号通路被激活，细胞膜受体结合蛋白（Frizzled，Frz）和低密度脂蛋白受体相关蛋白5/6（LRP5/6）形成复合体[41]，该复合体将 GSK-3β和CKlα动员到细胞膜上，同时LPR5/6上的丝氨酸磷酸化，促进信号形成和向下游反应传递，并招募axin、APC、蓬乱蛋白（dishevelled，Dvl），最后导致β-catenin的降解减少、释放的量相对增加[42]。稳定的β-catenin聚集后，进入细胞核与转录因子即T细胞因子（TCF/LEF）结合形成异二聚体，该异二聚体对激活Runx2基因启动子的转录和表达十分重要[39]。Runx2基因是间充质干细胞向成骨细胞分化的转录因子，通过实验证明，Runx2敲除后的纯合子小鼠因为不能呼吸，出生后即死亡，检查发现它们完全缺乏成骨细胞和骨组织[43]。可见Wnt/β-catenin信号通路对于成骨细胞的增殖分化具有重要作用。

2. BMP-2/Smads信号通路

BMP是转化生长因子（transforming growth factor-β，TGF-β）超家族中的一员，在骨基质中大量存在[44]。目前发现BMP家族中的成员已超过40个[45]。BMP家族通过调节成骨相关基因转录和激活Smads蛋白信号传导发挥成骨作用，在BMP家族中BMP-2是促进骨形成和诱导成骨细胞分化最重要的信号分子之一[42, 46-47]。BMP参与调解的骨代谢过程有两条通路，分别为经典Smads途径和非经典MAPK途径[48-49]。

在经典通路中，BMP-2通过结合靶细胞表面两种受体，分别是丝氨酸激酶受体（BMPR-Ⅰ）、苏氨酸激酶受体（BMPR-Ⅱ）向胞内传递信号，并且BMPR-Ⅰ能够特异性与BMP-2和BMPR-Ⅱ所形成的二聚体结合而发生自身磷酸化。BMPR-Ⅰ再通过磷酸化Smad1或Smad5使其活化， 被激活的Smad1或Smad5结合Smad4进入胞核，调节特定基因转录的功能[44]。经典通路所生成的Smads不能直接提高成骨细胞增殖分化的能力，Jun等人实验证明[50]Smad蛋白需要通过增加Runx2的稳定性和转录活性来协同调解成骨细胞分化。Runx2可以和骨钙蛋白启动子区的成骨细胞特异性顺式作用元件2（Osteoblast-specific cis-acting element2，OSE2）相结合促进骨钙蛋白的表达和成骨细胞分化[51]。Smads蛋白自身不能结合到OSE2上，需要Runx2的帮助下才能结合到OSE2上转录激活骨钙蛋白启动子[52]。因此不论是Wnt/β-catenin信号通路还是 BMP-2/Smads信号通路，Runx2在诱导成骨细胞增殖分化中都起到至关重要的作用。

3. OPG/RANK/RANKL信号通路

RANKL即核因子κB受体活化因子配体（receptor activator of NF-κB ligand，RANKL），RANKL蛋白是维持和提高破骨细胞功能的关键因素， 其作用是使成熟破骨细胞的活力提高，并且促进破骨细胞的分化，同时延缓破骨细胞的凋亡[53]。Tetsuro[54]等人实验证明，RANKL过度表达的转基因小鼠会出现严重的骨质疏松症，且该表现与绝经后骨质疏松症类似。

RANK即破骨细胞（OC）或破骨细胞前体细胞表面的核因子-κB受体活化因子（receptor activator of nuclear factor Kappa B，RANK），RANK是I型同源三聚体跨膜蛋白，是目前为止已知的RANKL的唯一受体激活剂[55]，RANK在体内的存在方式有两种，分别是可溶型与跨膜蛋白型，可溶型RANK存在于血液中，能阻断RANKL对OC的促分化生长作用；而跨膜蛋白型RANK存在于OC表面，可与RANKL选择性结合，提高骨吸收[56]。研究证明[57]，若敲掉小鼠的RANK基因，小鼠体内明显缺乏OC，引起非致命性石骨症。相反，当RANK过度表达，OC数量明显增加，骨吸收速度明显加快，外基质破坏，在临床上的表现主要为佩吉特病（Paget disease）[56]。

OPGmRNA在骨髓基质细胞、成骨细胞、主动脉平滑肌细胞、成纤维细胞及B细胞等均表达[58]。在骨组织中，OPG主要由OB产生，随细胞分化成熟OPG的数量增加，其作用能够直接负向调节OC[59]。RANKL蛋白上具有独特的OPG触头，RANKL与OPG结合的亲和力比RANKL与RANK结合的亲和力高达约500倍，该作用机制能有效地抑制RANKL与RANK结合，抑制激破骨细胞形成[60]。

RANKL/RANK信号通路的作用机制为：RANKL与RANK结合后激活6条相关的信号通路，其中包括NF-κB通路、ERK通路、JNK/AP-1通路、P38MAPK通路、CN/NFATc1通路、PI3K/Akt通路[61]。不同的信号通路使NF-Kb活化并向细胞核内转运，通过提高c-Fos的表达，c-Fos与T细胞核因子相互作用，最后诱导破骨细胞分化和成熟[62]。RANKL/RANK信号通路虽然不是直接作用于OB，但是OB所分泌的OPG能够很好地抑制该通路，进而提高骨密度。

Dickkopf1（DKK1）和骨硬化蛋白Sclerostin（Sost）是Wnt信号通路的负调控因子，在骨形成过程中起重要作用，被视为骨相关疾病如骨质疏松、骨修复的治疗靶点[63]。本课题组前期设计并合成出具有高沉默效率和特异性强的DKK1和Sost的shRNA序列，将这两条shRNA序列腺病毒包装和滴度测定后转染MG63细胞，并测定细胞增殖能力及ALP的活性。实验发现沉默DKK1、Sost重组腺病毒感染MG63细胞后，MG63细胞增殖能力、ALP活性均升高，尤以二者共沉默组升高最明显，而细胞内钙离子浓度则降低，尤以二者共沉默组降低最明显，说明DKK1、Sost沉默可促进MG63细胞增殖、提高ALP活性，降低钙离子浓度，尤以二者同时沉默的作用最强，为我们从成骨细胞增殖分化的角度通过干预DKK1、Sost来防治骨质疏松等骨代谢疾病提供实验证明。除此之外，本课题组构建过表达的雌激素相关受体α（ERRα）的重组腺病毒载体，用该腺病毒载体转染空载腺病毒组MG63细胞、沉默DKK1组MG63细胞、沉默Sost组MG63细胞和沉默（DKK1+Sost）组MG63细胞。随后测定细胞活性、ALP活性、细胞内钙离子浓度和相关蛋白的变化（LRP5、BMP-2、OPN、OPG），实验用过表达ERRα干预沉默DKK1、Sost腺病毒转染的MG63细胞，实验发现MG63细胞活性和ALP活性提高，钙离子浓度降低；而与沉默DKK1、Sost共感染MG63时，可增强因沉默DKK1、Sost而提高细胞活性、ALP活性和降低钙离子浓度的作用。说明ERRα一方面可以促进成骨细胞的成熟、钙化，增加细胞外基质的磷酸含量，进而促使细胞外基质矿化；也可能直接激活Wnt/β-catain信号通路来提高成骨细胞的活性，促进成骨细胞的分化增殖；另一方面可以提高骨相关蛋白LRP5、BMP-2、OPN、OPG的表达来促进骨形成和抑制骨吸收。

Bcl-2家族蛋白在调控线粒体途径细胞凋亡中起重要作用，Bak1、Bcl-2蛋白均为家族成员，其中Bcl-2蛋白位于线粒体外膜、内质网膜和核膜， 能够抑制细胞的凋亡，Bak1蛋白是定位于线粒体外膜上的促凋亡蛋白成员[64]。本课题组前期通过构建Bcl-2、Bak1重组腺病毒载体，分别单独或共转染人骨肉瘤细胞MG63，随后测定细胞活性、ALP活性、细胞内钙离子浓度和Runx2基因的表达量。实验结果发现Bcl-2重组腺病毒载体转染可增强细胞活性、ALP活性，降低钙离子浓度；Bak1重组腺病毒载体转染可产生相反的作用；共转染后则对MG63细胞活性、ALP活性、钙离子浓度无明显影响。本实验说明表达Bcl-2可增强成骨细胞活性及钙化能力、延缓成骨细胞凋亡。并且Bcl-2重组腺病毒载体转染MG63细胞可提高

CTGF、Runx2、OPN蛋白的相对表达量，降低TNF-α相对表达量；Bak1重组腺病毒载体转染则可产生相反的作用；共转染后各蛋白相对表达量无显著性改变。说明过表达Bcl-2不仅可通过抑制细胞凋亡增强成骨细胞活性及钙化能力，还可影响成骨相关蛋白的表达，具有促成骨效应。

本课题组除了在研究MG63细胞与信号通路相关重要分子有一定成果外，在研究中医药对成骨细胞的影响也有一定的成果。中药绞股蓝中含有绞股蓝皂苷，本课题组实验发现，绞股蓝皂苷干预受损的成骨细胞后，NOX4的蛋白表达较对照组减少，提示绞股蓝皂苷可下调NOX4的表达，NOX4属于NADPH氧化酶的一个亚型，说明绞股蓝皂苷对H2O2诱导的成骨细胞氧化损伤具有一定的保护作用，并且对损伤的成骨细胞有促进增殖分化的作用，其作用机制可能与NOX/BMP/Smad信号通路相关，其具体的分子机制还有待进一步研究。

山茱萸具有补益肝肾的功效，山茱萸新苷Ⅰ是从山茱萸提取出来的一种环烯醚萜苷，属于山茱萸的有效成分。用不同浓度的山茱萸新苷Ⅰ干预成骨细胞，通过测定相关基因mRNA与蛋白的表达来分析对成骨细胞活性的影响。实验发现，在山茱萸新苷Ⅰ干预下，成骨细胞的增殖得到明显的促进，成骨细胞的Wnt2、β-catenin的mRNA及蛋白的表达、成骨相关基因OPG、BMP-2相比对照组都呈现出上升趋势，说明山茱萸新苷Ⅰ在Wnt/β-catenin信号通路上起促进作用，并且在山茱萸新苷Ⅰ浓度为1 mmol/mL时在促进成骨细胞的增殖分化的作用上表现最佳。

过量饮酒会引起骨质疏松是一个不争的事实，过量饮酒会导致骨量减少、骨的微观结构退化，本课题组用补骨脂素干预酒精诱导的成骨细胞，发现加入补骨脂素24h后，酒精对成骨细胞的增殖抑制作用明显缓解，但随作用时间的延长，补骨脂素的促增殖作用减弱。

（四）破骨细胞

骨重建是调节骨结构和功能的主要代谢过程，破骨细胞（osteoclast，OC）是骨重建的关键参与者[65]。破骨细胞来源于骨髓中的单核髓性造血细胞，是由破骨前体细胞（osteoclast-precursor，OCP）经血液循环到达吸收骨表面并融合形成的多核骨吸收细胞，且是人体唯一的骨吸收细胞[66]。越来越多最新的研究证明，除了参与骨吸收，OC及OCP还可通过细胞间受配体的直接结合和细胞因子的表达来调节免疫应答及成骨细胞（osteoblast，OB）的形成和功能。成熟的破骨细胞主要位于皮质骨哈弗氏管内表面、骨小梁内、骨外壁及骨膜下[67]。

1. OC的分化途径

OC分化的途径可以分为核因子κB受体活化因子配体（receptor activator for nuclear factor-κbLigand，RANKL）介导的主要经典途径（如OPG/RANK/RANKL、TRAF6/RANKL/NF-κB、TRAF6/RANKL/MAPKs、JAK2/STAT3/RANKL、Wnt/RANKL、Hedgehog信号通路）和一些炎性细胞因子（如：IL-1、IL-6、IL-17、TNF-α）参与的非经典途径。

在破骨细胞分化成熟的过程中，OPG/RANKL/RANK系统起着分化调控枢纽的作用，是调节破骨细胞分化成熟的关键信号途径[68]。RANKL是破骨细胞增殖分化和活化所需的关键调控因子[69]，属于肿瘤坏死因子超家族成员的蛋白分子。核因子κB受体（Receptor activator of nuclear factor kappa B，RANK）是RANKL的受体，是一种表达在破骨细胞前体或者成熟破骨细胞膜上的跨膜分子，RANK和RANKL结合可导致破骨细胞前体分化成熟。而护骨因子（OPG）则是由成骨细胞及其他细胞分泌的一种可以和RANK结合的假性受体。OPG是整个骨吸收过程中最主要的负调节物。OPG可以抑制破骨细胞的形成，同时也抑制成熟破骨细胞的活性，其作用机制是通过和RANKL竞争性地结合RANK，来抑制破骨细胞生成和活性。许多细胞因子在促进表达RANKL的同时也增加了OPG的表达，因而可以防止破骨细胞分化成熟失控而导致骨代谢疾病的发生[70]。

2. RANKL相关信号通路

RANKL有关的多条信号通路需要肿瘤坏死因子受体相关因子6（tumor necrosis factor receplor associated factor 6，TRAF6）参与。TRAF6作为肿瘤坏死因子受体相关因子家族的一员，常被认为行使信号开关的功能。RANKL和RANK结合后，触发TRAF6，随后诱导OC前体中TRAF6-NF-κB、TRAF6-MAPKs信号通路的激活。当RANKL与 RANK相结合后，TRAF6可特异性结合到RANKL胞浆区域。NF-κB抑制物激酶（inhibitor of NF-κB kinases，IKKs）被激活，活化的IKKs（IKKa和IKKβ）可使NF-κB特异性抑制因子IκB特定部位的丝氨酸磷酸化，激活NF-κB。活化的NF-κB转移到细胞核内，p50和p65引起c-fos、NFATc1表达增加，c-fos与NFATc1相互作用，引起OC基因的转录与表达，导致OC分化。

1）丝裂原活化蛋白激酶

丝裂原活化蛋白激酶（mitogen-acti-vated protein kinases，MAPKs）是细胞内的一类丝氨酸/苏氨酸蛋白激酶，主要由3条信号转导途径组成：细胞外信号调节激酶1/2（extracellular signal-regulated kinase，ERK1/2），氨基末端激酶（Jun N-terminal kinase，JNK）和p38-MAPK[71]。MAPKs信号通路可控制各种细胞活性，包括基因表达、有丝分裂、分化和细胞存活和凋亡等。与RANKL/TRAF6/NF-xB途径相同，RANK和RANKL结合后，TRAF6被激活，激活ASKI激酶，磷酸化JNK、ERK和p38，激活MAPKs信号，通过调节AP-的表达，磷酸化c-Jun和c-foss的转录，促进OC生成[72]。

2）JAK激酶

JAK激酶（Janus kinase，JAK）家族是一类非受体酪氨酸激酶家族，有4个成员：JAK1、JAK2、JAK3及TYK1。信号传导及转录激活蛋白（signal transducer and activa- tor of transcription，STAT）是JAK家族下游底物。由7个不同基因编码的成员构成，分别为 STAT1-4、STAT5A、STAT5B及STAT6。RANKL的表达与JAK2 /STAT3信号通路关系密切。

3）Wnt信号通路

Wnt信号通路包括经典Wnt/β-catenin信号途径和非经典Wnt信号通路。Wnt/β-catenin通路联合OPG/RANK/RANKL途径，从OB和OC两方面影响骨代谢平衡。通过促进OB的生长分化，上调OPG含量，降低RANKL/OPG比值，抑制OC分化，从而诱导骨形成[73]。Dickkopf-1作为内源性Wnt通路的负调控蛋白，是Wnt信号通路的可溶性拮抗剂。Dickkopf-1促进M-CSF和RANKL的表达，下调OPG的表达，加剧OC分化[10]。Wnt/β-catenin信号通路可以促进炎性细胞因子TNF-α、白介素家族的分泌。TNF-α可以通过提高巨噬细胞和干细胞中RANKL和RANK的水平，刺激RANKL与其受体RANK结合，从而激活RANKL调控的其他信号通路，介导OC的增殖和分化。同时，TNF-α也可以参与非经典途径，与其他细胞因子如 TGF-β结合或直接诱导OC的分化[74]。Wnt信号通路中的配体Wnt5a可以促进OB分泌炎性细胞因子IL-6、IL-15，促进RANKL的表达。Wnt3a不会直接影响IL-6的产生，但可抑制TNF-α刺激IL-6释放过程，降低OC的生成。Wnt3a可以通过抑制RANKL介导的NF-κB诱导的NFATc1表达来限制OC的形成。在非经典Wnt信号通路中，Wnt4参与TAK1和NF-κB的激活，NF-κB被激活可引起OC分化基因的表达，进而增加骨吸收[75-76]。

4）Hedgehog信号通路

Hedgehog（HH）信号通路对骨发育和体内骨平衡的调节至关重要[77]。HH信号传导不仅参与骨髓间充质干细胞（BMSC）的成骨细胞分化，而且还通过OPG/RANK/RANKL轴在成骨细胞的上游起作用以控制RANKL的表达[78]。

巨噬细胞集落刺激因子（macrophage colony stimulating factor，M-CSF）是一种同型二聚体糖蛋白，可由成骨细胞、基质细胞和T淋巴细胞分泌合成，M-CSF通过一系列的基因转录，促进破骨细胞的分化[79]。M-CSF还可以促进RANKL与破骨细胞表面的RANK相结合，提高RANK对RANKL的敏感性，促进OC分化。

3. OC的功能调节

成熟的OC在骨发育和骨重建中负责溶解羟磷灰石无机质，水解Ⅰ型胶原等骨有机质。在此过程中，OC调节骨吸收过程开始于通过αVβ3与骨基质黏附形成封闭的吸收腔室，其贴近骨质侧有许多不规则微绒毛，能够构成皱褶缘。具体过程是OC通过整合素玻连蛋白受体aVβ3与骨表面接触，引起胞外的Sre酪氨酸激酶向胞内募集，从而导致多条依赖于Sre的信号途径被激活。aVβ3与M-CFS受体结合后，能通过由内而外的信号传递使整合素活化。这些交互作用导致溶酶体分泌小泡与胞质膜融合形成褶皱缘。破骨细胞内的H^+穿过褶皱缘被泵出胞外，与CL形成HCl，使骨组织脱矿。同时，组织蛋白酶K分泌水平增加，使骨基质被降解[80]。过度的骨吸收可导致骨量的丢失，引起骨质疏松症等疾病。

骨重建过程是破骨细胞骨吸收与成骨细胞骨形成动态平衡的过程。最新研究表明，不仅成骨细胞能够表达RANKL，软骨细胞和骨细胞亦可表达RANKL调控破骨细胞分化[81-84]。临床抗骨质疏松药物，如阿伦膦酸盐、唑来膦酸钠等在抑制骨吸收的同时，也削弱了骨形成，最终导致骨骼密度降低和脆性的增加[85]。提示破骨细胞不仅具有骨吸收功能，还对骨形成起反向调控作用[86]。

4. OC分泌的细胞因子

DELFATTORE等研究[87]表明破骨细胞分泌的抗酒石酸酸性磷酸酶（tartrate-resistant acid phosphat ase，TRAP）可以促进成骨细胞碱性磷酸酶（alkalinephosphatase，ALP）活性，增强局部骨形成。破骨细胞或单核破骨细胞系细胞特异性敲除组织蛋白酶K（cathepsin K，ctsk）基因后能分泌大量鞘氨醇1-磷酸（sphi ngosine l-phosphate，S1P），促进成骨细胞ALP活性及矿化结节的形成[88]。

破骨细胞还可以分泌胶原三螺旋重复蛋白1（collagentriple helix repeat cont aining 1，CTHRC1），肝细胞生长因子（hepatocyte growth factor，HGF），Wnt10b及多种骨形态蛋白（bone morphogeneticprotein，BMP-1、BMP-2、BMP-4、BMP-6、BMP-7），促进成骨细胞生长、分化和功能的发挥[89]。

除此以外，破骨细胞还能分泌血小板生长因子（plate-let-derived growth factor，PDGF）-BB、Sema4D和ATP6V0D2（a subunit of the V-ATPase proton-pump）抑制成骨细胞分化[90-92]。

5. OC的凋亡

在骨重建中新骨形成的部位，OC发生凋亡，新骨由OB生成。雌激素、部分双磷酸盐类、地诺单抗和雷洛昔芬等都能诱导OC的凋亡。OC的存活受多种细胞因子的影响，如RANKL信号的早期效应之一就是NF-KB p65阻断Bid和半胱天冬酶-3 诱导的OC凋亡。M-CSF则能通过多种途径阻断OC的凋亡。

骨的形成和维持就是OB和OC不断塑形和修复的过程，二者的不平衡可导致骨量的丢失[93-94]。如果骨代谢处于负平衡，使骨基质和骨钙含量减少，导致骨量减少，从而发生骨质疏松症。在骨代谢的过程中，OC在骨吸收过程中起着主要的作用，旧骨被吸收的进展速度和持续时间取决于OC的骨吸收活性和破骨细胞的数量。显然，如果OC的骨吸收活性降低，则骨吸收的范围减少；反之，则吸收的范围增大[95]。降低OC的活性和成熟性已经成为治疗骨质疏松症的方法[96]，但值得关注的是，同时也要注意到OC对骨形成起的反向调控作用。

参考文献：

[1] 杨晓晶，白海涛. 骨髓干细胞潜在致病性研究进展［J］. 中国实用儿科杂志，2010，25（11）：891-893.

[2] BEREBICHEZ-FRIDMAN R，MONTERO-OLVERA P R. Sources and Clinical Applications of Mesenchymal Stem Cells：State-of-the-art review.［J］. Sultan Qaboos University medical journal，2018，18（3）：264-277.

[3] 秦洋洋，霍建忠，程澹澹. 干细胞移植治疗原发性骨质疏松症［J］. 中华临床医师杂志（电子版），2017，11（06）：997-1000.

[4] 汤贤春，涂雪芹，张天霞，等. 骨质疏松小鼠模型骨髓间充质干细胞特性的研究［J］. 中国骨质疏松杂志，2019，25（12）：1669-1675.

[5] 李伟，王翠喆，许彭，等. 大鼠骨髓间充质干细胞向脂肪细胞、成骨细胞诱导分化及破骨细胞培养方法的建立［J］. 石河子大学学报（自然科学版），2016，36（02）：181-186.

[6] SIMONET W S，LACEY D L，DUNSTAN C R，et al. Osteoprotegerin：a novel secreted protein involved in the regulation of bone density.［J］. Cell，1997，89（2）：309-319.

[7] CHEN X，ZHI X，WANG J，et al. RANKL signaling in bone marrow mesenchymal stem cells negatively regulates osteoblastic bone formation.［J］. Bone research，2018，6：34.

[8] RIJSEWIJK F，SCHUERMANN M，WAGENAAR E，et al. The Drosophila homolog of the mouse mammary oncogene int-1 is identical to the segment

polarity gene wingless [Z]. 1987: 50, 649-657.

[9] 彭旭，张晓梅，魏诗航，等. 骨髓间充质干细胞向软骨及骨分化：Wnt5a/PCP信号通路作用的研究与进展 [J]. 中国组织工程研究，2016，20(51)：7717-7723.

[10] SONG H, JIANG Y, LIU J, et al. Stimulation of osteogenic differentiation in bone marrow stromal cells via Wnt/β-catenin pathway by Qili Jiegu-containing serum. [J]. Biomedicine & pharmacotherapy = Biomedecine & pharmacotherapie, 2018, 103: 1664-1668.

[11] HANG K, YE C, XU J, et al. Apelin enhances the osteogenic differentiation of human bone marrow mesenchymal stem cells partly through Wnt/β-catenin signaling pathway. [J]. Stem cell research & therapy, 2019, 10(1): 189.

[12] ZHAO Y, YI F, ZHAO Y, et al. The Distinct Effects of Estrogen and Hydrostatic Pressure on Mesenchymal Stem Cells Differentiation: Involvement of Estrogen Receptor Signaling. [J]. Annals of biomedical engineering, 2016, 44(10): 2971-2983.

[13] ZHAO P, XIAO L, PENG J, et al. Exosomes derived from bone marrow mesenchymal stem cells improve osteoporosis through promoting osteoblast proliferation via MAPK pathway. [J]. European review for medical and pharmacological sciences, 2018, 22(12): 3962-3970.

[14] WANG C, XIAO F, WANG C, et al. Gremlin2 Suppression Increases the BMP-2-Induced Osteogenesis of Human Bone Marrow-Derived Mesenchymal Stem Cells Via the BMP-2/Smad/Runx2 Signaling Pathway. [J]. Journal of cellular biochemistry, 2017, 118(2): 286-297.

[15] GU Y, ZHOU J, WANG Q, et al. Ginsenoside Rg1 promotes osteogenic differentiation of rBMSCs and healing of rat tibial fractures through regulation of GR-dependent BMP-2/SMAD signaling. [J].Scientific reports, 2016, 6: 25282.

[16] HU B, CHEN W. MOTS-c improves osteoporosis by promoting osteogenic differentiation of bone marrow mesenchymal stem cells via TGF-β/Smad

pathway. [J] . European review for medical and pharmacological sciences, 2018, 22 (21) : 7156–7163.

[17] 代光明，任磊，陈虹，等. 下调骨细胞TGF–β/Smad4信号可抑制小鼠BMSCs成骨及破骨分化 [J] . 基础医学与临床，2017，37 (06) : 786–791.

[18] MOHR O L. Character Changes Caused by Mutation of an Entire Region of a Chromosome in Drosophila. [J] . Genetics, 1919, 4 (3) : 275–282.

[19] 谢映春，涂小林. 体外激活骨细胞Notch信号对骨髓基质细胞成骨分化的影响 [J] . 第三军医大学学报，2020，42 (09) : 891–898.

[20] ZANOTTI S, SMERDEL–RAMOYA A, STADMEYER L, et al. Notch inhibits osteoblast differentiation and causes osteopenia. [J] . Endocrinology, 2008, 149 (8) : 3890–3899.

[21] 魏铂沅，杨柳，高博，等. 人骨髓间充质干细胞中Notch信号上调对破骨细胞增殖的调控 [J] . 中国骨质疏松杂志，2014，20 (05) : 466–470.

[22] 李成，周海斌. 骨髓间充质干细胞的旁分泌能影响成骨细胞生物学功能 [J] . 中国组织工程研究，2014，18 (10) : 1477–1483.

[23] PAREKKADAN B, VAN POLL D, SUGANUMA K, et al. Mesenchymal stem cell–derived molecules reverse fulminant hepatic failure. [J] . PloS one, 2007, 2 (9) : e941.

[24] NAKAJIMA A, NAKAJIMA F, SHIMIZU S, et al. Spatial and temporal gene expression for fibroblast growth factor type I receptor （FGFR1） during fracture healing in the rat. [J] . Bone, 2001, 29 (5) : 458–466.

[25] MAYR–WOHLFART U, WALTENBERGER J, HAUSSER H, et al. Vascular endothelial growth factor stimulates chemotactic migration of primary human osteoblasts. [Z] . 2002, 30: 472–477.

[26] LOOTS G G, KELLER H, LEUPIN O, et al. TGF–β regulates sclerostin expression via the ECR5 enhancer. [J] . Bone, 2012, 50 (3) : 663–669.

[27] 陈铭，李毅，尹鹏滨，等. 间充质干细胞源性外泌体：骨质疏松治疗新策略 [J] . 中华骨质疏松和骨矿盐疾病杂志，2019，12 (04) : 421–428.

[28] 张萌萌，张秀珍，邓伟民，等. 骨代谢生化指标临床应用专家共识（2019）[J].中国骨质疏松杂志，2019，25（10）：1357-1372.

[29] LIU Y，LIU JP，XIA Y. Chinese herbal medicines for treating osteo- porosis [J]. Cochrane database Syst Rey. 2014（3）：CD005467.

[30] OKAZAKI R，INOUE D，SHIBATA M，et al. Estrogen promotes early osteo- blast differentiation and inhibits adipocyte differentiation inTmouse bone marrow stromal cell lines that express estrogen receptor（ER）alpha or be- ta [J]. Endocrinology，2002，143：2349-2356.

[31] 盛辉，王洪复. 骨髓基质细胞向成骨细胞诱导分化的研究进展 [J]. 中国骨质疏松杂志，2004（01）：107-111.

[32] 毛哲渊，周中. 骨质疏松症临床治疗的研究进展 [J]. 山东医药，2019，59（31）：110-113.

[33] ISOGAI Y，AKATSU T，ISHIZUYA T，et al. Parathyroid hormone regulates osteoblast differentiation positively or negatively depending on the differ-entiation stages [J]. J Bone Miner Res，1996，11：1384-1393.

[34] 李月，冯正平，重组人甲状旁腺素防治骨质疏松的机制 [J]. 中华骨质疏松和骨矿盐疾病杂志，2015，8（4）：358-362.

[35] 徐莹，田野，孟凌新. 骨形态发生蛋白2介导甲状旁腺素促进成骨细胞分化的实验研究 [J]. 中国组织化学与细胞化学杂志，2012，21（1）：79-83.

[36] 邢俊平，吴齐飞，邱曙东.雄激素与骨质疏松 [J].中国男科学杂志，2007（08）：64-70.

[37] 王凯夫，贾继峰，刘明辉. 老年男性骨质疏松及雄激素受体的研究进展 [J]. 中国康复医学杂志，2007（03）：276-278.

[38] 陈海啸. 性激素与骨代谢 [C]. 浙江省医学会骨质疏松与骨矿盐疾病分会、浙江省老年学学会骨质疏松委员会. 2006年浙江省骨质疏松与骨矿盐疾病防治学术年会论文汇编. 浙江省医学会骨质疏松与骨矿盐疾病分会、浙江省老年学学会骨质疏松委员会. 浙江省科学技术协会，2006：32-34.

[39] 楼超，陈鸿亮，徐华梓. Wnt/β-catenin信号通路及与之相关骨质疏松药

物研究［J］. 中国骨质疏松杂志，2014，20（01）：78-83.

［40］PETRA PANDUR，DANIEL MAURUS，MICHAEL KÜHL. Increasingly complex：New players enter the Wnt signaling network［J］. BioEssays，2002，24（10）：881-884.

［41］DANESE M JOINER，JIYUAN KE，ZHENDONG ZHONG，et al. LRP5 and LRP6 in development and disease［J］. Trends in Endocrinology & Metabolism，2013，24（1）：31-39.

［42］林晓芳，方芳，彭志强，等. Wnt/β-catenin与BMP-2/Smads信号通路及其相互作用对骨质疏松疾病的影响［J］.浙江中医药大学学报，2019，43（07）：711-717.

［43］徐道志，詹红生，赵咏芳.成骨细胞分化与骨骼发育的转录因子Cbfα1/Runx2［J］.中医正骨，2006（11）：61-63.

［44］李安娜. BMP-Smad信号通路在成骨与破骨细胞生成中的作用［D］. 山东大学，2014.

［45］WU Y，XIA L，ZHOU Y，et al. Icariin induces osteogenic differentiation of bone mesenchymal stem cell in a MAPK-dependent manner［J］. Cell Prolif，2015，48（3）：375-384.

［46］施彦龙，李应福，谢兴文，等. BMP/Smads、OPG/RANK/RANKL信号通路与骨质疏松关系的研究进展［J］. 中国骨质疏松杂志，2020，26（04）：600-604.

［47］李晋玉，赵学千，孙旗，等. 骨碎补总黄酮的实验及临床研究概况［J］. 中国骨质疏松杂志，2018，24（10）：1357-1364.

［48］庞新岗，李永刚，包倪荣，等. 骨代谢主要信号通路及信号分子的研究进展［J］. 基础医学与临床，2018，38（12）：1799-1803.

［49］DORMAN LISA J，TUCCI MICHELLE，BENGHUZZI HAMED.In vitro effects of bmp-2，bmp-7，and bmp-13 on proliferation and differentation of mouse mesenchymal stem cells. 2012，48：81-87.

［50］JUN JI HAE，YOON WON-JOON，SEO SANG-BEOM，et al. BMP2激活的Erk/MAP激酶通过提高p300水平和组蛋白乙酰转移酶活性来稳定

Runx2. 2010，285（47）：36410-36419.
[51] LIU TONG MING，LEE ENG HIN. Transcriptional regulatory cascades in Runx2-dependent bone development［J］. TISSUE ENGINEERING，2013，19（3）：254-263.
[52] 於绍龙，刘丹平. 成骨因子BMP-2/Smads/Runx2信号转导通路［J］. 辽宁医学院学报，2014，35（05）：94-96.
[53] 李喆，曹寅生.OPG/RANKL/RANK系统与骨质疏松症关系的研究进展［J］. 湖南中医杂志，2018，34（08）：229-232.
[54] TETSURO ENOMOTO，YURIKO FURUYA，YOSHIYA TOMIMORI，et al. Establishment of a new murine model of hypercalcemia with anorexia by overexpression of soluble receptor activator of NF-κB ligand using an adenovirus vector［J］. J BONE MINER METAB，2011，29（4）：414-421.
[55] 赵希云，张晓刚，宋敏，等. OPG/RANK/RANKL通路在骨质疏松与动脉粥样硬化相关性中的作用机制研究进展［J］. 中国动脉硬化杂志，2016，24（12）：1273-1278.
[56] 李应福，李宁，谢兴文. OPG/RANK/RANKL信号轴与原发性骨质疏松关系的研究进展［J］. 中国骨质疏松杂志，2016，22（01）：115-119.
[57] 李子怡，李玉坤. OPG/RANK/RANKL信号通路在骨质疏松症中的研究进展和应用［J］. 中华老年骨科与康复电子杂志，2017，3（02）：124-128.
[58] TUYSUZ B，MIZUMOTO S，SUGAHARA K，et al. Omani-type spondyloepiphyseal dysplasia with cardiac involvement caused by a missense mutation in CHST3［J］. CLIN GENET，2009，75（4）：375-383.
[59] 王想福，孙凤歧，叶丙霖，等. 破骨细胞与骨质疏松症的关系研究进展［J］. 中国骨质疏松杂志，2015，21（11）：1420-1424.
[60] NELSON CA，WARREN JT，WANG MWH，et al. RANKL employs distinct binding modes to engage RANK and the OPG decoy receptor［J］. Structure，2012，20（11）：1971-1982.
[61] 黎彦龙，何明，陈秉雄，等. OPG-RANKL-RANK信号系统是调节破

骨细胞及骨质疏松症的重要途径［J］．中国组织工程研究，2015，19（24）：3894-3898.

［62］BRENDAN F BOYCE，LIANPING XING．Biology of RANK，RANKL，and osteoprotegerin［J］．ARTHRITIS RES THER，2007，9：349-351.

［63］KE HZ，RICHARDS WG，LI X，et al．Sclerostin and Dickkopf-1 as therapeutic targets in bone diseases［J］．Endocr Rev，2012，33（5）：747-783.

［64］SATTLER M，LIANG H，NETTESHEIM D，et al．Structure of Bcl-xL-Bak peptide complex：recognition between regulators of apoptosis［J］．Science，1997，275（5302）：983-986.

［65］WILLIAM J，BOYLE W，Scott Simonet，et al．Osteoclast differentiation［J］．Nature，2003，423：337-342.

［66］俞索静，肖鲁伟，吴承亮，等．破骨细胞血系起源的活细胞成像观察［J］．中国骨伤，2012，25（4）：317－323.

［67］ARBOLEY AL，CASTANEDA S．Osteoclasts：muchmore than bone remodellingcells［J］．Rev Osteoporos Metab Miner，2014，6（4）：109-121.

［68］封志云，贺振年，陈中，等．OPG/RANKL/RANK系统与软骨及软骨下骨［J］．国际骨科学杂志，2013，34（2）：112-118.

［69］HONMA M，IKEBUCHI Y，KARIYA Y，et al．Regulatory mechanisms of RANKL presentation to osteoclast precursors［J］．Curr Osteoporos Rep，2014，12（1）：115-120.

［70］NAKASHIMA T，TAKAYANAGI H．New regulation mechanisms of osteoclast differentiation［J］．Ann N Y Acad Sci，2011，1240：13-18.

［71］LIU T，BI J，WANG P，et al．Neuroprotective effect of melatonin in cerebellums in Alzheimers disease animal models via MAPK/ERK signaling pathway［J］．Chin Pharmacol Bull，2019，35（3）：402-407.

［72］ZHANG Q，TANG X，LIU Z，et al．Hesperetin prevents bone resorption by imihibiting RANKE induced osteoclastogenesis and JNK mediated Irf-3/c-Jun activation［J］．Front Pharmacol，2018，9：1028.

[73] HONG G, HE X, SHEN Y, et al. Chrysosplenetin promotes osteoblastogenesis of bone marrow stromalcells via Wnt/β-catenin pathway and enhances osteogenesis in estrogen deficiency-induced bone loss [J]. Stem Cell Res Ther, 2019, 10 (1): 277.

[74] HONSAWEK S, TANAVALEE A, YUKTANANDANAP, et al. Dickkopf-l (Dkk-l) in plasma and synovial fluid is inversely correlated with radiographic severity of knee osteoarthritis patients [J] .BMC Musculoskelet Disord, 2010, 11: 257.

[75] KANAZAWA K. TRAF2 is essential for TNF-alpha-induced osteoclas-togenesis [J]. J Bone Miner Res, 2005, 20 (5): 840-847.

[76] TIAN F, MAURO TM. The pathological role of Wnt5a in psoriasis and psoriatic arthritis [J]. Cell Mol Med, 2019, 23 (9): 5876-5883.

[77] SUN T, YAN Z, CAIJ, et al. Effects of mechanical vibration on cell morphology, proliferation, apoptosis, and cytokine expression/secretion in osteocyte-like MILO-Y4 cells exposed to high glucose [J]. Cell Biol Int, 2019.

[78] Gradilla AC. From top to bottom: Cell polarity in Hedgehog and Wnt trafficking [J]. BMC Biol, 2018, 16 (1): 37.

[79] CANNONIER S A, STERLING J A. The Role of Hedgehog Signaling in Tumor Induced Bone Disease [J]. Cancers (Basel), 2015, 7 (3): 1658-1683.

[80] KIM HJ, KANG WY, SEONG SJ, et al. Follistatin-like 1 promotes osteoclast formation via RANKL-mediated NF-κB activation and M-CSF-induced precursor proliferation [J]. Cell Signal, 2016, 28 (9): 1137-1144.

[81] BLAIR H C, KAHN A J, CROUCH E C, et al. Isola-ted osteoclasts resorb the organic and inorganic com-ponents of bone [J]. J Cell Biol, 1986, 102 (4): 1164-1172.

[82] FENG X, TEITELBAUM S L. Osteoclasts: new insights [J]. Bone Res, 2013, 1 (1): 11-26.

[83] WANG B, JIN H, SHU B, et al. Chondrocytes specific expression of

osteoprotegerin modulates osteoclast formation in metaphyseal bone [J] .Sci Rep, 2015 (5): 13667.

[84] CHEN H, SENDA T, KUBO K Y. The osteocyte plays multiple roles in bone remodeling and mineralhomeostasis [J]. Med Mol Morphol, 2015, 48 (2): 61-68.

[85] CAO X. Targeting osteoclast-osteoblast communication [J]. Nat Med, 2011, 17 (11): 1344-1346.

[86] XIONG J, ONAL M, JILKA R L, et al. Matrix-em-bedded cells control osteoclast formation [J]. Nat Med, 2011, 17 (10): 1235-1241.

[87] 吴朝锐，张杰，田京. 破骨细胞非溶骨功能研究进展 [J]. 中国修复重建外科杂志，2015，29 (8)：1038-1042.

[88] 顾建红，孔琦，王东. 破骨细胞功能研究进展 [J]. 中国兽医学报，2017，37 (9)：1797-1801.

[89] DELFATTORE A, FORNARI R, VANWESENBEEC K L, et al, A new heterozygous mutation (R714-c) of the osteopetrosis gene, pleckstrin homolog domain containing family M (with run domain) member1 (PLEK HM1), impairs vesicular acidification and increases TRACP secretion in osteoclasts [J]. J Bone Miner Res, 2008, 23 (3): 380-391.

[90] LOTINUN S, KIVIRANTA R, MATSUBARA T, et al, Osteoclast-specific cathepsin K deletion stimulatesSl P-dependent bone formation [J]. J Clin Invest, 2013, 123 (2): 666-681.

[91] NEGISHIKOGA T, SHINOHARA M, KOMATSUN, et al. Suppression of bone formation by osteoclastic expression of semaphorin 4D [J]. Nat Med, 2011, 17 (11): 1473-1480.

[92] KUBOTA K, SAKIKAWA C, KATSUMATAI M, et al. Platelet-derived growth factor BB secreted from osteoclasts acts as an osteoblastogenesis inhibitory factor [J]. J Bone Miner Res, 2002, 17 (2): 257-265.

[93] LEE SH, RHO J, JEONG D, et al. V-AT Pasevo subunit d2-deficient mice exhibit impaired osteoclast fusion and increased bone formation [J]. Nat

Med， 2006，12（12）：1403-1409.

［94］PAPACHRONI KK，KARATZAS DN，PAPAVASSILIOU K A，et al. Mechanotransduction in osteoblast regulation and bone disease［J］.Trends Mol Med，2009，15（5）：208-216.

［95］LI N，LEE W Y，LIN S E，et al. Partial loss of Smad7 function impairs bone remodeling，osteogenesis and enhances osteoclastogenesis in mice［J］. Bone，2014，67：46-55.

［96］曹亚飞，黄宏兴，刘红敏，等. 中药骨康对破骨细胞活性及凋亡的影响［J］. 中医正骨，2004，16（6）：323-325.

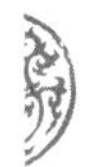

第三节　含药血清

一、含药血清概述

中药含药血清是指单味中药或中药复方按一定剂量给动物灌胃一定时间后，采集动物的血液并分离得到的含有药物本身、药物代谢产物、活性成分、杂质成分和一定酸碱度变化等的血清复合物[1]。其关键点主要为动物选择、给药方案、采血时机、血清灭活、储存等。动物选择因为不同物种之间可能存在免疫反应，影响实验结果。因此中药药理学实验中，制备含药血清的人或动物应与获取离体器官的组织或细胞的来源相一致，从而缩小或避免种属间血清在理化、生物等特性上的差异，减少因种属差异而造成的免疫反应，提高实验结果的可靠性。目前，一般选择与人类生物特性尽量相似的动物进行实验，如常用实验动物为正常的小鼠、大鼠、豚鼠、兔，甚至比格犬等。所以，中药含药血清的制备首先要解决供体动物的选择，而且不同种属、年龄的动物对药物吸收也不同，会造成血药成分、浓度的差异。

一般认为中药含药血清中血药浓度可以直接反映当时机体的血药浓

度，含药血清的浓度（体积比）愈高则药效愈强。而该血药浓度主要与给药剂量存在一定量效关系。但是，实验发现中药含药血清的药物浓度与药效强弱与动物给药剂量的关系非常复杂，并非呈平行关系。细胞培养体系中的血清浓度过高也可能会对细胞产生毒性作用，所以给药剂量要充分考虑到动物的承受能力以及因给药剂量过大而产生的不良反应，具体给药剂量视具体药物而定。目前比较公认的给药剂量主要有两个：①公式换算法，给药剂量=临床用药量×动物等效剂量系数（按体表面积）×培养基内血清稀释度[2]；②血清冻干粉法，按新药药理研究的技术要求设计给药剂量，将含药血清制成冷冻干燥粉（冻干粉），以冻干粉加入反应系统，使之达到需要的浓度，不但利于储存，还可以大大提高体外反应浓度[3]。因为药物、动物、实验目的等不同，通过调整动物给药剂量来获取不同浓度的含药血清，是目前最为常用和成熟的办法。

中药研究中给药途径多数为水溶液或混悬液灌胃，而为了便于药物吸收和减轻动物胃肠道压力，一般情况下，给药时间应在动物灌胃前禁食8～12h，保持空腹状态下进行，以避免其他因素带来的干扰及减轻动物的不适。

采血时机主要指药物与动物作用的最佳时间点，依实验所用药物与目的不同而不同。一般来说，中药含药血清理想的采血时间应落在血药浓度的高峰期。因为不同药物达到血药浓度的高峰期不同，所以其最佳采血时间不一样。最佳采血时间可以通过预实验来确定。根据现有文献记载及对96个药物达峰时间的分析，达峰时间小于1h的有42个（43.7%）；1～2h的有46个（47.9%）；大于2h的有8个（8.3%）。具体时间实验者可以根据所选药物、实验目的、预实验结果等，根据不同药物的药物峰值，选择不同的采血时间[4]。采血时间不必拘泥于传统“通法”，可根据具体实验情况而定以省时省力[5]。

血清灭活与储存血清中含有许多酶、抗体、补体、细胞因子及其他生物活性物质，血清灭活有助于减少血清非药理性干扰也符合减少微生物感染的常规细胞培养要求[6]。一般血清灭活的方法有丙酮法、乙醇法、放置56℃水浴中灭活30min，其中，水浴灭活最常用[7]。这 3 种方法主要去除了血清的大部分蛋白质、糖及部分电解质，血清的正常生物活性基本丧失，容易突出血清中药物的作用。但也有学者认为含药血清不宜灭活，理由是含药血清灭活后，血清中含有的机体在药物作用下产生的内生性有效成分（如补体）将减少或丧失，生物活性降低，必然影响药理实验结果。含药血清的储存一般分为-20℃和-80℃低温冻存，依据实验时间的长短选择即可，但以短期储存为好。中药含药血清在被发展应用的30年中，现已作为重要的干预手段广泛应用于生殖系统、心血管系统、神经系统等[8-10]研究中。将其最大限度地模拟真实临床状态一直是研究者追求的目标。但仍有很多问题值得我们去探索和完善，如动物选择、给药方案、采血时间、血清的灭活等。同时在含药血清制备研究中，给药剂量、次数和采血时点是保证血药浓度和药效强弱的关键环节。但由于中药成分复杂，不同成分给药后达峰值时间不同，对于采血时间点来说很难有一个统一标准[11]。

现阶段较通用的给药方法为每天1次，连续3～5天，末次灌胃后1～3h取血，但绝大多数实验需要结合预实验结果。另外，中药含药血清也有一些局限性，如很难确定血清中检测到的“成分”是无效物质还是有效物质的代谢产物，而且血清中化学成分含量复杂，给鉴定带来了巨大的困难[12]。

中药含药血清的发展离不开中药血清药理学、中药血清药物化学、血清成分药效学、检测鉴定医学等相关学科。含药血清指纹图谱能够表征含药血清中药源性成分物质数、物质量和组成比例差异的整体情况，建立疗效和化学成分的相关性，进而为揭示产生效应的物质基础提供了思路。只有多学科合作才能更科学、更客观地分析中药含药血清的物质基础和药效规律等，为中药质量标准制定、中药新药开发提供新的方法。相信随着相关技术的日益成熟，中药含药血清将会更好地在科学研究和临床应用中发挥作用[13]。

二、含药血清中物质测定

含药血清中物质测定最常应用的主要有标准方法和通用方法。标准方法是先用少量动物进行预实验，通过对不同的采血时间进行比较后确定。这种方法得到的结果较为确切，但是，由于中药复方成分复杂，难以确定某种有效成分，再因中药复方中的不同成分会有不同的半衰期，所以也难以统一一个恰当的时间。通用方法是将待测药物每天给药2次，连续给药3天，末次给药后1h采血。这种方法可省去标准方法的预实验过程，但不能否认，会有少量药物成分因血浓度不在血浓度高峰期而不出现阳性结果。相对而言，标准方法是较为可靠的方法。

本课题组骨康方中类性激素样物质的测定，采用放免法分别测定骨康高浓度煎剂样品和骨康低浓度煎剂样品中类雌二醇（E2）样物质和类睾酮（T）样物质的含量。实验结果表明，骨康高浓度煎剂样品和骨康低浓度煎剂样品中均含有类雌二醇（E2）样物质和类睾酮（T）样物质，而且呈明显的量效关系，骨康高浓度煎剂样品类雌二醇（E2）样物质和类睾酮（T）样物质的含量均明显高于骨康低浓度煎剂样品，而自来水样品中检测不到类雌二醇（E2）样物质和类睾酮（T）样物质。我们采用的是标准方法确定中药骨康含药血清中类性激素样物质及其理想采血时相，即在给动物用药前和连续用药7天后的1h、2h、3h、5h、7h分别用放免法测定含药血清中的类雌二醇（E2）样物质的含量，进而确定含药血清的最佳采血时相。实验结果表明，各组大鼠在用药前和最后一次用药后的不同采血时相，其含药血清中均含有类雌二醇（E2）样物质，最后一次用药后2h采血的含药血清中类雌二醇（E2）物质含量最高，其中又以骨康中剂量组相对较高。因此我们认为中药骨康含药血清理想采血时相可能是：用骨康中剂量连续灌胃7天、最后一天用药后2h采血。证实了骨康方及其含药血清中本身就有类性激素样作用的物质。实验结果为本课题的其他实验中骨康含药血清的制备提供了依据，同时也是对中药血清药理学方法应用的有意义探讨[14]。

三、含药血清在细胞实验中的应用

20世纪80年代，日本学者田代真一首先提出了血清药理学或血清药化学的概念，它是指在动物经口服给药后一定时间采血、分离血清，用此含药物成分的血清进行体外实验的一种实验技术。由于制剂中杂质较多，电解质以酸碱度对体外培养体系的影响，故用吸收后含药血清来避免这些缺点，且此法更接近中药复方经口服吸收，肝脏代谢，进入血液循环而产生药理效应的真实过程，提高了研究结果的可靠性，从而证明了中药进行细胞学水平研究具有可行性。故本课题组选用含药血清来干预与骨质疏松症相关细胞的实验。

成骨细胞是骨发生和骨形成的重要细胞，具有合成、分泌组成骨基质的胶原和糖蛋白的作用，并通过钙化基质形成骨组织。另外成骨细胞在维持机体内环境的稳定、生理机制调节和骨代谢性疾病中亦发挥重要作用。成骨细胞体外培养成功，为其相应的研究提供了基础。骨基质矿化的途径为成骨细胞合成并分泌骨的有机质，主要为骨的Ⅰ型胶原，胶原纤维形成框架区间，此为骨矿化提供了结构基础。本课题组首先通过体外分离和培养成骨细胞体系，运用MTT法研究中药骨康含药血清对新生大鼠成骨细胞增殖的影响。实验结果表明，骨康含药血清有恒定的促进成骨细胞增殖的作用；在10%的含药血清中培养7天时成骨细胞的增殖较为理想；用10%的血清培养成骨细胞第7天时，与空白血清组的OD值相比而言，骨康含药血清组含药血清组对成骨细胞增殖的平均影响率分别为110.6%和108.5%。紧接着我们发现中药骨康血清加入成骨细胞培养体系后，成骨细胞内Ⅰ型胶原表达升高，这是通过增加成骨细胞的Ⅰ型胶原mRNA表达水平而达到的。说明含药血清可促进成骨细胞合成Ⅰ型胶原，从而促进骨形成。

Bcl-2蛋白是Bcl-2家族中抗凋亡蛋白的代表。目前认为Bcl-2蛋白可以抑制细胞的凋亡，主要与以下几点有关：①Bcl-2能抑制氧化剂诱导的凋亡。在生物体内，氧化与抗氧化处于平衡状态，正常情况下细胞代谢需要活性氧（reactive oxygen species，ROS），但一旦打破这种平衡，使ROS产生增多，即可导致细胞凋亡[15-16]。②Bcl-2能抑制细胞内Ca^{2+}的跨膜流动。③通过形成离子通道抑制细胞的凋亡。在凋亡途径中，Bcl-2（B-cell lymphoma2）家族起着非常重要的调控作用，其作用为双向的，分为抗凋亡和促凋亡两类，前者有Bcl-2、Bcl-XL，后者有Bid、Bax、

Bad、Bcl-Xs 等，它们发挥各自作用时都与ROS有关。其中Bax是Bcl-2家族中促凋亡的成员，在刺激信号作用下ROS升高并上调Bax的表达，Bax通过作用于线粒体通透转换孔，降低线粒体跨膜电势（Δψm），使线粒体释放细胞色素C和凋亡诱导因子（apoptosis inducing factor，AIF）。研究发现含药血浆培养后的成骨细胞的Bax和Bid均出现不同的变化，中药复方含药血浆相比戊酸雌二醇含药血浆，能下调这两种蛋白的表达量。经过含药血浆培养后，尽管治疗组中Bcl-2的相对表达量低于对照组，但治疗组的Bcl-2/Bax的相对量高于对照组，说明治疗组中形成的异二聚体较对照组多。中药复方能较好地抑制成骨细胞中Bax和Bid的表达，尽管也对Bcl-2进行了抑制，但Bcl-2/Bax的相对量较高，可以在细胞内形成的较多的异二聚体，抵消了Bcl-2的不足。因此，认为中药复方的主要作用下调Bcl-2家族蛋白，有可能以下调促凋亡蛋白为主，为了探究究竟是何种成分起到主要的作用[15]。我们使用腺病毒沉默Bcl-2，发现还能抑制BMP-2、OPG蛋白的表达，腺病毒过表达Bcl-2可以促进BMP-2、OPG蛋白的表达，沉默Bcl-2基因，补肾健脾活血方含药血清干预的组别中，成骨相关蛋白BMP-2、OPG蛋白的表达上调，但是在过表达Bcl-2的细胞中，含药血清没有提高BMP-2、OPG蛋白的表达，补肾健脾活血方可能通过凋亡蛋白促进成骨相关蛋白BMP-2、OPG蛋白的表达，发挥保护UMR-106细胞的成骨分化，进而防治OP的发生，但在此过程中是否有其他凋亡蛋白的参与，以及是否发生了级联反应，有待进一步深入研究[16]。另外我们前期研究的中药复方中发现[17]补骨脂素可以上调成骨细胞内Bid蛋白和Bcl-2蛋白的表达，结合补骨脂素对成骨细胞的增殖情况，提示补骨脂素有可能以上调抑制凋亡蛋白为主，而且补骨脂素可能通过线粒体途径进行细胞凋亡的调控，但其最终的机理有待进一步的研究[16]。

人类DKK1基因位于10号染色体10q11上，由266个氨基酸组成，其相对分子质量在29左右。DKK1和Wnt蛋白竞争性与膜受体结合，DKK1与LRP5/6结合后，下调胞浆β-catenin水平，进而抑制Wnt/β-catenin信号通路，抑制转录因子的表达，使成骨细胞数量减少、活性降低。Wnt信号通路促进前成骨细胞向成骨细胞分化，但是DKK1抑制这一过程。DKK1+/-

小鼠由于严重的发育异常，出生后不久死亡，但是DKK1+/-小鼠只有骨形成和骨质量增加，而没有代偿性骨吸收的改变。在小鼠去卵巢骨质疏松模型中，应用 DKK1抗体可显著增加成骨细胞数量和血清骨钙素水平表达。骨形态发生蛋白属于转化生长因子β超家族，能够诱导人类间充质细胞分化骨、软骨等组织，在成骨细胞的生长分化以及胚胎发育过程中有重要作用。其中BMP-2的研究较为深入，研究表明BMP-2可以提高成骨细胞的活性，可以促进成骨细胞的增殖和分化。

在本课题组前期实验中，我们通过补肾健脾活血方含药血清干预过表达DKK1的成骨细胞模型，观察其对BMP-2的影响，为补肾健脾活血方治疗骨质疏松症提供了新的实验依据。实验研究发现当空白血清和含药血清分别干预Ad-DKK1时，含药血清提高细胞的活性更明显，与空白血清和含药血清分别干预NC对照组比较，含药血清干预Ad-DKK1后细胞活性升高的趋势更明显；当空白血清和含药血清分别干预Ad-DKK1时，含药血清提高细胞的BMP-2的表达更明显，与空白血清和含药血清分别干预NC对照组比较，含药血清干预Ad-DKK1后细胞BMP-2的表达趋势更明显；证实了补肾健脾活血方可以提高细胞的活性，提高BMP-2的蛋白表达。

我们还证实了补肾健脾活血方含药血清可提高细胞增殖和ALP活性，升高CTGF、OPG和OPN的表达，尤其在沉默DKK1和Sost重组腺病毒转染细胞后，仍可促进细胞增殖、成熟和矿化，并上调上述蛋白的表达，这提示补肾健脾活血方可能具有调控DKK1和Sost的作用，为补肾健脾活血方治疗骨质疏松症提供了新的实验依据[17]。

中药骨康是以“肾主骨”理论为指导，针对骨质疏松症“多虚多瘀”之病机特点而组方的，全方以淫羊藿、肉苁蓉、补骨脂补肾壮骨为君，黄芪等健脾益气为臣，丹参等活血通络为使而组成。本实验的结果进一步证明中医“肾主骨”理论的科学性，说明中药能够促进成骨细胞活性的增加，从而促进骨形成[18]。此外，人体是一个复杂的环境，骨代谢受多种因子和激素的影响，中药防治骨质疏松症对骨骼系统是在骨吸收和骨形成两方面体现调整作用，对全身则是在整体调节背景上的多靶点发挥作用。骨康方对整体防治骨质疏松症的作用有待进一步探讨[19]。

参考文献：

[1] 张君涛，王平，刘爱峰，等. 中药含药血清制备方法的研究概述 [J]. 中华中医药杂志，2015，30（11）：4006-4009.

[2] 王力倩，李仪奎，符胜光，等. 血清药理学方法研究探索 [J]. 中药药理与临床，1997，13（3）：29-31.

[3] 李仪奎. 中药血清药理学实验方法的若干问题 [J]. 中药新药与临床药理，1999，10（2）：31-34.

[4] 田文艺. 药物动力学参数手册 [M]. 长沙：湖南科学技术出版社，1987：5.

[5] 刘倩，马学盛. 化浊行血汤含药血清血管内皮保护作用及其体内给药时效差异的研究 [J]. 时珍国医国药，2009，20（10）：2501-2502.

[6] CALABRESE E J. U-shaped dose response in behavioral pharmacology; historical foundations [J]. Crit Rev Foxicol，2008，38（7）：591-598.

[7] 陈智能，苏友新，杨连梓，等. 强骨宝方载药血清灭活与否对成骨细胞增殖功能的影响 [J]. 中国骨伤，2008，21（6）：429-431.

[8] 赵志明，左一鹏，杜元杰，等. 何首乌饮含药血清对大鼠卵巢颗粒细胞端粒酶活性的影响 [J]. 现代中西医结合杂志，2012，21（22）：2416-2419.

[9] 田友清，尚靖，何婷，等. 基于中药血清化学及血清药理学方法探讨香青兰保护心肌细胞缺氧/复氧损伤物质基础 [J]. 中国中药杂志，2012，37（5）：620-624.

[10] 姜英凤，高杰，魏盛，等. 舒郁胶囊含药血清对大鼠海马神经元γ氨基丁酸B2受体蛋白表达的影响 [J]. 中国实验方剂学杂志，2012，18（17）：165-169.

[11] 金阳. 有关中药血清药理学的研究 [J]. 中医临床研究，2012，4（6）：33.

[12] 葛姗姗，朱英，李姗姗. 中药及中药血清指纹图谱研究进展 [J].中华中医药学刊，2012，30（7）：1632-1634.

[13] 林一峰，魏合伟，蔡桦，等. 骨康及其含药血清中类性激素样物质含量的测定 [J]. 中医药学刊，2003（05）：663-664.

［14］王凡，黄宏兴，王吉利，等. 补肾健脾活血方干预过表达DKK1骨细胞对细胞活性及BMP2的影响［J］. 中国骨质疏松杂志，2017，23（06）：711-714，718.

［15］李颖，黄宏兴，姜志强. 补肾健脾中药复方干预成骨细胞内细胞凋亡蛋白的机制研究［J］. 中国骨质疏松杂志，2016，22（11）：1391-1394.

［16］李颖，黄宏兴，白波，等. 补骨脂素对成骨细胞Caspase-3、8、9蛋白和Bcl-2、Bax、Bid蛋白的调控机制研究［J］. 中药新药与临床药理，2017，28（03）：336-341.

［17］王吉利，张志海，黄宏兴，等. Bcl2促进UMR-106细胞BMP-2、OPG表达及补肾健脾活血方对其影响［J］. 中国骨质疏松杂志，2018，24（07）：841-846，873.

［18］邵敏，庄洪，赵静，等. 含药血清对成骨细胞矿化结节及Ⅰ型胶原形成的影响［J］. 中医正骨，2003（04）：3-4，63.

［19］魏合伟，李钊，张志海，等. 骨康含药血清对新生大鼠成骨细胞碱性磷酸酶活性的影响［J］. 中医药学刊，2005（01）：77-78.

第五章 人才培养

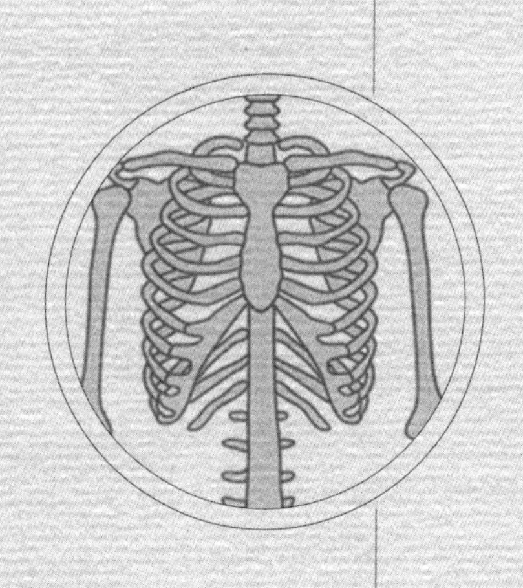

第一节　塑造品牌医院

一、分析形势，准确定位医院品牌

首先要对医疗市场进行分析，结合自身医院的优势，确定自身的位置，定位太高，目标无法实现，定位太低，造成资源严重浪费。医院应认识到自己在医疗市场中处于一个怎样的位置，认清自己的服务领域、服务人群、提供何种服务、如何提供服务，只有定位准确，才能保证医院成功塑造适合自己的特色品牌。

二、思想高度重视，强化全员品牌意识

医院从思想上高度重视，充分认识到打造医院的品牌对提高服务质量、医院形象和医院竞争力具有重要意义。全院员工都要具有很强的品牌意识，将品牌作为一种重要的无形资产来经营管理，认清打造医院品牌的重要性，使之成为所有员工的共同愿望。因此，在塑造医院品牌时，要求全体职工树立如下意识：①医疗服务是医院品牌存在的根本；②品牌的创立需要经过一个长时间积累的过程；③对于医院品牌既要善于经营，更要懂得呵护和提升。

三、良好的就医环境

就院环境是医院给患者和家属的第一印象，随着“生物—心理—社会—环境”这一新医学模式的建立，就医环境在患者的治疗中起到的作用逐渐加强；随着人们的需求不断提高，人们不仅希望医院能看病，而且还希望医院能看好病；不仅要求医院技术过硬，而且还希望医院内部环境优美。

四、先进的医疗设备

伴随着医学事业的发展，医疗设备对于准确诊断病情和临床治疗的作用逐渐增大，同时患者对医疗设备的依赖和需求也在逐渐增大；如果一所医院拥有先进的医疗设备，则医院在行业中的核心竞争力就有所增加，特别是拥有一大批大型高科技医疗科研设备，会极大地增强临床诊断的准确性，同时也会在患者心中树立一定的威信，使患者在医院有一定的安全感。

五、过硬的医疗技术

患者到医院的主要目的还是治病养伤，要从根本上解决患者的伤痛，则需要过硬的医疗技术。过硬的医疗技术需要通过引进、培养专业技术人员，吸收、消化先进专业技术，不断提升医院的软、硬实力，通过过硬的医疗技术提升医院的声誉和口碑。

六、良好的职业道德修养

医院是救死扶伤的场所，要实行革命的人道主义，全心全意为人民服务；医护人员自然就成了一个高尚的职业，因而要求医护人员需要具备良好的职业道德修养。主要包括对患者一视同仁，没有远近之分，切忌出现厚此薄彼的现象；对患者要有强烈的责任心，恪尽职守，保持学科的严谨性；自觉遵纪守法，清正廉洁，文明行医；诚信服务，尊重患者等。

七、医院文化建设

医院文化是医院核心竞争力的重要内容，加强医院文化建设是增强医院凝聚力，提升医院核心竞争力的重要手段。管理机制创新，提高专科知名度，保障专科可持续发展。积极探索新时期下医院文化建设工作，努力提升医院核心竞争力，促进医院的科学、健康、和谐、稳定发展。

八、高端人才的培养

医院的竞争，说到底是人才的竞争，塑造医院品牌，则需高度重视人力资源的开发与利用，实施人才战略，人才引进和聚集人才，构建医学人才高地，促进医院的持续发展。

九、转变视角，做好科普

第一，传播资讯和知识，可以迅速向公众传播医院资讯与权威健康知识，引导患者了解医院，树立健康信念。第二，打造科室与个人，通过报道将医院、学科及重要的专家推荐给更多民众。第三，帮助发声稳民心，通过报道将医院优势学科及重要的专家推荐给更多民众。要求科普做到具有“科学性，实用性、趣味性”。

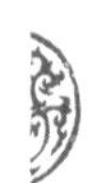

第二节　优化中医药研究生教育结构

一、合理配置本硕博比例

研究生的招生本意是为某个专业领域的学术研究培养高层次人才，而教学则体现学校的整体水平。高水准的大学必然是研究与教学紧密结合的统一体。“研究教学型”大学要求本科生与研究生之间的比例是4：1到3：1。因此中医药高校、各二级学院，在扩大招生规模的同时，务必要控制本科生招生规模，务必要调控本科生和硕士、博士研究生之间的比例，逐步将院校教育教学保持本科教育主体地位的同时向硕、博研究生层次转移。

二、应用科学方法教学，积极发展硕士研究生教育

研究生的培养应该适应研究生教育目的多样化及需求多元化的发展趋势，放慢计划内硕士生招生规模扩展速度，加快发展专业学位研究

生教育和非全日制的研究生教育，这是我国学位层次结构调整的方向。其次，应用科学的方法解决中医药学标准、规范、发展战略、教育与生源、科学研究能力的培养，以及临床技术的锻炼等。科学方法要能在宏观与微观、定性与定量等方面发挥作用，如系统科学、循证医学、全科医学研究方法，都是值得借鉴的。

三、处理好导师与学生的关系

导师与学生是最基本的教育与被教育关系，导师的职责是“传道”“授业”“解惑”。而“术业专攻”为学生的目标和原则。导师的思想、学识应随着社会的发展和教育的进步而改进，指导研究学生转型过程中的目标定位、人格和发展取向，更要尊重学生的自我人格，思考、自主选择、自主探究、自我发展的权利，给学生发言权和反对权，不要置学生如入无底之囚牢。诚然，教学不是最佳工具，导师声望的高低不是由教学水平决定的，然而教学却是基础中的基础，目前仍缺乏有效评估教学质量的工具，特别是缺少有效的监督。临床水平不等同于教学水平，科研水平也无法代替教学水平。无论如何，提供给研究生们高质量的教学是导师们应尽的职责。当然，学生是主体的另一面，倘若绝大部分是被动的、消极的，这将是教育最大的悲哀，目前研究生的主要任务是确定人生的基本目标，合理架构自己的知识结构体系，处理合理的社会关系，同时，形成自己独立的人格。

四、处理好德育与学问培养的关系

培养合格的人才，临床医生或者医药科研工作者，首先要强调思想道德教育，做学问需要先做人，学校的英文名字为“school”，希腊译为休闲、娱乐的地方。学校的目的主要不是教书，而是教会娱乐，如何休闲、如何关心别人，即如何做人、如何处理社会关系。而教书是一种手段，育人才是最终目的，这是大学教育的精髓。作为导师，在学术上成为学生的榜样是必须的，更重要的是在道德上成为典范，俗话说“有其师必有其徒”，可见导师的影响之深。学术领域的成就只是一时的，而导师为人的风范却能影响学生一辈子，甚至持续到后几代。研究生导师自身的为人品质，治学道德，甚至政治观点，都在有形无形、潜移默化地影响着研究生，并影响其今后的成长道路。

五、处理好传统与现代的关系

中医研究生是中医大业的继承者，起传承、发扬、开拓、创新的作用。大多数研究生将成为发展中医、弘扬中医的旗牌官。关键的问题是，要培养出在华丽的中医外壳包裹下的完全西化的洋派学者，还是造就出货真价实、中西皆通的铁杆中医呢？就骨伤科来说，手法和手术只一字之差，初学者的倾向却谬以千里。这时候是导师起关键作用的重要关头，帮助学生认识到中医和西医各自的优势和劣势。何竹林老先生在《正骨精粹》里谈道，“中医之缚骨如移花植木，西医之接骨如断树再接”。清醒认清中医传统与中医现代化“谁先谁后”和“谁是老大”的问题，决定着指导学生学习工作中的重点是继承还是发扬、是多学点中医经典还是多做点动物实验。邓铁涛说：“一个有水平的中医必须具备深厚的传统文化功底，熟谙中医经典，精通辨证论治。”中医研究生没有扎实的传统医学功底，没有经典的理论素养，就是忽弃其本，本之不存，就谈不上继承和创新，更谈不上发展中医。导师在实际带教指导中，应重视学生对中医经典的学习，着意指引学生加强传统文化素养的提高，同时以身示范，注重中医临床和经典学习的联系，以确凿的临床疗效树立学生对中医治疗效果的信心，激发学生学习中医的兴趣，巩固其学习中医经典的决心。

六、整合资源，重视研究生教育科研与社会的有机联系

在临床、教学、科研协同培养中，应注意以下几个问题：①加强大学主体与二级学院的沟通，根据目前需求，合理设计研究生培养计划。②处理好各种关系的协调发展，努力提高研究生质量和服务就业的水平。③加强各学科临床、教学与研究的有机结合，促进高校中医药学教育的科学发展。

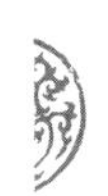

第三节 培养有创新思维的中医研究生

一、注重基础理论，拓宽知识结构

科学发展实践证明，创新思维不仅有赖于对课题的深入钻研，而且也有赖于深厚的基础知识和宽广的知识面，尤其是当今时代，各类学科的发展呈现出相互渗透的趋势。据美国对1 300多名科学家追踪调查表明，有成就的科学家绝大多数是以具有多学科知识取胜的。所以，研究生所必须具备的创新能力都应该有广博的知识作为基础，而这种基础只靠专业教育是难以形成的。我们应当按照当代对人才资源素质所提出的要求，充分利用综合院校学科整体优势，积极发挥医学类专业研究生的主观能动性，为他们提供全方位发展的自由空间。

1. 巩固基础理论，注重经典著作

扎实的中医理论知识，是中医药专业人才特色的体现，是中医药人才知识和技能结构的主体。如果偏离这个主体的特征，就失去了中医教育的意义。而对于临床型研究生来说，更应在具备坚实中医理论知识的基础上，加强中医临床辨证和技能的训练，把提高中医临床疗效作为发扬中医特色的一种手段加以重视，以适应中医临床的需要。因此通过合理的课程设置与有效的教学方式，提高研究生对中医基础理论和治疗方法的进一步理解、掌握与研究，并能运用传统和现代化手段对中医药古籍进行深入整理、总结、提高。《黄帝内经》《伤寒论》《金匮要略》等历来被称为经典医籍，这些典籍所阐述和蕴含的基本理论是中医学认识人体生理、病理，指导疾病防治的法典和规范。古往今来，凡在学术上有所建树的医学家无不对经典理论娴熟于胸，而后方能在临床上有所成就。即使在今天，这些经历了长期、反复验证的理论原理，仍是指导临床实践、促进中医学术发展所不可替代的。尽管中医学术处于不断发展之中，但经典所富含的基础理论是相对稳定的，这也恰恰应是学生掌握中医学知识体系中比较稳定的部分。经典课程的开设对于中医专业学生素质的塑造、专业成长乃至成才极为关键。如何提高中医专业经典课的质量，是深化教育改革中不可忽视的问题。因此要提高授课质量，为学生提供谙熟经典的条件，使他们在经典学习中夯实基础。

2. 拓宽知识结构，掌握信息技术

在保持中医特色的前提下，注意吸收现代科技新知识，开展一些跨学科的课程，如遗传学、分子生物学、社会心理学等，以拓宽研究生一些新兴、交叉、边缘学科的知识领域，尤其是使之具有较强的创新能力、及时了解和掌握与中医药发展密切相关的现代科学研究前沿学科知识的能力、独立工作能力，不断开拓中医研究的新领域和新方向。这使学生在掌握基础理论上拓展空间，延伸思维，为培养创新思维提供一个良好的阶梯。研究生培养的目标是使其成为具有相当研究能力的高级专业人才，能够独立开展科研是其基本要求，但任何科学研究活动都必须具备文献信息的支撑与保障，这种支撑与保障贯穿科研活动的整个过程。当前医学中新理论、新知识、新技术、新方法层出不穷，医学科技发展突飞猛进，医学信息量激增。信息技术的发展导致医学信息的传播发生了巨大的变化，研究生的特殊性在于课堂学习的时间相对减少了，而更多的时间是用于科研工作，更强调自主学习和继续学习的能力，通过有效途径尽快地获得本专业最前沿的医学知识，并在汲取新知识的基础上提高医学研究和疾病防治的水平。而作为中医药高层次人才的博士、硕士研究生，是中医药学术发展的一支生力军，有必要全面地掌握信息收集等技术。

3. 提高英语水平

随着科技的发展，英语已经变成了世界性语言。在研究生的教育与训练中，我们时时提醒他们英语的重要性，并且使他们借助与国际专家、学者交流时意识到英语的重要性与用途。作为一个具有创新思维的研究生，必须有较高的英语水平，否则很难与世界接轨，也很难做出高质量的研究课题。以往中医专业研究生只是把英语当作学习、工作中查阅资料的工具，但从中医学的发展趋势看仅仅将英语作为查阅资料的工具是远远不够的。中医专业研究生不仅要学好公共英语和一部分现代医学专业英语，还必须掌握规范的中医学专业英语。中医学博大精深，但由于历史原因，专业英语人才屈指可数，加之中医专业术语翻译不规范，这些都在一定程度上影响了中医在世界的发展。因此我们的研究生应该加强英语学习，通过多积累、多读、多练习以提高自己的英语能力；另一方面，导师有必要在这方面加以引导，使学生在科研及临床实践过程中，提高英语水平。

二、提高人才素质，培养创新心理医学

研究生是医学科学技术发展的高层次人才，是未来学科建设的主力军和业务技术骨干，在临床医疗工作和科研工作方面都应成为国家的高级医学人才。现代医学发展已经突破了传统的生物医学模式，“社会—心理—生物医学”模式为绝大多数人所认可，在现代社会中，心理健康应是一个合格人才所必备的素质之一。只有具备良好人格素质的人才，才能经受各种考验和困难，因此新时期研究生的人格素质问题应该引起全社会的高度关注。作为导师，除了自身树立一个好榜样外，更有责任去引导和教育学生。

1. 良好心理素质的培养

研究生是一个特殊的群体，其所处的环境决定了他们所承受的压力也高于一般人群。而医学创新使其心理素质有着与众不同的特点：①创新个性心理的包容性，这要求医学生有很强的洞察力、领悟力和消解力，不断地吐故纳新，开拓视野，广泛学习新技术，率先接受新的医学模式，在不同的领域，从不同的角度和层次认识事物、把握事物、鉴别比较，从而为创新活动寻找多元的信息和证据，激发创新行为的出现。②创新个性心理的质疑性，只有敢于质疑、善于质疑，才能同中求异，异中求同，有所发现，有所创新。医学需要质疑，通过对原有理论的质疑，提出新的设想，在继承传统的基础上，创新思考，同时要把现代科学进展的发现和原有理论相结合。③创新个性心理的自信性，凡是医学上的创新、质疑很可能会遇到非常大的阻力，有时不仅是讽刺和嘲笑，

更重要的是新方法的应用可能得到失败的结果，作为执行者，可能要承担更多的责任，这种打击和压力时刻压在执行者的心头，这同样需要创新个体有足够的勇气和自信。开拓创新是对医学生新的要求，因此只有充分认识医学生创新的心理素质结构特点，才能更有效地培养创新人才。

2. 崇高道德品质的培养

当前全国上下正在积极探索市场经济体制的改革和完善，并与世界经济逐步接轨。在这个时代背景下，研究生的道德品质受市场经济大潮的冲击而呈现多元化，如缺失诚信、科研越轨现象越来越严重，价值判断时更加务实和偏重物质利益等，因此加强研究生的“道德观”教育，提高研究生的综合素质，无疑对培养创新思维的研究生具有积极而深远的影响。我们认为应该从以下方面培养：首先，“道德观”教育应配合医学伦理学课程，与加强学生的医德、医风教育联系起来；与提高在校学生的专业兴趣，强化专业思想，引导学生在校期间较为全面地提高专业素质联系起来；其次，发挥研究生导师的引导和表率作用，通过导师的言传身教，潜移默化地影响研究生的心理和情绪，间接地影响研究生的思想品格；最后，搞好校园文化建设，通过组织各种学术活动以创造浓厚的学术气氛，树立良好的学风，通过举办各种文娱活动以增强研究生的集体主义意识并陶冶研究生的思想情操。

三、营造创新环境，培养科研的创新思维

1. 创造创新思维的环境

21世纪医学技术迅猛发展，书本的知识已越来越不能满足研究生的需求，这要求研究生具备自主探求知识的能力，要求其具有强烈的创新意识和对不寻常现象的高度敏感性，而且要勇于突破传统的观念，拓展自己的专业知识，掌握跨学科的研究方法，接受知识的多样性和可错性。首先要注重营造一个有利于创新人才成长的校园环境，宽敞美丽的校园、浓厚的人文氛围及高品位的校园文化，起到保护和鼓励学生培养独立性、自立性、思考性、创造性的作用，成为创新人才成长的土壤。

其次学校要有意识地创造一个鼓励创新的氛围，倡导学术自由、百家争鸣，允许师生之间进行平等、自由的学术交流，保护学生的好奇心、自尊心和自信心，形成民主、开放、宽松、和谐的学习环境，从而激发学生的学习热情，唤醒学生的自我意识，开发学生的创新潜能，培育创新精神。

2. 导师要具备创新的理念

医学是一门古老而年轻的学科，古老就在于其几千年来所承袭的师徒传授的方式。古人尚有“传道、授业、解惑”之说，作为21世纪的研究生导师就更应该明白现代医学教育中对学生思维方式教育的重要性，应该将教与学的方式变为“为创造未来而教，为创新而学”。变单向灌输为双向互动，变简单的技能传授为综合能力的培养。导师应该给予学生更多自主创新的机会和空间，正确引导学生的临床、科研方向，引导学生从多角度思考，发现新课题。广泛思考、反复实践、细心观察、系统地收集信息，在新的客观事实的基础上发现事物间的新联系；从多学科、多途径寻找突破难点的新方法。人体是一个多因素、多层次、多种物质运动形式组成的有机体，从多种角度开展研究可开拓许多新的研究领域。帮助学生培养良好的科研心态和习惯。导师在研究生培养过程中起的主要作用是研究方向的指导，这个指导贯穿研究生培养的全部过程。导师及课题组有关人员应不断向研究生灌输国际、国内先进的科研现状，增强科研意识，培养科研兴趣，并提出与学位课题相一致的研究计划，保证学位课题的合理性、可行性和科学性。

3. 加强学术交流

重视国内外的学术交流，为研究生创造更多了解学术发展动态的机会，积极鼓励研究生参加各种学术会议、学术讲座，使他们跟得上医学领域的步伐，与世界接轨。通过这些活动使研究生开拓学生科研思路，启迪学生的创新性思维。在合适的机会组织大型会议，邀请国内外知名专家讲座，锻炼研究生的组织能力，并通过接待国外专家，使研究生英语水平有大幅度长进，既提高口语及专业英语水平又提高学科的国际学术交流能力。此外导师可要求和鼓励学生不断地总结研究成果、撰写论文，在适当的学术会议上和有关刊物上发表。这样，一方面可以培养学生总结科研结果、书写论文的能力；另一方面通过参加学术会议，开阔视野，加强交流，为将来参加各类学术活动打下较好的基础。

4. 重视课题的设计

课题的选择应具有一定的前瞻性和新颖性，能留出开展创造性工作的空间，在内容和方法上既要承前启后，又要大胆创新，养成严谨、踏实、敢于创新的学术作风。同时，具有合理的知识结构，是进行创造性思维的前提和基础。创造性思维能力，不仅需要较深的专业基础知识，而且要有与之相关的广博的知识面。其知识面越宽，相关知识越丰富，分析和解决问题的能力就越强，其创造性能力就越大。因此研究生从选题开始就应该掌握所研究课题的学科前沿和发展趋势，注意选择最新而又适用的新理论和新技术，以提高自己的起点和课题的新颖性，注意选题所选定的新的研究视角、研究领域和研究方法，这样才能确保研究生选题的创新性。其次，导师应加强对研究生课题选题和科研设计的指导，尽量使课题研究能得出肯定结果。同时，为了鼓励开展中医药科研，应允许研究生的学位论文写出科研阶段小结，应承认总结阴性结果和阳性结果的论文同样具有学术价值。

附录

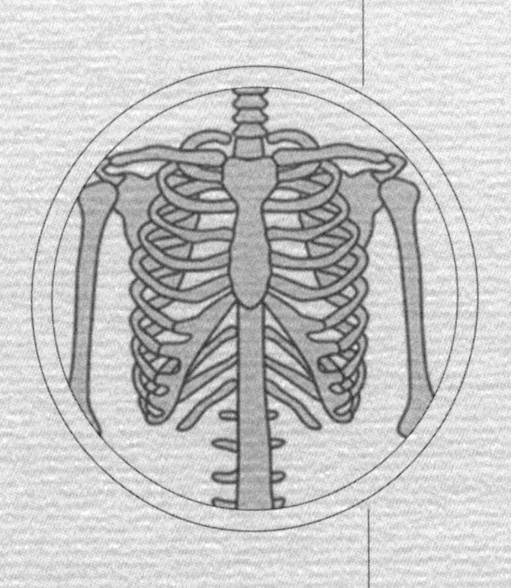

一、立项科研课题题目汇编

1. 广东省科技计划项目，去势大鼠肌骨线粒体活性变化及中药干预的实验研究，2009

2. 广东省自然科学基金课题，骨质疏松症中医证型与Wnt/β-catenin信号通道的相关性研究，2011

3. 广东省自然科学基金课题，线粒体Bcl-2/Bak在骨质疏松骨形成中的机理及中药干预作用的实验研究，2013

4. 广东省自然科学基金课题，基于Sost/Wnt信号通路研究补肾健脾活血方治疗骨质疏松症的“护骨”机制，2013

5. 国家自然科学基金课题，从DKK1/Sost/Wnt 信号通路探讨补肾健脾活血方治疗骨质疏松症的骨保护机制，2014

6. 国家自然科学基金面上项目，线粒体中Bcl-2基因家族在骨质疏松骨形成中的机理和补肾健脾方的干预作用，2014

7. 广东省科技计划项目，基于“肾主骨、脾主肌理论”研究去卵巢大鼠肌骨线粒体、端粒酶活性变化和补肾健脾方的干预作用，2014

8. 广东省自然科学基金课题，补肾方药干预成骨细胞sFRP1/Wnt信号通路对骨形成的影响研究，2014

9. 广东省科技计划项目，中医药防治骨质疏松症的临床规范化研究，2016

10. 国家自然科学基金面上项目，去势大鼠骨骼肌线粒体中lncRNA表达特征、调控网络分析及中药干预研究，2017

11. 国家自然科学基金课题，基于lncRNA-miRNA-mRNA研究线粒体Bcl-2基因在骨质疏松发病中的作用及中药对其影响，2017

12. 广州中医药大学学科研究重点项目，广东省骨质疏松人群中医证型和体质变化规律及防治策略研究，2019

13. 国家自然科学基金面上项目，基于Beclin1/Bcl2研究自噬-凋亡在骨质疏松发病中的作用及中药对其的影响，2020

14. 国家自然科学基金面上项目，LINC00476靶向BAG2调控SLIT3/

ROB01对骨质疏松症成血管-成骨耦联的影响及中药干预作用，2021

二、学术论文题目汇编

1. 赵宇，邱晶晶，刘树华，等. 基于中医传承辅助平台研究黄宏兴教授治疗原发性骨质疏松症的用药规律［J］. 中国骨质疏松杂志，2021，27（09）：1349-1354.

2. 赵宇，王世浩，陈桐莹，等. 基于数据分析研究OVCF术后康复的中药治疗［J］. 中国骨质疏松杂志，2021，27（08）：1106-1111.

3. 朱根福，王吉利，汪悦东，等. 补肾健脾活血方对成骨细胞增殖分化及BMP-2、Smad5影响的研究［J］. 新中医，2021，53（07）：1-5.

4. 门志涛，徐敏，黄承军，等. 基于网络药理学研究杜仲治疗骨质疏松性骨折的作用机制［J］. 中国骨质疏松杂志，2021，27（5）：721-726.

5. 刘治军，刘少津，魏合伟，等. 补肾健脾活血方干预去势大鼠肌肉骨骼转化生长因子β/骨形态发生蛋白2信号通路的变化［J］. 中国组织工程研究，2021，25（14）：2219-2223.

6. 陈桐莹，高丰禾，汪悦东，等. 基于生物信息学探讨骨质疏松症和膝骨关节炎的关系［J］. 中国骨质疏松杂志，2021，27（1）：6-12.

7. 王世浩，陈桐莹，赵宇，等. HIF-1α在骨血管及骨代谢方面与骨质疏松症相关性研究进展［J］. 中国骨质疏松杂志，2021，27（9）：1373-1378.

8. 袁嘉尧，林燕平，黄佳纯，等. miRNA调控成骨分化及矿化的研究进展［J］. 实用医学杂志，2020，36（13）：1844-1848.

9. 杨先文，杨香红，胡海，等. 补肾健脾活血方对大鼠悬尾试验性骨质疏松和肌萎缩影响的实验研究［J］. 山西中医药大学学报，2020，21（03）：178-182.

10. 刘少津，乔荣勤，万雷，等. 复原活血汤联合凉性经筋通贴膏外敷治疗单纯性肋骨骨折临床观察［J］. 辽宁中医杂志，2020，47（06）：99-101.

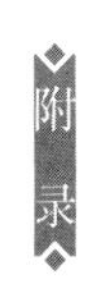

11. 王伟，邵艳霞，陆晓芳，等. 腹部易筋九宫推拿理论基础及其临床应用［J］. 中国疗养医学，2020，29（06）：565-568.

12. 马江涛，万雷，黄宏兴. 基于网络药理学探讨骨碎补治疗骨质疏松症的作用机制［J］. 中国骨质疏松杂志，2020，26（04）：490-496.

13. 林燕平，黄佳纯，陈桐莹，等. 绞股蓝皂苷减轻H_2O_2诱导大鼠成骨细胞氧化应激损伤的机制［J］. 中国组织工程研究，2020，24（23）：3649-3653.

14. 张萌萌，张秀珍，邓伟民，等. 骨代谢生化指标临床应用专家共识（2020）［J］. 中国骨质疏松杂志，2020，26（06）：781-796.

15. 汪悦东，万雷，张志海，等. 骨质疏松症miRNA和基因差异表达分析及miRNA-mRNA调控网络的构建［J］. 医学研究生学报，2020，33（03）：258-263.

16. 林燕平，黄佳纯，陈桐莹，等. 补骨脂对成骨细胞和破骨细胞增殖分化的影响研究进展［J］. 现代中西医结合杂志，2020，29（07）：788-791.

17. 黄红，林燕平，黄佳纯，等. 菟丝子-黄芪治疗骨质疏松症的网络药理学机制研究［J］. 广州中医药大学学报，2020，37（01）：121-127.

18. 马江涛，黄红，万雷，等. 基于网络药理学探讨黄芪治疗肌少——骨质疏松症的作用机制［J］. 世界科学技术-中医药现代化，2019，21（11）：2367-2374.

19. 马江涛，黄红，万雷，黄宏兴. 骨碎补治疗骨质疏松性骨折的网络药理学研究［J］. 中华中医药学刊，2020，38（07）：89-92，262-263.

20. 王伟，许望纯，黄宏兴. 骨伤科疾病“以痉致痛”“以痉治痛”理论探讨及其临床应用［J］. 中国疗养医学，2019，28（10）：1022-1024.

21. 柴爽，黄佳纯，王吉利，等. 补肾健脾活血方对大鼠绝经后骨质疏松症的防治作用［J］. 中成药，2019，41（09）：2213-2216.

22. 缪辉宇，曲崇正，黄宏兴. 针刺对膝骨性关节炎大鼠NGF、SP的影响［J］. 中国中医急症，2019，28（09）：1598-1600，1604.

23. 张萌萌，张秀珍，邓伟民，等. 骨代谢生化指标临床应用专家共识（2019）［J］. 中国骨质疏松杂志，2019，25（10）：1357-1372.

24. 刘少津，乔荣勤，万雷，等. 基于“脾肾相关”理论探讨TGF-β信号通路与肌肉骨骼的关系［J］. 世界中西医结合杂志，2019，14（08）：1176-1179.

25. 黄佳纯，林燕平，陈桐莹，等. 山茱萸新苷Ⅰ对成骨细胞的增殖及成骨分化的影响［J］. 中国骨质疏松杂志，2020，26（01）：1-5.

26. 马江涛，柴爽，万雷，等. 维生素D缺乏对骨和骨外作用研究进展［J］. 中国骨质疏松杂志，2020，26（01）：109-113.

27. 刘少津，乔荣勤，万雷，等. 沉默ERRα对过表达DKK1、Sost重组腺病毒载体转染的MG63细胞影响研究［J］. 按摩与康复医学，2019，10（09）：36-39.

28. 卢义，张文财，万雷，等. 基于Wnt信号通路研究骨康方对过表达DKK1大鼠骨形成影响［J］. 中国骨质疏松杂志，2019，25（03）：314-320，361.

29. 万雷，黄宏兴，邓伟民，等. 广东省中老年女性骨质疏松症患者骨密度、中医证型及其影响因素调查分析［J］. 中国骨质疏松杂志，2019，25（01）：107-112.

30. 黄宏兴，蔡桦，梁祖建，等. 骨质疏松症（骨痿）的中医临床路径研究［J］. 中国骨质疏松杂志，2019，25（01）：12-18.

31. 陈群群，黄宏兴. “肌少-骨质疏松症”的研究现状与进展［J］. 中国骨质疏松杂志，2018，24（10）：1346-1352.

32. 刘少津，万雷，乔荣勤，等. XCT-790导致成骨细胞活性下降和骨形成不足的机制［J］. 中国组织工程研究，2019，23（03）：329-334.

33. 黄红，黄佳纯，黄宏兴，等. 过表达雌激素相关受体α干预沉默Bak1、Bcl2重组腺病毒载体转染MG63细胞的增殖与分化［J］. 中国组织工程研究，2019，23（07）：1040-1045.

34. 黄佳纯，柴爽，黄宏兴，等. 沉默ERRα对Bak1、Bcl2腺病毒转染骨细胞的影响研究［J］. 实用骨科杂志，2018，24（09）：806-811.

35. 刘少津，万雷，乔荣勤，等. 雌激素相关受体α对沉默重组腺病毒载体转染MG63细胞和骨相关蛋白的影响［J］. 医学研究生学报，2018，31（09）：904-909.

36. 黄红，王吉利，柴爽，等. Bcl2过表达重组腺病毒的构建及鉴定［J］. 贵州医药，2018，42（08）：909-912.

37. 万雷，黄宏兴，张志海，等. 补肾健脾活血方干预沉默DKK1、Sost骨细胞对细胞活性和相关蛋白的影响研究［J］. 中国骨质疏松杂志，2018，24（08）：989-993，1007.

38. 万雷，黄宏兴，王伟. 痛风方联合塞来昔布胶囊治疗湿热蕴结型急性痛风性关节炎临床观察［J］. 新中医，2018，50（08）：115-117.

39. 柴爽，王吉利，黄佳纯，等. 补肾健脾活血方对去卵巢大鼠BMP2/Smad信号通路的影响［J］. 中国实验方剂学杂志，2018，24（20）：129-133.

40. 王吉利，张志海，黄宏兴，等. Bcl2促进UMR-106细胞BMP-2、OPG表达及补肾健脾活血方对其影响［J］. 中国骨质疏松杂志，2018，24（07）：841-846，873.

41. 王吉利，张志海，黄宏兴，等. XCT790对沉默Sost转染后成骨细胞增殖分化及LRP5、Runx2、BMP2、OPN蛋白的影响［J］. 广东医学，2018，39（11）：1607-1611.

42. 黄宏兴，柴爽，黄红，等. Bcl2及Bak1重组表达腺病毒对MG63细胞的影响［J］. 中国骨质疏松杂志，2018，24（06）：701-705.

43. 万雷，黄宏兴，黄红，等. 补肾健脾活血方含药血清提高过表达Sost转染成骨细胞增殖和碱性磷酸酶活性［J］. 中国组织工程研究，2018，22（16）：2461-2466.

44. 柴爽，黄红，万雷，等. Bak1腺病毒表达载体的构建及对人成骨肉瘤细胞的影响［J］. 广东医学，2018，39（09）：1332-1336.

45. 黄宏兴，柴爽，黄红，等. 沉默Bcl2、Bak1基因表达对成骨肉瘤MG-63细胞增殖及成骨能力的影响［J］．山东医药，2018，58（16）：34-36.

46. 黄红，柴爽，万雷，等．靶向Bak1的shRNA表达腺病毒构建及其对人骨肉瘤细胞的影响［J］．江西医药，2018，53（04）：310-314.

47. 王伟，万雷，柴爽，等．骨质疏松症的中医病因病机和分期治疗［J］．中医正骨，2018，30（02）：29-30.

48. 王广伟，霍力为，黄红，等．补骨脂素对酒精性成骨细胞凋亡的影响［J］．辽宁中医杂志，2018，45（01）：176-179，228.

49. 杨先文，黄宏兴，万雷，等．Bcl-2和BaK基因沉默对MG-63细胞凋亡和成骨活动的影响［J］．实用医学杂志，2017，33（17）：2813-2816.

50. 霍力为，王广伟，黄红，等．补骨脂素对酒精诱导的成骨细胞增殖的影响［J］．广州中医药大学学报，2017，34（04）：555-559.

51. 王凡，黄宏兴，王吉利，等．补肾健脾活血方干预过表达DKK1骨细胞对细胞活性及BMP2的影响［J］．中国骨质疏松杂志，2017，23（06）：711-714，718.

52. 李颖，姜志强，黄宏兴，等．补肾健脾中药复方预防椎体成形术后再骨折的随访研究［J］．中国骨质疏松杂志，2017，23（05）：667-671.

53. 李颖，黄宏兴，白波，等．补骨脂素对成骨细胞Caspase-3、8、9蛋白和Bcl-2、Bax、Bid蛋白的调控机制研究［J］．中药新药与临床药理，2017，28（03）：336-341.

54. 李颖，黄宏兴，姜志强．补肾健脾中药复方干预成骨细胞内细胞凋亡蛋白的机制研究［J］．中国骨质疏松杂志，2016，22（11）：1391-1394.

55. 万雷，黄宏兴，黄红，等．沉默DKK1、Sost重组腺病毒载体的构建及其对MG63细胞增殖、ALP活性和钙离子浓度影响研究［J］．中国骨质疏松杂志，2016，22（11）：1361-1369.

56. 黄宏兴，吴青，李跃华，等．肌肉、骨骼与骨质疏松专家共识

［J］．中国骨质疏松杂志，2016，22（10）：1221-1229，1236.

57．王吉利，万雷，张志海，等．抑制Dickkopf-1和Sclerostin表达对人成骨肉瘤细胞MG63骨代谢调节相关蛋白表达水平的影响［J］．中医正骨，2016，28（09）：13-18.

58．曾国勇，万雷，王凡，等．黄宏兴教授辨治骨质疏松症经验介绍［J］．四川中医，2016，34（06）：10-12.

59．万雷，黄宏兴，黄红，等．过表达DKK1、Sost重组腺病毒载体的构建及其对MG63细胞和相关蛋白的影响［J］．广州中医药大学学报，2016，33（04）：578-584.

60．黄宏兴，王凡．骨质疏松症治疗研究进展与方向［J］．实用医学杂志，2015，31（22）：3641-3643.

61．黄宏兴．骨质疏松症的主要治法［N］．中国中医药报，2015-11-13（005）.

62．王广伟，黄宏兴，霍力为，等．绝经后骨质疏松症患者肌力与骨密度的相关性研究［J］．中国骨质疏松杂志，2015，21（10）：1155-1160.

63．万雷，黄宏兴，蔡桦，等．补肾健脾活血方对老年女性骨质疏松患者疼痛和血清β-CTx、N-MID、T-PINP的影响［J］．辽宁中医杂志，2015，42（09）：1690-1692.

64．李颖，黄宏兴，吴伙燕，等．线粒体DNA相关因子与骨质疏松症中医证型的关系研究［J］．广州中医药大学学报，2015，32（04）：656-660.

65．万雷，黄宏兴，罗明，等．Wnt/β-catenin信号通路拮抗剂与骨质疏松［J］．辽宁中医药大学学报，2014，16（12）：73-75.

66．黄宏兴，邓伟民，万雷，等．原发性骨质疏松症辨证分型的聚类分析研究［J］．世界中西医结合杂志，2014，9（09）：959-961，964.

67．罗明，黄宏兴，黄红，等．Hedgehog信号通路与骨质疏松症［J］．中国骨伤，2014，27（02）：169-172.

68．黄宏兴，李颖，黄红，等．补肾健脾中药方对去卵巢大鼠血清

SOD和MDA的影响［J］．中国骨质疏松杂志，2014，20（01）：1-4.

69．罗明，万雷，赖圆圆，黄宏兴．黄宏兴教授治疗急性痛风性关节炎［J］．吉林中医药，2014，34（01）：26-28.

70．邹立，黄宏兴，叶竹，等．补肾壮骨冲剂与阿仑膦酸钠治疗老年男性骨质疏松症疗效比较［J］．华南国防医学杂志，2013，27（10）：730-734.

71．李颖，吴伙燕，黄宏兴．补肾健脾方对去势大鼠骨骼肌Bcl-2、Caspase蛋白表达的影响［J］．中国老年学杂志，2013，33（16）：3886-3888.

72．李颖，吴伙燕，黄宏兴，等．补肾健脾中药复方对去势大鼠骨骼肌线粒体通透转孔调控的研究［J］．中国骨质疏松杂志，2012，18（12）：1131-1134.

73．王广伟，黄宏兴，霍力为，等．绝经后骨质疏松症患者脂肪含量与骨密度的相关性研究［J］．国际中医中药杂志，2012（09）：782-784.

74．万雷，黄宏兴，柴生颋，等．骨康含药血清对细胞共育体系中OPG、RANKL的影响［J］．辽宁中医药大学学报，2012，14（08）：78-80.

75．霍力为，王广伟，庾伟中，等．同一机构1年1875例桡骨远端骨折流行病学分布特征［J］．中国组织工程研究，2012，16（30）：5591-5595.

76．万雷，黄宏兴，柴生颋，等．骨康方对去势大鼠肾组织MDA、SOD、TAOC的影响［J］．陕西中医，2012，33（07）：923-924.

77．黄宏兴，付丰平，邓伟民，等．广东省女性绝经后原发性骨质疏松症调查分析［J］．中国骨质疏松杂志，2012，18（04）：344-346，353.

78．李颖，白波，吴伙燕，等．补肾健脾中药复方对去势大鼠血清中Bcl-2和Bax水平的影响［J］．中华中医药杂志，2012，27（04）：1120-1123.

79．黄宏兴，去势大鼠肌骨线粒体活性变化及中药干预的实验研究

［D］. 湖南省，湖南中医药大学，2012-03-30.

80. 李颖，白波，黄宏兴，等. 补肾健脾方干预去势大鼠骨骼肌caspase-3和caspase-8的表达［J］. 中国组织工程研究与临床康复，2011，15（46）：8702-8705.

81. 李颖，白波，黄宏兴，等. 补肾健脾方对骨质疏松骨骼肌线粒体氧化应激的影响［J］. 中华中医药杂志，2011，26（08）：746-749.

82. 李颖，白波，吴伙燕，等. 骨骼肌线粒体通透转换孔在骨质疏松症中的变化［J］. 中华实验外科杂志，2011（07）：1071-1073.

83. 黄杰文，李颖，黄宏兴，等. 补肾方对去卵巢大鼠血清TRACP5b和BGP影响的实验研究［J］. 中国骨质疏松杂志，2011，17（06）：474-476，522.

84. 周卫海，徐晓阳，张文均，等. 老年人脊柱畸形与骨密度的关系［J］. 中国老年学杂志，2011，31（06）：913-915.

85. 张志海，黄宏兴，万雷，等. 补肾健脾活血方治疗椎动脉型颈椎病疗效观察［J］. 新中医，2011，43（03）：47-48.

86. 黄宏兴，王广伟. 骨形态发生蛋白与骨质疏松症［J］. 中国组织工程研究与临床康复，2010，14（50）：9409-9412.

87. 黄宏兴，王广伟，王高峰. 饮酒与骨质疏松症［J］. 中国骨质疏松杂志，2010，16（07）：533-537.

88. 黄红，黄宏兴，李颖，等. 补肾健脾活血方对骨质疏松骨骼肌线粒体通透转换孔调控的影响［J］. 新中医，2010，42（06）：113-115.

89. 万雷，黄宏兴，刘庆思. 十味骨康口服液治疗绝经后骨质疏松症24例［J］. 辽宁中医杂志，2009，36（11）：1926-1927.

90. 张志海，徐无忌，罗毅文，等. 骨康对去势大鼠骨密度、OPG、RANKL的影响［J］. 陕西中医，2009，30（09）：1259-1261.

91. 柴生颋，万雷，魏合伟，等. 补肾中药对绝经后骨质疏松症患者骨密度和细胞因子OPG及RANKL影响的研究［J］. 新中医，2009，41（08）：57-58.

92. 郭星，姚伯英，庄洪，等. 手法整复在胸腰椎压缩性骨折中的运用［J］．内蒙古中医药，2009，28（10）：34.

93．陈树清，周厚明，孙保国，等．补肾方对去卵巢大鼠血清中PICP、ICTP的影响［J］．中国中医骨伤科杂志，2009，17（03）：13-14.

94．陈一凡，黄宏兴，李颖．骨康对去卵巢大鼠骨源性碱性磷酸酶和胰岛素样生长因子的影响［J］．中国骨伤，2009，22（02）：119-121.

95．李颖，黄宏兴，庄洪，等．中药骨康对去势大鼠骨质疏松作用机制的实验研究［J］．中华中医药杂志，2009，24（02）：160-163.

96．黄宏兴，李颖，刘庆思，等．补肾方对骨质疏松模型大鼠骨密度及胰岛素样生长因子Ⅰ和肿瘤坏死因子α的影响［J］．中国组织工程研究与临床康复，2008（37）：7219-7222.

97．庄洪，李颖，黄宏兴，等．中药骨康对去势大鼠的骨密度和IL-1、IL-6的影响［J］．中国老年学杂志，2008（12）：1074-1076.

98．黄宏兴，邓崇礼，李颖，等．中药骨康治疗绝经后骨质疏松症卫生经济学分析［J］．中国骨质疏松杂志，2008（06）：391-395.

99．庄洪，李颖，黄宏兴，等．去卵巢大鼠体质量和骨密度的相关性分析［J］．中国组织工程研究与临床康复，2008（24）：4655-4658.

100．李颖，黄宏兴，徐无忌，等．温通膏外涂配合推拿治疗肩周炎42例疗效观察［J］．新中医，2008（04）：65-66.

101．黄宏兴，陈彦东．中西医结合防治骨质疏松症的研究思路与方法［J］．中医正骨，2008（03）：74-75.

102．黄宏兴，陈彦东，刘庆浩．定痛丸治疗难治性下腰痛的临床疗效观察［J］．四川中医，2007（12）：69.

103．黄宏兴，黄红，刘洪江，等．老年男性骨质疏松症生存质量及其影响因素分析［J］．新中医，2007（12）：39-41.

104．朱君君，黄宏兴，张林．浅谈医院品牌的塑造［J］．中国医疗前沿，2007（23）：44.

105．黄红，黄海岸，黄宏兴．148例人工全髋关节置换术的护理体会［J］．中医正骨，2007（08）：88-89.

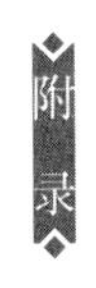

106. 谢华民，黄宏兴，陈彦东. 中医药研究生教育结构优化发展性研究［J］. 中国医药导报，2007（18）：166-167.

107. 谢华民，黄宏兴. 谈如何培养具有创新思维的中医研究生［J］. 中国医药导报，2007（17）：175-177.

108. 黄宏兴，柴生颋，黄红，等. 骨质疏松症中医证型的聚类分析［J］. 广州中医药大学学报，2007（03）：180-183，187.

109. 黄宏兴，万雷，邓伟民，等. 骨保护素、核因子κB受体活化因子配体与绝经后骨质疏松症中医证型变化的关系［J］. 中国组织工程研究与临床康复，2007（10）：1960-1962.

110. 李颖，黄宏兴，吴伙燕. 骨质疏松与慢性阻塞性呼吸系统疾病［J］. 中国组织工程研究与临床康复，2007（06）：1109-1112.

111. 张志海，秦渭志，黄宏兴，等. 成人桡骨小头粉碎性骨折的治疗及其疗效观察［J］. 中医正骨，2006（12）：14-15.

112. 魏合伟，乔荣勤，柴生颋，等. 锁定加压接骨板治疗骨质疏松性桡骨远端骨折［J］. 中国骨与关节损伤杂志，2006（12）：999-1000.

113. 胡年宏，庄洪，黄宏兴，等. 中药骨康预防非骨水泥型假体周围早期骨丢失［J］. 中国中医骨伤科杂志，2006（05）：6-8.

114. 程英雄，张文财，庄洪，等. 肩锁钩钢板与克氏针张力带内固定治疗锁骨远端骨折疗效比较［J］. 中国康复，2006（05）：340.

115. 陈彦东，沈岩，陈跃龙，等. 左侧高位桡动脉伴静脉走行异常1例［J］. 中国临床解剖学杂志，2006（05）：513.

116. 潘伟军，曾昭明，黄宏兴. 补肾益精法治疗更年期妇女骨质疏松的临床观察［J］. 山西中医学院学报，2006（04）：30-31.

117. 陈彦东，黄宏兴. 肌力与骨密度的相关性研究进展［J］. 中国骨质疏松杂志，2006（05）：511-514.

118. 罗毅文，李爽，程英雄，等. 中药骨康对去卵巢大鼠腰椎骨形态计量学的影响［J］. 中国骨质疏松杂志，2006（02）：173-176.

119. 林一峰，郭星，庄洪，等. AF内固定系统治疗胸腰椎爆裂骨折疗效分析［J］. 中医正骨，2005（11）：27-28.

120. 庄洪，梁祖建，黄宏兴. 基因芯片在骨质疏松症研究中的应用［J］. 中医正骨，2005（11）：55-57.

121. 杜莹，魏合伟，陈超，等. 骨康冲剂治疗绝经后骨质疏松症临床观察［J］. 中医正骨，2005（08）：17-18.

122. 黄宏兴，黄红，刘洪江，等. 影响绝经后骨质疏松症生存质量因素的多元回归分析［J］. 新中医，2005（07）：15-16.

123. 李爽，刘海全，罗毅文，等. 运动对去卵巢大鼠骨组织形态计量学的影响［J］. 中国康复理论与实践，2005（04）：245-246.

124. 庄洪，邵敏，刘庆思，等. 老年人髋部骨折的外伤因素分析［J］. 中国中医骨伤科杂志，2004（06）：38-39.

125. 魏合伟，蔡桦，黄宏兴，等. 手法复位经皮克氏针内固定治疗儿童肱骨髁上骨折［J］. 中医正骨，2004（12）：20.

126. 黄宏兴，黄红，赵宙，等. 微量元素与骨质疏松的关系考辨［J］. 中医药学刊，2004（08）：1425-1427.

127. 黄宏兴，王炳南，黄红，等. 骨康对绝经后骨质疏松症模型组织中微量元素的调节作用［J］. 中国临床康复，2004（21）：4314-4317.

128. 曹亚飞，黄宏兴，刘红敏，等. 中药骨康对破骨细胞活性及凋亡的影响［J］. 中医正骨，2004（06）：3-5，63.

129. 黄宏兴，黄红，章恒，等. 骨质疏松症临床诊断技术评价［J］. 中医正骨，2004（05）：51-52.

130. 秦渭志，罗毅文，黄宏兴. 组合手法治疗颈胸椎交界综合征80例［J］. 按摩与导引，2004（03）：5-7.

131. 罗毅文，刘海全，李爽，等. 骨质疏松症的中医治则［J］. 中国临床康复，2003（30）：4170.

132. 林一峰，魏合伟，黄宏兴，等. 骨康含药血清对新生大鼠成骨细胞增殖影响的研究［J］. 中医药学刊，2003（07）：1116-1117.

133. 罗毅文，黄宏兴，刘海全，等. 中医药治疗骨质疏松症的研究进展［J］. 湖南中医杂志，2003（04）：60-61.

134. 林一峰，魏合伟，蔡桦，等. 骨康及其含药血清中类性激素样物质含量的测定［J］. 中医药学刊，2003（05）：663-664.

135. 黄宏兴，王炳南，刘庆思，等. 骨康对骨质疏松性大鼠骨中微量元素的影响［J］. 中国骨质疏松杂志，2003（02）：8-10.

136. 邵敏，庄洪，赵静，等. 含药血清对成骨细胞矿化结节及I型胶原形成的影响［J］. 中医正骨，2003（04）：3-4，63.

137. 王炳南，杜莹，庄洪，等. 雌激素对去势大鼠骨骼中微量元素的影响［J］. 中国骨肿瘤骨病，2003（02）：111-113.

138. 黄宏兴，王炳南，刘庆思，等. 骨康对去势大鼠脑、肝组织中微量元素的影响［J］. 中医正骨，2003（03）：3-5，63.

139. 邵敏，黄宏兴，赵静. 中药骨康治疗绝经后骨质疏松症疗效观察［J］. 中医正骨，2003（03）：11-12，63-64.

140. 邵敏，黄宏兴. 中药含药血清对体外培养鼠破骨细胞的影响［J］. 中国中医骨伤科杂志，2003（01）：24-26.

141. 邵敏，黄宏兴，庄洪，等. 骨康防治骨质疏松拆方的初步研究［J］. 中国中医骨伤科杂志，2000（02）：9-10，13.

142. 邵敏，黄宏兴，庄洪，等. 中药骨康对去睾大鼠骨密度及股骨生物力学的影响［J］. 中药新药与临床药理，1999（06）：353-355，382-383.

143. 黄宏兴，于泽来. 颈脉通治疗老年椎动脉型颈椎病63例［J］. 新中医，1999（09）：55.

144. 陈建平，邵敏，杜莹，等. 骨康口服液治疗绝经后骨质疏松症36例疗效观察［J］. 新中医，1999（07）：23-24.

145. 黄宏兴，魏合伟，刘庆思，等. 中药骨康对去势大鼠血清激素水平变化的影响［J］. 广州中医药大学学报，1999（02）：138-141.

146. 冯新送，邵敏，黄宏兴，等. 中药骨康对去势大鼠骨生物力学的影响［J］. 广州中医药大学学报，1998（03）：52-54.

147. QUNQUN CHEN，JUNXIANG ZENG，YI CHEN，et al. Efficacy of Xianling Gubao capsule in treating sarco-osteopenia：Protocol for a

systematic review and meta-analysis. Medicine (Baltimore) . 2019 May; 98 (20) : e15672.

148. CHAI S, WAN L, WANG J L, et al. Gushukang inhibits osteocyte apoptosis and enhances BMP-2/Smads signaling pathway in ovariectomized rats. Phytomedicine. 2019; 64: 153063.

149. LIU S, HUANG H, CHAI S, et al. Expression profile analysis of long non-coding RNA in skeletal muscle of osteoporosis by microarray and bioinformatics. J Biol Eng. 2019; 13: 50. Published 2019 May 31.

150. CHAI S, WAN L, WANG J L, et al. Systematic analysis of long non-coding RNA and mRNA profiling using RNA sequencing in the femur and muscle of ovariectomized rats. J Musculoskelet Neuronal Interact. 2019; 19 (4) : 422-434.

151. HUO S C, WANG F, DONG L J, et al. Short-stem prostheses in primary total hip arthroplasty: A meta-analysis of randomized controlled trials. Medicine (Baltimore) . 2016; 95 (43) : e5215.

152. YU ZHAO, JINGJING QIU, TONGYING CHEN, et al. The efficacy and safety of traditional Chinese medicine's tonifying-kidney, strengthening-spleen, and invigorating-blood circulation (Bushen-Jianpi-Huoxue) principle for type 2 diabetes mellitus with osteoporosis: A protocol for systematic review and meta-analysis. Medicine (Baltimore) . 2021 Mar 26; 100 (12) : e25197.

153. JIANGTAO MA, MAOLIN YE, YING LI, et al. Zhuanggu Zhitong Capsule alleviates osteosarcopenia in rats by up-regulating PI3K/Akt/Bcl2 signaling pathway. Biomed Pharmacother. 2021 Oct; 142: 111939.

154. YANG X W, WANG X S, CHENG F B, et al. Elevated CCL2/MCP-1 Levels are related to disease severity in postmenopausal osteoporotic patients. Clinical Laboratoey. 2016,62 (11) : 2173-2181.

三、成果奖励证书

1. 中药骨康治疗骨质疏松症的实验研究，广东省科学技术奖励，科技进步奖二等奖，2000

2. 补肾健脾活血法防治骨质疏松症的系列研究，中华中医药学会科学技术奖，三等奖，2004

3. 骨质疏松症患者生存质量和中医证型的相关研究，广东省科学技术奖励，二等奖，2009

4. 骨质疏松症患者生存质量和中医证型的相关研究，中华中医药学会科学技术奖，二等奖，2010

5. 从脾肾相关理论研究骨质疏松症的发病机制及中药干预，中华中医药学会科学技术奖，三等奖，2020

6. 基于脾肾-肌骨-线粒体理论研究骨质疏松症的发病机制和中药作用，中国中医药研究促进会科技进步奖，二等奖，2020

7. 基于脾肾-肌骨相关研究骨质疏松的发病机制和中药干预作用，中国民族医药协会科学技术奖，一等奖，2021

四、专利

1. 王伟，曾婧，杨俊，徐迪晖，吴孝和，张玉旋，陆晓芳，邓海凌，吴丽丽，黄宏兴. 一种易筋九宫带［P］. 广东省：CN211752275U，2020-10-27.

2. 黄宏兴，马江涛，万雷，黄佳纯，林燕平. 一种肌少-骨质疏松症大鼠模型的构建方法［P］. 广东省：CN111670859A，2020-09-18.

3. 黄宏兴，林燕平，郭海威，邝梓君，黄佳纯，陈桐莹，万雷，柴爽，马江涛，汪悦东. 一种克雷氏骨折夹板固定装置［P］. 广东省：CN210130986U，2020-03-10.

4. 王伟，吴孝和，陆晓芳，邓海凌，黄佳纯，黄宏兴. 一种易筋牵引架［P］. 广东省：CN209575198U，2019-11-05.

5. 王伟，徐迪辉，邓海凌，王蕊，黄佳纯，黄宏兴. 一种易筋透灸仪［P］. 广东省：CN209575264U，2019-11-05.

6. 黄宏兴，王伟，黄红，万雷. 一种按摩枕［P］. 广东：CN207590938U，2018-07-10.

7. 黄宏兴，蔡桦，梁祖建，万雷. 带药物缓释系统的骨折治疗夹板［P］. 广东：CN207429245U，2018-06-01.

8. 王伟，许望纯，方坚，黄宏兴，李中万，卓士雄，王廷臣，谢杰，韦延召，陈泽林. 一种易筋抻筋架［P］. 广东：CN207356483U，2018-05-15.

9. 王伟，曾婧，邓海凌，陆晓芳，郭谦，吴孝和，柴爽，黄佳纯，黄宏兴，方坚. 一种易筋弹力架［P］. 广东：CN207307059U，2018-05-04.

10. 黄宏兴，万雷，梁祖建，蔡桦. 网格化的前臂支具［P］. 广东：CN207101401U，2018-03-16.

11. 黄宏兴，黄红，万雷. 网格化的3D打印功能鞋垫［P］. 广东：CN206507434U，2017-09-22.

12. 黄宏兴，王伟，黄红，万雷. 一种按摩枕［P］. 广东：CN106901960A，2017-06-30.

13. 刘庆思，庄洪，黄宏兴，邵敏. 一种骨质疏松症治疗药物及其生产方法［P］. 广东：CN1579442，2005-02-16.

14. 王伟，李晓东，吴孝和，徐迪晖，陈泽林，黄宏兴. 一种易筋抻筋椅［P］. 广东：CN211935393U，2020-11-27.

15. 王伟，曾婧，喻琳，陈泽林，黄宏兴. 一种易筋抻筋尺［P］.广东：CN211935445U，2020-11-17.

16. 张志海，汪悦东，高志杰，刘远祥，林燕平，陈桐莹，黄宏兴，朱根福，万雷. 一种骨质疏松症造模的辅助装置［P］. 广东：ZL201922393403.8，2021-1-15.

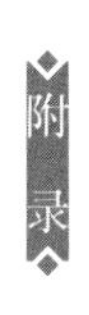

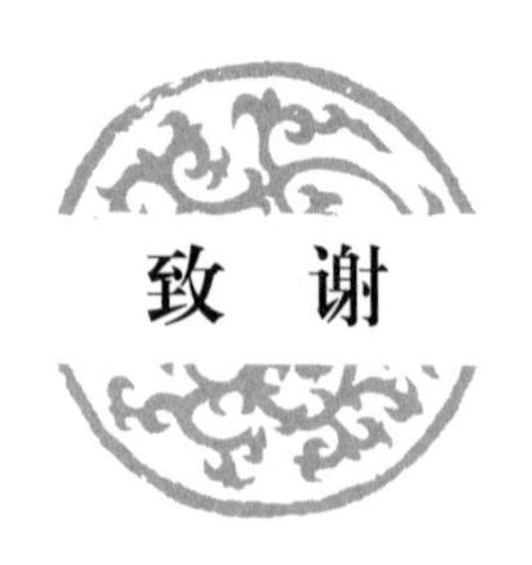

致 谢

本书的编写获得国家自然科学基金项目（81973886、81674004、81673786、81373653、81302991）、广东省科技计划项目（2016A020216024）、广东省建设中医药强省专项优势病种突破项目-骨质疏松症（粤中医函[2015]19号）、广州中医药大学学科研究重点项目(XK2019028)、广州中医药大学“双一流”与高水平大学学科协同创新团队重点项目（2021XK21）、广东省名中医黄宏兴工作室的大力资助，在此一并感谢。同时感谢广州中医药大学第三附属医院的重视与支持。感谢各位编委在书稿收集、整理、撰写中的辛勤付出。感谢广东科技出版社工作人员对本书从立项、策划、编辑到出版，尽心竭力，耐心细致、思虑周全的工作，最终让本书能顺利面世。